普通高等医学院校五年制临床医学专业第二轮教材

康复医学

（第2版）

（供临床医学专业用）

U0232829

主　　编　杨少华　张长杰

副 主 编　陈　颖　郭丽云　王俊华

编　　者　（以姓氏笔画为序）

王俊华（湖北医药学院附属太和医院康复院区）

王剑雄（西南医科大学附属医院）

石　慧（滨州医学院）

兰纯娜（中南大学湘雅二医院）

杨少华（桂林医学院附属医院）

张　政（江西中医药大学）

张长杰（中南大学湘雅二医院）

张丽荣（深圳大学总医院）

陈　颖（海南医学院第一附属医院）

郭丽云（长治医学院附属和平医院）

唐智生（桂林市人民医院）

谢玉宝（无锡市中心康复医院）

魏珊珊（山东第一医科大学）

编写秘书　叶　化（桂林医学院）

中国健康传媒集团

中国医药科技出版社

内 容 提 要

　　本教材是"普通高等医学院校五年制临床医学专业第二轮教材"之一。本教材共10章，内容包括：康复医学概论、康复评定、康复治疗技术、神经系统疾病的康复、骨关节及运动系统疾病的康复、心肺疾病的康复、代谢性疾病的康复、烧伤的康复、产后康复、症状康复。每章都设计了"学习目标""知识链接""案例引导"以及"目标检测"模块。

　　本教材适合高等医学院校临床医学专业使用，也可作为医药院校相关专业的师生和医药学研究工作者的参考书。

图书在版编目（CIP）数据

康复医学/杨少华，张长杰主编 . —2 版 . —北京：中国医药科技出版社，2023.8

普通高等医学院校五年制临床医学专业第二轮教材

ISBN 978 - 7 - 5214 - 3658 - 7

Ⅰ . ①康…　　Ⅱ . ①杨…　　②张…　　Ⅲ . ①康复医学 - 医学院校 - 教材　　Ⅳ . ①R49

中国版本图书馆 CIP 数据核字（2023）第 002374 号

美术编辑　　陈君杞
版式设计　　友全图文

出版　　**中国健康传媒集团** | 中国医药科技出版社

地址　　北京市海淀区文慧园北路甲 22 号

邮编　　100082

电话　　发行：010 - 62227427　　邮购：010 - 62236938

网址　　www.cmstp.com

规格　　889 × 1194mm $\frac{1}{16}$

印张　　14 $\frac{1}{2}$

字数　　380 千字

初版　　2016 年 8 月第 1 版

版次　　2023 年 8 月第 2 版

印次　　2023 年 8 月第 1 次印刷

印刷　　三河市万龙印装有限公司

经销　　全国各地新华书店

书号　　ISBN 978 - 7 - 5214 - 3658 - 7

定价　　**50.00 元**

版权所有　盗版必究

举报电话：010 - 62228771

本社图书如存在印装质量问题请与本社联系调换

获取新书信息、投稿、为图书纠错，请扫码联系我们。

出版说明

为了贯彻《中共中央、国务院中国教育现代化2035》"加强创新型、应用型、技能型人才培养规模"的战略任务要求，落实《国务院办公厅关于加快医学教育创新发展的指导意见》，紧密对接新医科建设对医学教育改革的新要求，满足新时代医疗卫生事业对人才培养的新需求，中国医药科技出版社在教育部、国家药品监督管理局的领导下，通过走访主要院校对2016年出版的"全国普通高等医学院校五年制临床医学专业'十三五'规划教材"进行了广泛征求意见，有针对性的制定了第二版教材的出版方案，旨在赋予再版教材以下特点。

1. 立德树人，融入课程思政

把立德树人贯穿、落实到教材建设全过程的各方面、各环节。课程思政建设应体现在知识技能传授中厚植爱国主义情怀，加强品德修养、增长知识见识、培养奋斗精神，不断提高学生思想水平、政治觉悟、道德品质、文化素养等。医学教材着重体现加强救死扶伤的道术、心中有爱的仁术、知识扎实的学术、本领过硬的技术、方法科学的艺术的教育，培养医德高尚、医术精湛的人民健康守护者。

2. 精准定位，培养应用人才

坚持体现《中共中央、国务院中国教育现代化2035》"加强创新型、应用型、技能型人才培养规模"的战略任务，落实《国务院办公厅关于加快医学教育创新发展的指导意见》中"立足基本国情，以服务需求为导向，以新医科建设为抓手，着力创新体制机制，分类培养研究型、复合型和应用型人才"的医学教育目标，结合医学教育发展"大国计、大民生、大学科、大专业"的新定位，注重人才培养应从疾病诊疗提升拓展为预防、诊疗和康养，以健康促进为中心，服务生命全周期、健康全过程的转变，精准定位教材内容和体系。教材编写应体现以医疗卫生事业需求为导向，以岗位胜任力为核心，以培养医工、医理、医文学科交叉融合的高素质、强能力、精专业、重实践的本科医学人才培养目标。

3. 适应发展，优化教材内容

必须符合行业发展要求。构建教材内容结构，要体现医疗机构对医学人才在临床实践能力、沟通交流能力、服务意识和敬业精神等方面的要求；体现临床程序贯穿于教学的全过程，培养学生的整体临床意识；体现国家相关执业资格考试的有关新精神、新动向和新要求；注重吸收行业发展的新知识、新技术、新方法，体现学科发展前沿，并适当拓展知识面，为学生后续发展奠定必要的基础；满足以学生为中心而开展的各种教学方法的需要，充分发挥学生的主观能动性。

1

4.遵循规律，注重"三基""五性"

遵循教材规律。针对普通高等医学院校本科医学类专业教学需要，教材内容应注重"三基"（基本知识、基础理论、基本技能）、"五性"（思想性、科学性、先进性、启发性、适用性）；内容成熟、术语规范、文字精炼、逻辑清晰、图文并茂、易教易学；注意"适用性"，即以普通高等学校医学教育实际和学生接受能力为基准编写教材，满足多数院校的教学需要。

5.创新模式，提升学生能力

加强"三基"训练，着力提高学生分析问题和解决问题的能力。在不影响教材主体内容的基础上要保留"案例引导""学习目标""知识链接""目标检测"模块，去掉知识拓展模块。进一步优化各模块的内容，培养学生理论联系实践的实际操作能力、创新思维能力和综合分析能力；增强教材的可读性和实用性，培养学生学习的自觉性和主动性。

6.丰富资源，优化增值服务内容

搭建与教材配套的中国医药科技出版社在线学习平台"医药大学堂"（数字教材、教学课件、图片、视频、动画及练习题等），实现教学信息发布、师生答疑交流、学生在线测试、教学资源拓展等功能，促进学生自主学习。

本套教材凝聚了省属院校高等教育工作者的集体智慧，体现了凝心聚力、精益求精的工作作风，谨此向有关单位和个人致以衷心的感谢！

尽管所有参与者尽心竭力、字斟句酌，教材仍然有进一步提升的空间，敬请广大师生提出宝贵意见，以便不断修订完善！

普通高等医学院校五年制临床医学专业第二轮教材

建设指导委员会名单

主 任 委 员　樊代明

副主任委员　（以姓氏笔画为序）

于景科（济宁医学院）　　　　　王金胜（长治医学院）

吕雄文（安徽医科大学）　　　　朱卫丰（江西中医药大学）

杨　柱（贵州中医药大学）　　　吴开春（第四军医大学）

何　涛（西南医科大学）　　　　何清湖（湖南医药学院）

宋晓亮（长治医学院）　　　　　郑金平（长治医学院）

唐世英（承德医学院）　　　　　曾　芳（成都中医药大学）

委 　员　（以姓氏笔画为序）

于俊岩（长治医学院附属和平　　于振坤（南京医科大学附属南京
　　　　医院）　　　　　　　　　　　　明基医院）

马　伟（山东大学）　　　　　　丰慧根（新乡医学院）

王　玖（滨州医学院）　　　　　王伊龙（首都医科大学附属北京天坛医院）

王旭霞（山东大学）　　　　　　王育生（山西医科大学）

王桂琴（山西医科大学）　　　　王雪梅（内蒙古医科大学附属医院）

王勤英（山西医科大学）　　　　艾自胜（同济大学）

叶本兰（厦门大学医学院）　　　付升旗（新乡医学院）

朱金富（新乡医学院）　　　　　任明姬（内蒙古医科大学）

刘春扬（福建医科大学）　　　　闫国立（河南中医药大学）

江兴林（湖南医药学院）　　　　孙国刚（西南医科大学）

孙思琴（山东第一医科大学）　　李永芳（山东第一医科大学）

李建华（青海大学医学院）　　　　李春辉（中南大学湘雅医学院）

杨　征（四川大学华西口腔医　　　杨少华（桂林医学院）

　　　　学院）　　　　　　　　　杨军平（江西中医学大学）

邱丽颖（江南大学无锡医学院）　　何志巍（广东医科大学）

邹义洲（中南大学湘雅医学院）　　张　闻（昆明医科大学）

张　敏（河北医科大学）　　　　　张　燕（广西医科大学）

张秀花（江南大学无锡医学院）　　张晓霞（长治医学院）

张喜红（长治医学院）　　　　　　陈万金（福建医科大学附属第一医院）

陈云霞（长治医学院）　　　　　　陈礼刚（西南医科大学）

武俊芳（新乡医学院）　　　　　　林友文（福建医科大学）

林贤浩（福建医科大学）　　　　　明海霞（甘肃中医药大学）

罗　兰（昆明医科大学）　　　　　周新文（华中科技大学基础医学院）

郑　多（深圳大学医学院）　　　　单伟超（承德医学院）

赵幸福（南京医科大学附属　　　　郝少峰（长治医学院）

　　　　无锡精神卫生中心）　　　郝岗平（山东第一医科大学）

胡　东（安徽理工大学医学院）　　姚应水（皖南医学院）

夏　寅（首都医科大学附属北京　　夏超明（苏州大学苏州医学院）

　　　　天坛医院）　　　　　　　高凤敏（牡丹江医学院）

郭子健（江南大学无锡医学院）　　郭崇政（长治医学院）

郭嘉泰（长治医学院）　　　　　　黄利华（江南大学附属无锡五院）

曹玉萍（中南大学湘雅二医院）　　曹颖平（福建医科大学）

彭鸿娟（南方医科大学）　　　　　韩光亮（新乡医学院）

韩晶岩（北京大学医学部）　　　　游言文（河南中医药大学）

前 言 PREFACE

我国现代康复医学的发展经历了四十余年的历程，康复医学教育已跨入新的时期，全国高等医学院校五年制临床医学专业均已开设康复医学课程。随着党和国家对残疾人事业的高度重视，近十余年康复医学获得快速的发展。为适应新形势的发展，我们对全国普通高等院校五年制临床医学专业"十三五"规划教材《康复医学》第一版进行修订，以符合教育的改革步伐。

本次教材的编写本着"三基、五性、三特定"的原则，教材内容针对临床医学专业的需求进行编写。教材内容力求合理、精炼，更适合教与学的目的，使医学生对康复医学有一个概括性的了解，强调康复医学的功能观和康复早期介入临床的意识。

本次教材的编写保留第一版的特点，即：在概论中详细描述了临床医师的康复观；其次，重点叙述康复临床的内容，归纳各疾病常见的功能障碍、评定方法及康复治疗的时间、手段，对相关临床其他学科的内容尽量精简，突出康复医学的特点，贯彻早期康复的理念；第三，精简康复治疗技术的内容，突出各种康复治疗技术主要特点、临床应用，原理及操作方法简述，同时新增了人体亚健康的康复内容。

全书在第一版九章：康复医学概论、康复医学评定、康复治疗技术、常见疾病的康复治疗（包括神经系统疾病、运动系统疾病、心肺疾病、代谢性疾病及烧伤的康复治疗）、症状康复内容的基础上增加了"产后康复"一章；并在神经系统疾病康复章节中增加了"帕金森病的康复"及症状康复章节中增加了"眩晕"常见病症康复的内容，使第二版教材更趋完善。2版教材各章包括了学习目标、知识链接、案例引导、目标检测模块。

参加全书编写的人员都是具有多年康复医学教学经验的专家学者，同时在编写的过程中编者通力协作，编写中精益求精，教材经过多次修改完成编写，使本教材展现在读者目前。

由于编写时间紧，编者水平有限，书中不足之处在所难免，望请广大读者和同道们多多赐教。

编 者
2023 年 5 月

目　录 CONTENTS

第一章　康复医学概论

📖 学习目标

1. **掌握**　康复与康复医学的概念、内涵和残疾的定义及残疾预防分类。
2. **熟悉**　康复医学体系的内容，康复医学与临床医学的相互关系，残疾的分类。
3. **了解**　临床医师的康复职责。
4. 学会康复医疗工作流程。

第一节　康复与康复医学概念

一、康复

（一）概念

世界卫生组织（World Health Organization，WHO）1993 年给康复（rehabilitation）的定义："康复是一个帮助病员或残疾人在其生理或解剖缺陷的限度内和环境条件许可的范围内，根据其愿望和生活计划，促进其在身体上、心理上、社会生活上、职业上、业余消遣上和教育上的潜能得到最充分发展的过程。"其含义是对具有功能缺陷的人，在尊重其不同生存愿望的同时，通过各种手段（包括医疗的和非医疗的）帮助达到他们所期望的目标的过程。

（二）范畴

康复涵盖五个方面（图 1 - 1），即医疗康复、康复工程、社会康复、职业康复、教育康复构成全面康复。

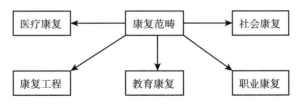

图 1 - 1　康复的范畴

（三）康复服务的方式

有 WHO 提倡的三种方式。

1. 机构康复（institution - based rehabilitation，IBR）　指在综合性医院康复医学科、康复医院以及特殊的康复机构等进行的康复。虽然有较高水平的康复专业技术人员和较完备的康复设备，但服务范围非常局限。

2. 上门康复服务（out - reaching rehabilitation service，ORS）　指具有专业技能的人员到康复对象的家中或社区中进行指导。服务范围同样具有局限性。

3. 社区康复（community – based rehabilitation，CBR） 指在社区层面开展康复服务。是利用简便、实用的手段，依靠社区中的人、财、物、信息及技术资源为本社区病、伤、残者提供全面康复服务。服务范围较大，受益人群多。

社区康复的工作内容包括：①残疾预防；②残疾普查；③医学康复；④提供职业、教育、社会康复；⑤康复医学知识宣教。

二、康复医学

（一）概念

康复医学（rehabilitation medicine）：研究病、伤、残者功能障碍的预防、评定和治疗；以改善身体功能、提高生活自理能力、改善生活质量为目的的一门应用医学，是医学的一个重要分支，具有独立的理论基础、功能评定方法和治疗技术。

医学康复是应用临床医学的手段作为康复服务的一部分，属于临床医学范畴。

康复医学有自身独特的、完整的体系，其中所应用的手段包括医学康复的方法。

（二）对象

康复医学服务的主要对象简而言之为功能障碍者，包括急、慢性病患者，残疾人及亚健康人群等。

（三）临床医学与康复医学的区别

临床医学是以疾病为主导，寻找疾病的病因、诊断和医学治疗。康复医学是以功能障碍为主导，是客观地、准确地评定功能障碍的原因、性质、部位、范围、严重程度、发展趋势、预后和转归，并应用各种康复治疗手段开展治疗。随着对康复医学的深入认识，在整个医疗过程中康复医学与临床医学显现出以下不同的特点。

1. 目标不同 康复医学注重的是功能的问题；临床医学关注的是疾病本身（病因、病机、解除临床症状与体征）。

2. 评价方式不同 治疗医学对疾病诊断采用《疾病和有关健康问题的国际统计分类》。康复医学则采用《国际功能、残疾和健康分类》（ICF）。

3. 对患者治疗方式不同 临床治疗由责任医师负责，手段主要采用药物和手术治疗为主。康复治疗是由康复医师领导下的康复治疗组（包括：各种康复治疗师、康复护士、社会工作者）实施。

4. 治疗过程中患者角色不同 临床治疗中的患者是被动的，而康复治疗中的患者是处于主动参与角色的。

当前康复医学与临床各科联系紧密，一些康复治疗手段被普遍应用于各临床学科疾病的康复治疗，从早期的骨科和神经系统疾病的康复，发展到心肺康复、疼痛康复、儿童康复、老年康复、癌症康复等。对提高疗效、预防并发症和残疾的发生都起到良好的效应。

（四）康复医学的发展历程

1. 康复医学的起源 起源于 20 世纪 40 年代，是一门新兴的医学学科。从发展历程来看大致分为三个阶段：形成前期（20 世纪 40 年代前）、形成期（20 世纪 40～70 年代）、发展期（20 世纪 70 年代后）。

战争和自然灾害给人类带来巨大灾难，导致无数的伤残人，同时也推动康复医学的形成。1958 年，美国康复医学创始人 Howard A. Rusk 教授主编的全球第一部系统的、完整的教科书《康复医学》问世，这是第一本康复医学专业权威性的经典著作。

2. 中国康复医学的发展

（1）康复专业学会的建立 1983 年成立中国康复医学研究会，1988 年改为中国康复医学会。中华医学会 1985 年将理疗学会更名为中华物理医学与康复学会，1986 年中国残疾人康复协会成立，1988 年改名为中国残疾人康复协会，2003 年中国医师协会康复医师分会成立。专业学会的建立大大地促进了我国康复事业的发展。

有关专业杂志相继创刊，有《中华物理医学与康复》《中国康复医学杂志》《中国临床康复》《中国康复理论与实践》《中国心血管康复医学杂志》《中国脊柱脊髓杂志》《中国运动医学杂志》《中国听力语言康复科学杂志》《神经病与神经康复学杂志》《中国组织工程研究与临床康复》等。

（2）学科建设　随着康复医学在世界范围内展开，1980 年卫生部派出专家代表团对欧美进行了康复医学的考察，于 1982 年，康复医学学科建设在中国启动，当年卫生部选择 4 所综合医院和疗养院试办康复医疗机构，开展康复医疗服务。1988 年我国现代康复医学形成较完整体系的标志之一是"中国康复研究中心"在北京落成。1989 年卫生部颁发《医院分级管理草案（试行）》中规定二、三级医院必须设立康复医学科，属一级临床科室。2011 年卫生部发文《综合医院康复医学科建设与管理指南》，文件要求进一步加强对康复医学科的建设和管理，为学科的建设与发展发挥了积极的作用。

（3）康复医学教育　康复医学专业人才的缺乏严重阻碍我国康复医学事业的发展，自从现代康复医学引入我国后，经各方面的努力，康复医学教育取得了显著的成绩。

广州中山医学院（现中山大学医学院）在我国率先成立了康复医学教研室，随后我国大多数医学院校临床医学专业相继开展康复医学教育。

1989 年全国开始中专、大专和本科的康复治疗专业教育，到目前开设康复医学治疗（技术）专业的院校已百余所，有数十所院校开展硕士、博士研究生的培养。

（4）政策对行业的推动　自现代康复医学引入中国后，国家及地方政府相继出台了一系列有关促进康复医学事业发展的政策、法规文件，为我国康复医学事业的快速发展起到了巨大的推动作用，这从我国康复医学的发展历程中可得到充分证明。

⊕ **知识链接**

我国政府有关康复医学发展的法律法规文件

1988 年国务院颁布《中国残疾人事业五年工作纲要（1988—1992）》，提出了小儿麻痹后遗症矫治、白内障复明、聋儿听力语言训练三项康复，取得很大成就，并引起国际关注。

1988 年建设部、民政部、中残联发布《方便残疾人使用的城市道路和建筑物设计规范》，确定了城市无障碍设计的要求。

1989 年 12 月卫生部颁发《医院分级管理草案（试行）》中规定二、三级医院必须设立康复医学科，负责康复服务的任务，包括医院康复和社区康复两个方面。

1990 年 12 月 28 日全国人大通过我国第一部《中华人民共和国残疾人保障法》。

2009 年 3 月《中共中央国务院关于深化医药卫生体制改革的意见》提出"注重预防、治疗、康复三者结合"的原则。

2010 年卫生部等五部委下发《关于将部分医疗康复项目纳入基本医疗保障范围的通知》，这份文件的出台解决了长期制约我国康复医学事业发展的政策瓶颈。

2011 年卫生部印发了《综合医院康复医学科建设与管理指南》。

2012 年卫生部印发《"十二五"时期康复医疗工作指导意见》。

2012 年卫生部印发了《康复医院基本标准（2012 年版）》的通知。

2012 年卫生部印发了《常用康复治疗技术操作规范（2012 年版）》的通知。

2016 年《国务院办公厅关于印发国家残疾预防行动计划（2016—2020 年）的通知》。

2016 年 12 月国务院印发了《"十三五"卫生与健康规划》。

2017 年国务院印发了《"十三五"国家老龄事业发展和养老体系建设规划》。

2017 年卫生健康委员会印发了《康复医疗中心基本标准（试行）》。

2019 年卫生健康委员会等十部委印发了《关于促进社会办医持续健康规范发展的意见》。

2020 年中共中央、国务院印发了《关于深化医疗保障制度改革的意见》。

2021 年《中华人民共和国国民经济和社会发展第十四个五年规划和 2035 年远景目标纲要》。

2021 年国家卫生健康委员会等八部委印发了《关于加快推进康复医疗工作发展的意见》。

（五）康复医学发展的基础

1. 科学技术的发展 任何一个学科的发展均离不开科学技术的进步，康复医学的发展与创新同样离不开科学技术的支撑。

影像学技术的出现为脑功能、肌骨系统功能恢复提供了先进的检测手段，促进了康复医学临床研究的发展。工程技术、自动化技术、材料科学与现代康复医学的结合促进了康复工程的发展，如脊髓损伤致截瘫的患者，可借助康复工程及计算机技术，辅助功能性电刺激或安装外骨骼支架实现行走的功能。不可否认，科学技术是推动康复医学发展的强劲动力。

2. 疾病谱的变化 过去威胁人类健康的主要疾病是急慢性传染病等已被现今的心血管疾病、癌症、脑血管病和创伤所取代。医学科学的进步，这些疾病的患者经医学救治生命虽被保住，但很大一部分患者却留下各种不同程度的运动障碍、心理认知障碍、言语障碍、社交障碍、疼痛等功能障碍，造成患者生活无法自理、生活质量严重下降。据 2006 年全国第二次残疾人抽样调查的全国各类残疾人数占总人口的 7% 左右，那么这些留有功能障碍者的生活质量的提高，有待于康复医学的治疗。康复治疗可使 90% 的脑卒中患者恢复步行和生活自理，其中 1/3 的患者可恢复工作；未进行康复治疗的上述两方面的恢复只有 60% 和 5%。

创伤（战争、自然灾害、交通事故、意外伤害等）所致的大量残疾者无疑是康复医学发展的巨大推动力。

3. 生存质量观的变化 WHO 提出健康概念："健康乃是一种躯体上、心理上和社会上的完善状态，而不仅是没有疾病或虚弱"。这个概念是生物－心理－社会医学模式在健康概念中的具体体现。随着社会的不断发展及人们对生存质量认知的进步，越来越多的人在关注自身健康的同时，逐步重视自己的生活质量的问题，同样包括心理的健康。社会发展到今天，人们的温饱已基本解决，人不但要活着而且要活得有质量，这已是当今人们的共同认识。人是组成社会的元素，只有人进行互动、交流才有社会的进步与发展，残疾人是社会的一部分，享有与正常人同样的权益，要实现与正常人相同的权益，在很大程度上康复医学起到极大的作用，如脑卒中患者不能行走可通过康复手段实现行走；截瘫的患者依靠康复工程技术实现远行的愿望，外骨骼、智能轮椅、智能汽车等为肢体功能障碍的患者提供"行走"的帮助。因此人们积极参与康复治疗的意识正发生深刻的变化，从被动变为主动。

康复医学的发展是医学领域的进步，使只注重器官与系统的病理变化，研究其消除、治疗技术，进步到关注患者局部和整体功能的恢复与提高，为患者伤病痊愈后回归社会、工作，建立良好的基础。

在国家法律、法规的支持下，在经济发展、社会文明进步的促进下，康复医学事业获得了快速发展。

第二节　康复医学体系

康复医学是医学的一个组成部分，与其他医学分支密切相关，但它又形成自身独特的、系统的体系。

一、康复医学的组成

康复医学包括康复医学理论基础、康复预防、康复评定和康复治疗。

（一）康复医学理论基础

康复医学的理论基础包括解剖学、残疾学、运动学、发育学、物理学、心理学、生物工程学等以及与康复医学相关的临床学科等。

（二）康复预防

是人体功能障碍发生前后采取的一系列措施，以防止残疾的发生或减轻功能障碍的程度。康复预防分为三个层次：一级预防，防止致残性病损的发生；二级预防，对可能造成残疾的伤病早发现、早诊断、早治疗，预防伤病发展为残疾；三级预防，是预防早期或程度较轻的残疾出现时控制其发展，避免残疾导致残障。

（三）康复评定

康复评定（rehabilitation assessment）是实施康复治疗的前提，没有评定就无法制定治疗计划，也就无法开展治疗、评定疗效。

康复评定指在临床检查的基础上，就功能障碍的原因、性质、部位、范围、程度进行客观、准确的描述，并对结果作出合理解释的过程。康复评定至少应在治疗的前、中、后期各进行一次，根据每次评定的结果对治疗计划进行修改，再制定治疗计划。康复治疗始于评定，终于评定。

（四）康复治疗

康复治疗的原则：早期介入、合理实施、循序渐进、主动参与。

常用的康复治疗方法有：①物理治疗（physiotherapy，PT）；②作业治疗（occupational therapy，OT）；③言语治疗（speech therapy，ST）；④心理治疗（psychological therapy）；⑤文体治疗（recreation therapy，RT）；⑥中国传统医学治疗（traditional Chinese medicine，TCM）；⑦康复工程（rehabilitation engineering，RE）；⑧康复护理（rehabilitation nursing，RN）；⑨社会康复（social service，SS）；⑩职业康复（vocational rehabilitation）。

康复医学与其他临床医学各科有紧密的联系，康复可介入各系统疾病的治疗；并且康复介入越早结局愈好。康复医学目前形成多个临床亚专业：骨科康复、神经康复、心肺康复、儿童康复、老年康复、疼痛康复、妇科产后康复等。

二、康复医学的工作方式

强调向患者提供综合性的、有效的、全面的康复服务是康复医学的特征。任何一个临床学科疾病的诊治过程都依赖于多学科的合作，但合作的内容各有不同，由于康复医学的服务对象所存在的功能障碍往往涉及到多学科的问题，因此在实践过程中更需多学科、多专业的共同参与。

康复医学自身的工作方式有着更独特的形式。由于康复治疗需要多学科、多专业的共同参与，因此团队 – 康复工作组（team work），是康复工作的主要方式。康复工作组通常由康复医师为组长，组内成员包括康复治疗相关专业治疗师、康复工程师、康复护士、社会工作者、职业咨询师及患者本人或家属等。工作的内容包括对功能障碍的问题开展全面的评定、确定治疗计划、组织实施治疗。

三、康复医疗工作流程

康复病房与康复门诊的工作流程基本相同（图 1–2）。

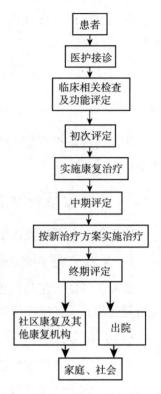

图 1–2　康复医疗工作流程

第三节　残疾的分类与预防

一、基本概念

（一）残疾

残疾（disability）指因各种因素造成明显的身心功能障碍，导致不同程度地丧失正常生活、工作和学习能力的状态。功能障碍导致的残疾是相对的，它取决于残疾者所处的社会和环境的状态。因此，残疾不仅是医学问题，也是社会问题。

（二）残疾人

残疾人（disability people）"指在心理、生理、人体结构上，某种组织、功能丧失或者不正常，全部或者部分丧失以正常方式从事某种活动能力的人。"（《中华人民共和国残疾人保障法》）

（三）残疾的发生率

联合国的统计，全球残疾人约占总人口的10%。我国2006年统计的残疾人数为8300万，占总人口的6.34%，涉及2.6亿的家庭人口。

（四）残疾的原因

1. 先天性残疾原因　如遗传、妊娠等因素所致的新生儿畸形、精神发育迟滞等。

2. 后天性残疾原因

（1）疾病　传染性疾病，如流行性脑脊髓膜炎、流行性乙型脑炎等；慢性病及老年性疾病，如心、脑血管疾病以及白内障、类风湿性关节炎等。

（2）各种伤害　交通事故、工伤事故、运动损伤、自然灾害、战争伤害等致颅脑损伤、脊髓损伤、骨骼肌肉系统损伤等。

（3）理化因素 放射性物质、噪音、链霉素或庆大霉素中毒、甲醇等。

（4）营养失调 维生素 D 严重缺乏导致骨代谢失调，造成骨骼畸形；蛋白质严重缺乏可引起智力发育迟缓等。

（5）社会、心理因素 经济在高速发展，同时人们生活节奏加快、社会中的激烈竞争等势必增大人们的心理压力，这些因素均可造成心理和精神功能的紊乱和障碍。

二、残疾的分类

（一）国际残损、残疾、残障分类

1980 年 WHO 发布《国际残损、残疾、残障分类》（International Classification of Impairment，Disabilities & Handicaps，ICIDH）。该分类主要用于有关残疾及其相关事务的分类，被康复医学界广泛采用。将残疾划分三个独立的类别，即残损、残疾、残障。

1. 残损 残损（impairment）亦称"身体结构受损"，指心理、生理、解剖结构或功能方面的任何丧失或异常，是生物器官系统水平上的残疾，即身体结构、外形、器官或系统生理功能以及心理功能的异常。如关节炎、骨折、呼吸困难等，对日常生活和工作产生一定影响，但个人生活能够自理，通过功能训练可改善其功能。

2. 残疾 残疾（disability）亦称"活动受限"，是个体水平上的残疾，指残损使日常独立生活活动和工作能力受限或缺失，以致患者不能按正常的方式和范围进行活动。如严重的类风湿性关节炎所致的关节畸形，造成关节活动受限不能握笔。治疗主要是进行日常生活活动能力的训练。

3. 残障 残障（handicap）亦称"参与限制"，是社会水平的残疾，指残疾者社会活动、交往、适应能力的障碍。治疗主要通过社会康复、职业康复、辅助器具、环境改造等措施使残疾人重返社会。

（二）国际功能、残疾、健康分类

2001 年世界卫生大会通过《国际功能、残疾、健康分类》（International Classification of Functioning，Disability and Health，ICF/ICIDH－2）决议。

ICF 将功能分为身体结构、活动、参与 3 个水平。将残疾分为功能障碍、活动受限、参与限制 3 个类别。

1. 身体功能/结构与残损

（1）身体功能/结构 身体功能（body function）是指身体系统的生理或心理功能。身体结构（body structure）是指身体的解剖部位，如器官、肢体及其组成。身体结构与身体功能是两个不同但又平行的部分，分别具有各自的特征。如脑器官是身体的一部分，它所具有的功能也是身体的一部分。

（2）残损 与 ICIDH 分类相同。

2. 活动与活动受限

（1）活动（activity） 指个体从事的活动或任务，是个体的一种综合应用身体功能的能力。活动涉及与生活有关的所有个人活动。这些活动从简单到复杂（行走、进食或从事多项任务），不包括个人对完成活动的态度、潜能、能力。

（2）活动受限（activity limitations） 是指按正常方式进行的日常活动能力丧失和工作能力的受限，是从个体或整体完成任务、进行活动的水平上评价功能障碍的严重程度。活动受限是建立在残损基础上，活动受限可以是完成活动的量或活动的性质变化所致。靠设备或人的辅助可以解除活动受限，但不能消除残损。如进食困难的患者可以通过吸管改变进食方式完成进食活动。

3. 参与和参与限制

（1）参与（participation）　指与健康状态、身体功能和结构、活动及相关因素有关的个人生活经历。参与和活动的不同处在于影响参与的相关因素是在社会水平，而影响活动的因素是在个体水平。参与需要解决个体如何在特定的健康和功能状况下去努力生存，环境因素是否妨碍或促进个体参与。

（2）参与限制（participation restrictions）　是指从社会水平评价功能障碍的严重程度，由于残损、活动受限等原因导致个体参与社会活动的受限，使个体在社会上的交往受到影响和限制，导致工作、学习、社交不能独立进行。

4. ICF 的应用　ICF 用通用尺度对三个构成成分（身体功能和结构、活动和参与、环境因素）进行量化评定。可以作为一种统计工具用于康复数据的收集和记录；更重要的是可以作为临床工具用于需求、特定疾病治疗方法、职业和康复结果的评定，也可以作为教育工具用于课程设计和提高社会意识及采取社会行动。因此，它具有广泛的可利用性。

（三）我国残疾分类方法

1. 五类残疾分类　1987 年全国残疾人抽样调查是采用五类残疾分类：①视力残疾；②听力语言残疾；③智力残疾；④肢体残疾；⑤精神残疾。

2. 六类残疾分类　1995 年又将听力语言残疾分为听力残疾和语言残疾，形成六类残疾分类。

三、残疾的三级预防

1981 年世界残疾预防会议《里兹堡宣言》中指出，大多数残疾的损害是可以预防的。残疾的预防应在国家、地区、社区以及家庭的不同层次进行。

（一）三级预防

1. 一级预防　指预防致残的损伤和疾病发生。可以降低 70% 的残疾发生率。采取的措施有预防接种，各种遗传疾病的预防，防治老年病、慢性病，防止意外事故的发生，注意精神卫生教育、合理用药等。

2. 二级预防　是指预防伤病发展造成残疾。早发现、早诊断、早治疗是二级预防的重要内容。可以降低 10% ~ 20% 的残疾发生率。可采取药物、手术等治疗方法。

3. 三级预防　是指预防早期或在程度较轻的残疾出现时控制其发展。尽可能使已经受到限制的功能得到代偿或补救、适应或矫正。可采用的措施包括康复手段（如运动疗法、言语治疗）、康复辅助器具的使用等。

（二）对策

针对《疾病和有关健康问题的国际统计分类》，采取相应的对策。

1. 残损　①恢复或改善存在的功能障碍；②预防和治疗并发症；③心理状态调整。

2. 残疾　①利用和加强残存功能，如偏瘫患者的健肢操作等；②支具、轮椅以及假肢和辅助器具的装配和使用，以补偿功能。

3. 残障　①改善居住及社会环境，如住宅、街道、交通工具等；②改善家庭环境，包括家属在心理上、经济上的支持等；③促进就业。

第四节　临床医师的康复观

康复医学发展到今天已渗透到全面医学的各个领域。由于疾病谱的变化以及医学科学技术的进步，治疗存活率不断提高，遗留的后遗症和功能障碍的患者也随之增多，需要长期治疗的患者不断增加。一些疾病所致的功能障碍如果有康复的早期干预，这些功能障碍可以获得明显的改善或完全避免。对承担疾病早期医治使命的各临床医师来说，促进功能障碍的恢复将起到重要作用。

一、临床医师的全面医学观

（一）康复医学组成完整的医学体系

现代医学体系由预防医学、保健医学、治疗医学、康复医学四个方面组成。四方面医学内容存在本质的不同，相互不可取代，但它们又联系密切、不可分割。在实践工作中康复医学和其他医学学科是互相交叉、重叠和渗透的。

（二）康复医学与临床医学相互关系

康复医学和临床医学同属现代医学体系的组成部分，它们既有区别又紧密联系。美国康复医学之父Rusk 说："如果还没有训练患者利用其剩余的功能很好地生活和工作，那么，这就意味着医疗工作并没有结束"。对于患者来说，不仅康复治疗过程中经常需要同时进行临床治疗，而且临床治疗过程也需要康复治疗的积极介入。如一个手断肢的患者经临床专科成功进行断肢再植手术治疗后，虽肢体被接活，但因肌肉、肌腱和皮肤等损伤造成手的抓握功能障碍，影响生活，此时断肢再植的治疗只成功了一半，那么只有进行术后的早期康复治疗使手功能尽可能恢复，这才是一个完整的治疗过程。

二、临床医师的医学伦理观

医学伦理学是应用伦理学的理论、方法研究医学领域中人与人、人与社会、人与自然关系的道德问题的一门学问。伦理问题的研究，作为当代医学的中心焦点，已超越了纯粹的医学界限。促进医学伦理问题的发展有以下几方面因素：首先，生物技术（如器官移植、生殖技术、基因工程等）的广泛应用和迅速发展使我们有能力去介入自然发展规律，从而引起一系列有关概念、伦理学和法律问题。其次，医疗费用是昂贵的。急症救治水平的提高，拯救了大量生命，相应医疗费用急剧增长。第三，公众对生活质量关注力越来越高。医学科学技术的飞跃发展使得很多患者存活下来，但是这些患者的生活是否过得有质量？第四，由于多种原因，医患纠纷日益增多，这对推动医学伦理问题的认识起着重要作用。第五，人权因素。尊重患者的自主权力，医务人员认识到患者有权做出自己的决定。

（一）医师的行为准则

救死扶伤，恪尽职守。严格执行《执业医师法》的各项规定从事医疗活动。尊重患者；钻研业务，更新知识；团结协作。

（二）患者的利益最大化

1. 减少经济的支出 人患病后从经济角度上的愿望是花最少的费用能够获得最好的治疗效果。但患者费用的支出取决于多方面因素。①患者所处的地域在很大程度上决定着医疗费用的高低。如发达地区与欠发达地区相比，省级或国家级医疗机构与县级、乡镇医疗机构比较，同样一个疾病所发生的医疗费用是完全不一样。②医疗技术的高低。发病后在最短的时间内是否就能够明确诊断，采取有效、合理的治疗方案。③医务人员的职业道德。如是否合理用药、过度检查等。④患者在医疗过程中的态度。⑤国家、地方医疗物价的制定与管理以及与个人对医疗费用承担的合理分配。总之，医者的职业道德、医疗技术水平是影响医疗费用高低的重要因素。

2. 疾病治疗方案合理化 合理、有效的治疗方案对疾病的转归和功能恢复起到重要作用。基于医师是否具备全面、扎实的医疗技术功底，对一种疾病的发生、发展、转归、预后的掌握程度。如脑卒中患者，急性发病后经合理、有效的医疗治疗，患者存活下来了，但很大一部分患者却留下各种不同的功能障碍，诸如偏瘫、认知心理障碍、吞咽功能障碍、大小便功能障碍等，以及医疗治疗过程中并发症（如：静脉血栓、感染、压疮等）的问题等，这些情况在我们的治疗过程中是否被关注，怎么去关注，将影响患者的预后及生活质量。

（三）患者享有的权益

1. 参与治疗的权力　医患关系（patient – practioner relationship）是指医务人员与患者在医疗过程中构成的特定的医疗人际关系。医和患有着战胜疾病、早日康复的共同目标，战胜疾病既要靠医生精湛的医术，又要靠患者的积极配合。对抗疾病是医患双方的共同责任，只有医患双方共同配合，积极治疗，才能取得较好的治疗效果。

作为疾病主体的患者应该能够获得在疾病整个诊治过程（除外认知、意识障碍）的参与权力，以至达到功能最大恢复的目的。患者最基本的权利就是有权获得良好的医疗诊治。有权决定自己的手术及各种特殊诊治手段，未经患者及家属的理解和同意，医务人员不得私自进行。

2. 诊疗过程的知情　当医师对患者做出诊断和制定出治疗方案时，必须向患者提供包括诊断结论、治疗方案、疾病预后以及治疗费用等方面的真实、充分的信息，尤其是诊断方案的性质、作用、依据、损害、风险等情况，使患者或家属经过深思研判自主做出选择，通过相应的方式表达对诊疗方案的接受或拒绝，其后才可确定和实施拟定的治疗方案。

目前我国正在逐步实施疾病诊疗的临床路径工作，临床路径的制定是在现阶段医疗技术水平的基础上遵循疾病治疗原则而制定。那么患者应具有对整个治疗过程的知晓权利，而医务人员有告知和解释的义务，以达到顺利治疗疾病的目的。如骨折的治疗原则是复位、固定和康复治疗，那么临床诊疗路径是围绕这个原则展开，如何诊断，怎么复位、固定，如何进行康复治疗，减少功能障碍的发生或降低功能障碍的程度。这一过程在疾病治疗的开始就应该告知患者。

三、临床医师的康复职责

当前不少医疗机构仍以"治病救命"为主要任务，忽视了以提高人的整体功能、提高生活质量为目标的医学宗旨。这种现状导致医治技术水平不断提高，生命被挽救的越来越多，但有功能障碍的人群数量也越来越大，对家庭和社会的负担就越重的奇怪现象。这一现象显示出康复医学发展的滞后，不重视康复医学的发展，必然延缓医疗服务体系的完善。这也警示当今的医学界，要完善医疗服务体系，使康复医学的发展跟上整个医学发展的步伐。

（一）早期康复的意识

早期康复指在疾病的早期就进行的康复治疗，即康复治疗在疾病的早期介入。康复治疗应与临床治疗齐头并进，从医疗的第一阶段就开始进行，在疾病抢救的同时配合康复医学专科医师的诊治，及时实施康复治疗、康复护理等。如脑卒中，在初发病时就开始实施康复治疗：良姿位的摆放介入，随着病情的稳定后开始关节活动训练、抗异常运动模式肢体训练等。

伤病后康复开始得越早，功能恢复的效果越好，耗费的治疗时间、经费、精力越少。综合性医院是承担医疗第一线的任务，接受的是疾病早期的患者，是开展早期康复的最佳场所，住院期间是康复介入的最佳时机。那么作为综合性医院的各临床专科医师则是实施早期康复的第一责任人，也就是说，患者能否早期得到康复治疗的关键在于综合性医院的各临床专科医师。因此，作为综合性医院的各临床专科医师必须树立早期康复的意识。

（二）功能障碍最大重建的责任

医务工作者的责任是治病救命和功能恢复。只注重治病救命，而忽略功能恢复的医务工作者，是对患者不负责任的表现，也是一个不称职的医务工作者。存活后的患者最大的愿望就是功能恢复。不论是对家庭，还是对社会都是同等的重要。如膝关节手术后，膝关节的功能恢复至关重要，一个膝关节屈曲不能达到30°的人，他的如厕问题如何解决。如果髋关节置换术后的患者一侧髋关节是处于屈曲状态，以长短腿模式行走，撇开美观不说，导致骨盆倾斜，最终引起脊柱的侧弯，出现椎间盘变性，引起神经根的刺激症状。这些对生活质量都会产生严重的影响。

目标检测

1. 康复治疗的主要内容是什么？
2. 简述康复医学的工作方式。
3. 试述康复医学的定义、对象和范围。
4. 为什么说临床医师要具备早期康复意识？

（杨少华）

第二章 康复评定

📖 学习目标

> 1. **掌握** 运动功能、感觉功能、日常生活活动能力及吞咽功能的评定方法。
> 2. **熟悉** 失语症、认知功能及心理功能的评定方法。
> 3. **了解** 构音障碍、生存质量的评定方法和神经电生理评定的临床应用。
> 4. **学会**关节活动度的测量方法，洼田饮水试验和日常生活活动能力的评定。

康复评定是康复医学中重要的内容之一，是康复治疗、康复风险因素评估及功能预后转归的基础，根据康复阶段不同分早期评定、中期评定及末期评定。评定内容包括运动功能评定、感觉功能评定、日常生活活动能力评定、生存质量评定、言语及吞咽功能评定、心理与认知功能评定及神经电生理评定等。

第一节 概 述

一、基本概念

1. 康复评定 是指对病、伤、残者的躯体功能、心理功能、社会参与能力及生存环境等进行系统的评估，确定其存在的康复问题，并对其功能预后进行合理的判断，为康复计划的制定提供依据。

2. 康复小组 参与评定和治疗的多个专业人员构成的团队，包括康复医师、物理治疗师、作业治疗师、言语治疗师、康复护士、心理治疗师、假肢与矫形器师、文体治疗师、社会工作者、特殊教育工作者等，需通过团队协作才能达到最大的康复效果。

3. 康复评定会 针对患者的康复问题及康复计划，由康复医师负责组织康复小组成员，定期进行评定，完善其康复计划，尽最大可能满足患者的康复需求。

二、康复评定的对象及目的

（一）康复评定的对象

康复评定的对象是功能障碍者。根据 1980 年 WHO 发布的 ICIDH，康复评定涵盖残损、残疾、残障三个障碍层面的内容。根据 2001 年 WHO 发布的 ICF，康复评定包括身体功能/结构受损、活动受限和参与限制三个层面，还包括个人因素和环境因素的评定。康复评定从功能、能力和环境因素全面考查功能障碍者作为一个完整的社会人的健康状况，是全面康复的前提和基础。

（二）康复评定的目的

通过评定，准确掌握功能障碍的层面、种类和程度；分析和确定障碍发生的原因；合理制定康复治疗目标与治疗计划；评定康复治疗效果；帮助判断预后；分析卫生资源的使用效率。

三、康复评定的方法

康复评定分定性评定和定量评定，常用的方法有以下几种。

（一）面谈法

即通过交流了解患者存在的康复问题、功能障碍的表现、发生的原因和时间、对其日常生活活动及工作学习的影响程度等。面谈的人一定是患者，或者与患者交往密切的亲属、朋友或同事。面谈是康复评定不可缺少的内容之一。

（二）量表法

使用国际或国内通用的标准化的量表作为主要的评定方法，如用于评定日常生活活动能力的 Barthel 指数量表、Fulg - Meyer 运动量表、FIM 独立功能量表、Holden 步行功能评定量表、焦虑自评量表及生活质量评定量表等。量表法是针对患者的某方面功能进行评定，内容相对较全不容易遗漏，并且通过评分可了解患者功能障碍的程度，同时有利于康复效果的评价，是临床最常用的一种方法。

（三）观察法

观察法是指对患者的外观形态及表现进行观察，包括精神状态、情绪反应、外观形态、言语交流及肢体运动等。通过观察发现患者可能存在的康复问题，再结合面谈确定其最适合的评定方法，此方法贯穿于面谈前、面谈中及面谈后的全部过程，也是对评定量表内容的必要补充。

（四）调查法

调查法是以提出问题的形式收集被调查者有关资料的一种方法。根据回答问题的形式是否预先设计，可分为结构性调查和非结构性调查。调查以书面形式收集资料，优点是省时省力，缺点是填表人对表中的项目常常难以准确理解或用文字全面而准确地表达，造成信息量的丢失。

（五）仪器评定

仪器评定是指借助于仪器设备测定患者的某种功能，通过与正常数据的比较反映患者的功能是否正常，如等速肌力测试系统用于测试肌力，肌电图用于测试神经电生理，BTE Primus 用于测试患者的职业功能，运动平板用于测试心功能等。

四、康复评定的流程

康复评定需要康复小组共同完成，也是评价康复效果的重要手段，其流程如图 2 - 1 所示。

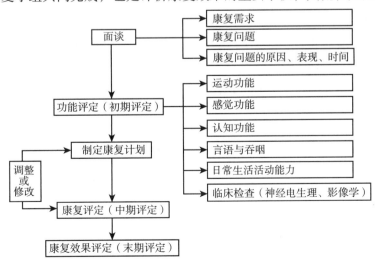

图 2 - 1　康复评定的流程

五、康复评定的原则与注意事项

（一）评定的时机

康复评定分急性期的评定和恢复期的评定。急性期的评定根据患者生命体征的变化，由康复医生随时进行必要的评估，如术后的伤口、肢体肿胀、疼痛、心肺功能等；而恢复期的评估通常每周至少评估一次，根据评估的结果对康复计划进行修改。

（二）评定方法的选择

康复评定的方法要根据疾病的性质、病程、功能障碍的程度，结合面谈、观察的结果，筛选出最适合的评定方法，如脑梗死的患者，肌张力高，运动功能障碍较重时，采用 Brunnstrom 方法评定而不是徒手肌力评定；当患者分离运动充分，只表现在手的粗大功能和精细功能障碍时，就应该采用手功能评定。选择正确的评定方法对于临床康复计划的制定至关重要。

（三）患者及家属知情同意

评定前需向患者或家属说明评定的目的、重要性、方法、时间、地点，需要赢得患者及家属的积极配合来完成评定。

（四）风险评估

风险评估是康复中重要的内容，评定前要对患者评估过程中可能出现的异常情况进行预判，并做好应急预案，出现异常及时终止评定。

（五）康复评定的场所和时间

评定的场所要安静，避免干扰，光线要适中，给人以温馨的感觉，康复评定时间以患者不感觉疲劳和厌倦为度，最好在 2 个小时之内完成。

（石　慧）

第二节　运动功能评定

一、关节活动范围测定

关节活动范围（range of motion，ROM）又称关节活动度，是指关节运动时所通过的运动弧，即远端骨所移动的度数。关节活动度分主动关节活动度（active range of motion，AROM）和被动关节活动度（passive range of motion，PROM），前者指的是人体随意运动产生的关节运动弧，判断肌肉收缩力量对关节活动的影响，后者是指外力帮助下产生的关节运动弧。

⊕ **知识链接**

> 关节的生理运动包括屈和伸、内收和外展、内旋和外旋、内翻和外翻、背屈和跖屈、环形运动等，这些运动构成了日常生活中不同的功能活动，如穿衣、吃饭、如厕等。关节的生理运动与神经支配、关节活动度、肌力、平衡与协调等关系密切，缺一不可。

（一）评定目的

（1）确定关节活动是否在生理活动范围。

（2）确定关节活动时是否存在不适感。

（3）通过主动活动与被动活动的比较，推断关节功能障碍的原因。

（4）判定疗效，ROM评定是骨与关节康复中判定疗效的重要指标。

（5）确定是否需要辅助器具。

（二）评定方法

1. 徒手评定　徒手评定主要是指采用量角器为主要测量工具进行评定的方法。量角器分半圆形（0°~180°）和圆形（0°~360°）的角度计，由轴心、固定臂、移动臂构成。测量方法：患者处于舒适的体位，检查者说明测量的过程和原因；露出要测量的关节，确定骨性标志；稳定测量关节的近端，被动活动关节，判断活动的范围及是否存在抵抗；关节处于起始位，量角器的轴心对准关节运动轴中心，固定臂与构成关节近端骨轴线平行，移动臂与构成关节的远端骨轴线平行；活动关节并记录关节主动和被动活动的角度。记录ROM的起始位和活动到最大范围的终末位的度数。如果起始位不是0°，说明存在关节活动受限。

如膝关节屈曲20°~150°，提示膝关节伸展受限；当被测者某关节出现非正常过伸情况时，可采用"-"表示。如膝关节"-20°"表示膝关节20°过伸。以肘关节为例，要求被检者尽力主动屈肘，并维持在活动位置，测量出关节的活动度数为AROM；在关节可能的活动范围之内，轻柔地被动移动关节至关节活动的终末点（即被动运动的关节达到最末端时治疗师所获得的手感即抵抗感），然后维持关节的位置，测量出关节的PROM。

（1）颈椎关节活动度

①前屈及后伸：量角器轴心在肩峰，固定臂与腋中线平行，移动臂和外耳道与头顶的连线一致，颈椎前屈及后伸运动。

正常活动范围：0°~45°。

②颈椎旋转：量角器轴心放置于头顶中心（两耳尖连线的中点），固定臂与地面平行或与测量一侧的肩峰平行，移动臂对准鼻尖。

正常活动转范围：0°~60°。

③颈椎侧屈：轴心放在第七颈椎的棘突下，固定臂与躯干后正中线平行，移动臂对准枕后隆凸。

正常活动范围：0°~45°。

（2）胸、腰椎关节活动度　主要测量被检者向前弯腰时指尖与地面的距离，或测量直立和弯腰后第七颈椎到第一骶椎的脊柱长度，正常成年人脊柱前屈后所增加的平均长度为1.6cm。通过脊柱长度的测量，推断老年人脊柱活动的灵活性，判断患者的脊柱活动能力。

（3）肩关节活动度　被检者坐位或立位，轴心位于肩峰，固定臂与躯干平行，移动臂与肱骨纵轴平行，肩关节做前屈、后伸、外展、内收运动。测量肩关节内外旋ROM时，上臂紧靠躯干，肘关节屈90°，轴心置于尺骨鹰嘴，固定臂与地面平行，移动臂与尺骨平行。上臂外展90°，肘关节屈90°。

正常活动范围：前屈0°~180°，后伸0°~60°，外展0°~180°，内收0°~45°，内旋0°~90°，外旋0°~90°。

（4）肘关节活动度　被检者坐位或仰卧位，充分暴露被检查部位，以肱骨外上髁为轴心，固定臂平行于肱骨纵轴中线，移动臂平行于桡骨纵轴中线，肘关节在矢状面上围绕冠状轴完成屈伸动作。

正常活动范围：0°~150°。

（5）髋关节活动度　被检者仰卧位或侧卧位，对侧下肢伸直，轴心位于股骨大转子，固定臂指向骨盆侧面并与躯干平行，移动臂与股骨平行。

正常活动范围：屈0°~125°，伸0°~15°，内收、外展0°~45°，内旋、外旋0°~45°。

（6）膝关节活动度　被检者俯卧位或侧卧位，轴心位于膝关节活动轴的中心，固定臂与股骨长轴平行，移动臂与胫骨长轴平行，膝关节伸、屈运动。

正常活动范围：0°~135°。

（7）踝关节活动度　被检者仰卧位或坐位，轴心在踝中点下2.5cm处，固定臂与腓骨长轴平行，移动臂与第五跖骨纵轴平行，踝关节跖屈、背屈运动。

正常活动范围：背屈0°~20°，跖屈0°~50°。

2. 器械评定　近年来由于计算机辅助技术的开展，可采用计算机辅助技术作为关节功能康复效果的评价，如等速肌力测试系统、BTE Primus系统、上肢机器人等，主要针对人体六大关节进行测试。

（三）评定结果的临床意义

1. 判断关节运动受限的原因　当被动关节活动度 < 正常关节活动范围时，提示运动受限是由于皮肤、关节、肌肉、肌腱及韧带等组织病变引起；当主动关节活动度 < 被动关节活动度时，关节运动受限可能是由于肌力下降或周围神经损伤等引起。

2. 判断运动终末感的性质　生理性的终末感通常由于软组织之间牵拉导致，病理性终末感常提示损伤或病变导致关节活动度异常。

二、肌张力评定

肌张力是指维持特定静止或运动姿势时肌肉所保持的紧张状态。

（一）评定目的

1. 区别中枢性神经系统和周围神经系统损伤。

2. 判断异常的肌张力对关节运动、日常生活的影响。

3. 有助于推断病变的部位。

（二）评定方法

1. 肌张力正常

（1）肌肉外观饱满，触之有弹性。

（2）抗重力条件下可完成关节的运动。

（3）可维持肢体在空中的位置。

（4）保证肢体随意运动的能力。

（5）腱反射存在。

2. 肌张力迟缓

（1）腱反射弱。

（2）被动活动关节拉伸肌群时几乎感受不到阻力。

（3）被动关节活动范围扩大。

（4）肌肉不丰满，松懈。

（5）难以维持肢体固定的姿势。

3. 肌张力增高　常用改良的Ashworth痉挛评定标准评定（表2-1）。

（1）肌肉饱满，触之较硬。

（2）被动活动关节时有明显的阻力。

（3）肢体随意运动受限。

（4）腱反射亢进。

表 2 - 1　改良的 Ashworth 痉挛评定标准

级别	评定标准
0 级	无肌张力的增加
Ⅰ 级	肌张力略增加，受累部分被动屈曲时，在 ROM 末呈现最小的阻力，或出现突然卡住然后释放
Ⅰ⁺ 级	肌张力略增加，受累部分被动屈曲时，在 ROM 后 50% 时呈现最小的阻力，或突然卡住然后释放
Ⅱ 级	大部分 ROM 运动肌张力均明显增加，但受累部分仍能较容易被移动
Ⅲ 级	肌张力明显增高，被动 ROM 阻力较大，活动困难
Ⅳ 级	受累部分肢体僵直，不能进行被动 ROM 活动

（三）评定结果的临床意义

1. 肌张力正常　保证关节的运动，抵抗重力及外来阻力，有效控制身体的姿势，完成各种随意运动。

2. 肌张力低　可见于上运动神经元损伤的早期、下运动神经元损伤或原发性肌病。

3. 肌张力增高　易导致肢体处于异常位置而丧失随意运动的能力，长期存在甚至可以导致肢体畸形的发生。

三、肌力评定

（一）评定目的

1. 确定神经损伤后受累的肌肉。
2. 确定肌力减弱的程度及对躯体功能活动的影响。
3. 确定肌力训练计划和方法。
4. 评价肌力训练的效果。
5. 确定是否需要辅助器具。

（二）评定方法

肌力是指机体随意运动时肌肉收缩的最大力量。肌力检查包括徒手肌力检查法（manual muscle test, MMT）、简单器械的肌力测试及等速肌力测试，其中 MMT 为临床常用方法。

1. 徒手肌力检查法　MMT 分 6 级，3 ~ 5 级为抗重力体位检查，0 ~ 2 级为去除重力检查，具体方法见表 2 - 2。

表 2 - 2　Lovett 分级

分级	评定标准	结果
5 级	能抗最大阻力完成全关节活动范围运动，肌力为正常肌力的 100%	正常
4 级	能抗中等阻力完成全关节活动范围运动，肌力为正常肌力的 75%	良
3 级	肢体在抵抗重力条件下，能完成全关节活动范围运动，肌力为正常肌力的 50%	一般
2 级	去除重力下，能完成全关节活动范围运动，肌力为正常肌力的 25%	差
1 级	肌肉有轻微的收缩，但不能使关节活动，肌力为正常肌力的 10%	微
0 级	肌肉无收缩，肌力为正常肌力的 0%	零

2. 器械评定

（1）**握力测试**　临床中测试握力的仪器多种多样，通常将手握至适当宽度，测 3 次，取最大值，正常握力是体重的 50%。

（2）捏力测试　令拇指与其他手指相对，捏压捏力器的指板，测得其捏力的数值，一般为握力的30%。

（3）等速肌力测试　等速肌力测试是在预先设定的角速度下记录运动中被测肌肉功能的测试，测试前受试者先进行简单的准备活动热身，然后在等速测试仪上进行小负荷运动测试。每次开机操作前必须校正仪器，固定体位和轴心，选择测试处方，先测试健侧肌力再测患侧。测试肌力时，如进行等长肌力测试，选择运动速度≤0°/s，一般肌力测试选择速度在60°/s～180°/s之间，运动速度≤60°/s又称慢速测试；运动速度≥180°/s为快速测试，通常用于肌力耐力测试。

测试次数根据测试的目的有所不同，测试最大肌力时重复次数为5次，每次测试间隔时间为60秒，使肌肉得到短暂的休息；测试耐力时重复次数为20～25次，测试间隔时间为90秒以上；而两侧肢体测试应间隔3～5分钟。

（三）评定结果的临床意义

1. 肌力下降　常见于神经损伤、肢体废用等。

2. 肌肉耐力下降　见于代谢性疾病、肌肉过度疲劳、心肺功能障碍等。

3. 处方依据　可作为肌力和耐力训练的处方依据。

四、平衡与协调功能评定

（一）评定目的

1. 评价患者是否存在平衡障碍，有无跌倒风险。

2. 确定平衡障碍的原因和程度。

3. 判断患者生活独立的程度。

（二）评定方法

1. 徒手评定

（1）三级平衡　平衡功能分三级，分坐位和站位。三级平衡测定是最简单最基本的测试方法，可用于评估患者是否能够独立坐立或站立、对他人的依赖程度及是否存在跌倒风险等。

一级平衡：又称静态平衡，指人体在无外力作用下，在睁眼和闭眼时维持某种姿势稳定的过程。一级平衡者生活需要完全依赖他人，不可独自坐立或站立，存在严重的跌倒风险，评估时需要重点记录平衡维持的时间。

二级平衡：又称自我动态平衡，指在无外力作用下从一种姿势调整到另外一种姿势的过程，在整个过程中保持身体平衡状态。二级平衡者必须在监护下完成部分日常生活活动，存在一定跌倒的风险因素，因此，不可独立完成。

三级平衡：又称他人动态平衡，指人体在外力的作用下，当身体重心发生改变时，人体能迅速调整重心和姿势并保持身体平衡的过程。坐位三级平衡者可独立完成床上的部分日常生活活动，站立三级平衡者可独立行走，跌倒风险较低。

（2）Berg平衡量表的使用及风险评估　Berg平衡评定主要适用于具有一定平衡能力，但在完成某些动作时存在一定的风险，此种方法评定由易到难，多用于评定服务对象在完成日常生活活动时存在哪方面的困难，并有针对性地进行康复训练。

①由坐到站：指导语为"请站起来，试着别用手扶"。如果服务对象能独自站立说明从坐位到站位过程中跌倒的风险小，如需要他人扶持才能站立，说明在此过程存在跌倒风险，应嘱咐其不可以独自站立。

②独自站立：指导语为"请别用手扶持，坚持站立"。专业人员记录安全站立的时间，时间越长说明耐力及稳定性越好，看护人员可根据站立的时间决定服务对象相对独立的时间。

③独立坐：指导语为"请将双足平放在地上，背部离开椅背，将上肢交叉抱在胸前并尽量坐稳"。可独自坐立并保持一定时间者，可以在轮椅上完成部分日常生活活动（手功能障碍者除外）。

④由站立到坐：指导语为"请坐"（服务对象在站立的情况下）。说明有一定的平衡控制能力，可尝试完成如厕活动。

⑤床－椅转移：要求服务对象坐在治疗床上，双足平放在地上。分床－无扶手椅转移和床－有扶手椅转移两种。指导语为"请坐到椅子上"。能够独自完成床－椅转移，说明其具有一定的平衡控制能力，稳定性较好，除行走外，可完成大部分日常生活活动。

⑥闭眼站立：指导语为"请闭上眼睛，尽量站稳"。

⑦双足并拢站立：指导语为"请将双足并拢并尽量站稳"。

⑧站立位上肢前伸：指导语为"请将双臂抬高90°，伸直手指并尽量向前伸，双脚不要移动"。说明站立位时能独立够取范围之内的物品，具有相对的独立性，跌倒风险小。

⑨站立位从地下拾物：指导语为"请将你前面的东西捡起来"（如钥匙、铅笔、毛巾等）。髋、膝、踝关节平衡控制较好，可进行社区性步行或独自上街购物。

⑩转身向后看：指导语为"双脚站稳不要动，分别向左右两侧转身并向后看"。

⑪转身一周：指导语为"请分别向左和向右转一圈"。

⑫双足交替踏台阶：指导语为"请将左、右脚交替放在台阶上，分别完成4次"。

⑬双足前后站立：指导语为"请将一只脚放在另一只脚的正前方并尽量站稳"。

⑭单足站立：指导语为"请站稳并将一只脚抬起来，保持尽可能长的时间"。

Berg平衡量表满分56分，共包括14项内容，每项最低分0分，最高分4分。

（3）协调功能评定

①指鼻试验：被检者仰卧位，肩外展90°，肘伸展，用示指指尖触碰自己鼻尖。

②指－指他人指试验：检查者和被检者相对而坐，检查者伸出示指，令被检者示指去指检查者的示指，检查者变换手指的位置，被检者根据变化完成指－指运动。

③对指试验：被检者坐位或卧位，用拇指尖连续触及该手的其他指尖，逐渐加快速度完成上述运动。

④抓握试验：被检者坐位，用力握拳，充分伸展各指，逐渐加快速度完成交替握拳和伸指运动。

⑤轻叩手试验：被检者坐位，肘关节屈曲，双手同时或分别以手掌、手背交替翻转拍打膝部，逐渐加快速度完成上述运动。

⑥轻叩足试验：被检者坐位，双足及地，用一足掌在地板上拍打，膝不能抬起，足跟接触在地板上。

⑦跟膝胫试验：被检者仰卧，将一侧下肢抬起，足跟碰触对侧膝盖，然后沿胫骨前向下滑动。共济失调患者呈现辨距不良，摇晃不稳，或难以完成动作。

2. 器械评定　目前临床常用的平衡功能测试仪器有很多种，包括静态平衡测试仪和动态平衡测试仪。

（1）静态平衡测试　通过传感器，利用计算机技术，将人体质心微小的移动距离以图形的方式显示在电子屏幕上，并计算其平衡得分。

（2）动态平衡测试　通过模拟各种运动，如接球、滑雪、摘苹果等，患者可进行前后、左右、蹲站等活动，评定其动态平衡的能力。

（三）评定结果的临床意义

1. 平衡与协调障碍 见于神经系统疾病，如脑梗死、颅脑损伤、帕金森病、脑炎等；也可见于骨与关节疾病，如下肢骨折、骨性关节炎等。

2. Berg 评分 ≤20 分，说明平衡能力差，需用轮椅；21～40 分，可辅助步行；41～56 分，能独立步行；<40 分预示有跌倒风险。

3. 平衡与协调障碍 预示动作的准确性差，不能独立完成某些动作。

五、步态分析

步态分析（gait analysis，GA）是利用力学原理和人体解剖学、生理学知识对人体行走状态进行对比分析的方法。

（一）评定目的

1. 分析神经系统及肌肉骨骼系统疾病的患者是否存在异常步态。
2. 分析异常步态中缺少的正常步态应该具备的因素，并指导其步行功能训练。
3. 分析参与步行功能的主要肌肉是否发挥正常的生理功能。
4. 确定是否需要矫形器。

（二）评定方法

1. 徒手评定

（1）正常步态（normal gait） 正常步态必须是在中枢神经系统控制下通过骨盆、髋、膝、踝、足的一系列活动完成的，包括以下方面的内容。

①步长（step length）：指行走时一侧足跟着地至对侧足跟着地时两足跟之间的距离，正常人为 50～80cm。

②步频（cadence）：指每分钟迈出的步数（steps/min），正常人为 95～125 步。

③步速（walking velocity）：指单位时间内行走的距离（m/min），正常人平均步速为 65～95m/min。

④步幅（stride length）：指一侧足跟着地至再次着地之间的直线距离。

⑤足偏角（foot angle）：指行走中一侧足底的中心线与前进方向形成的夹角，正常人为 6.75°。

⑥步宽（stride width）：指行走中两足跟中点之间的距离，正常人约 8cm±3.5cm。

⑦步行周期（gait circle）：指一侧足跟着地至该侧足再次着地的所有过程，包括双足各一次的完整步行活动，正常人约 1～1.32 秒。

⑧步行时相（gait phase）：是支撑相和摆动相两部分构成，支撑相指步行时一侧足跟着地至足尖离地的过程；摆动相指下肢向前摆动时足离开地面阶段。

（2）Holden 步行能力评定 该方法简单适用，可直接评估服务对象是否能行走、以何方式行走、行走能力如何（表 2-3）。

表 2-3 Holden 步行功能分级

分级	步行能力
0 级	卧床，或需要轮椅，或需要 2 人以上帮助才能行走（无行走功能）
1 级	使用双拐，或需要 1 人搀扶才能行走（需大量持续性帮助）
2 级	能行走但需要 1 人持续或间断的帮助，或需使用膝-踝-足矫形器（KAFO）、踝-足矫形器（AFO）、单拐、手杖等以保持平衡（需少量帮助）
3 级	行走时需要 1 人监护或语言指导，但不接触身体（需要监护）

续表

分级	步行能力
4 级	可平地行走，但上下楼梯、走斜坡及凸凹不平的路上时行走困难（平地独立）
5 级	能独立行走

（3）Hoffer 步行能力分级　　Hoffer 评定方法主要突出行走的方式，其中非功能性步行没有功能价值，但可预防压疮，改善血液循环障碍和预防骨质疏松等作用（表 2 - 4）。

表 2 - 4　Hoffer 步行能力分级

行走形式	内容
不能行走	卧床，或需要轮椅
非功能性步行（治疗性步行）	使用 KAFO、拐杖在室内行走，耗能大、速度慢、距离短，又称治疗性步行
家庭性步行	使用 AFO、手杖等可以在室内行走自如，但不能在室外长久进行
社区性步行	使用 AFO、手杖或不用，可以在室外和社区内行走，但时间不长，需要轮椅

2. 器械评定　步态分析的器械评定是指借助于专用设备对人体的步态进行运动学及动力学分析，包括步态的基本参数、关节活动模式、地面反应力、关节力矩、人体重心及肌电活动等，主要用于步态的定量分析。

（1）足印迹法　　选择 6m 长平坦的走廊通道，在地面上均匀撒上白色粉末，受试者赤足走过通道，并留下足迹，记录受试者经过 6m 长通道的时间，根据足印记计算出步长、步频、步幅、足偏角等，分析受试者步行特点。

（2）步态分析系统　　传统的三维步态分析系统由四部分构成，包括摄像系统、测力台、肌电遥测系统及计算机分析系统，该系统要求在身体待测部位粘贴红外反光标记点，在相应肌肉表面涂以电极胶固定表面肌电电极，测试者步行经过测力台测试行走时地面支撑反应力，肌电遥测系统将下肢各肌肉的电活动记录下来，计算机分析系统对步行参数数据进行分析。

此外，还有足部压力系统、简易步态分析系统等，其操作方法简便、适用，同时指导临床步态矫正康复训练。

（三）常见异常步态

1. 偏瘫步态（hemiplegic gait）　　又称"划圈步态"，指中枢神经受损后，患侧肢体呈现上肢屈曲，下肢伸直，同时伴有足内翻、跖屈，走路上肢犹如挎筐，下肢划圈的步态。由于脑损伤后，患者步行时膝关节屈曲及踝关节背屈不充分，通过提髋及下肢外旋达到步行的目的，进而产生了划圈姿势。

2. 剪刀步态（scissors gait）　　行走时双足尖点地，交叉前行，如剪刀样步态。见于脑瘫患者，由于髋内收肌张力过高，行走时缺乏屈髋、屈膝动作，通过足尖支撑地面行走，支撑面小，不稳定，呈剪刀样步态。

3. 慌张步态（Parkinson gait）　　又称帕金森步态，步行时启动困难，行走时躯干前倾，双上肢僵硬缺乏随意运动，步幅小，越走越快，身体前冲呈慌张样步态。见于帕金森病，由于行走时，身体随意运动差，迈步时足缺乏跖屈而拖步前行。

4. 跨域步态（steppage gait）　　又称足下垂步态，胫前肌麻痹后，步行时由于踝不能背屈，足下垂，髋膝关节过度屈曲代偿，呈跨步状态前行，见于腓总神经损伤患者。

5. 疼痛步态（antalgic gait）　　又称减痛步态，患者由于下肢疼痛，步行时步长缩短，步频下降以减轻疼痛，见于骨与关节疾病下肢疼痛患者。

（石　慧）

第三节　感觉功能评定

一、概述

感觉（sensation）是指人脑对直接作用于感受器官的客观事物的个别属性的反应。

感觉功能受损会影响患者的躯体运动功能和日常生活活动能力。感觉功能评定主要包括触觉、前庭觉、本体觉、视知觉、听知觉等的评定。

老年人随着生理功能的减退，感觉功能也随之减退。例如走路时突然看到前面有一条深沟，正常人的反应是双足会立即停止迈步，调整身体保持平衡，但对于老年人，调整身体平衡的能力就会不足，容易跌倒。老年人感觉功能减退通常表现在动作障碍、触觉分辨障碍、前庭觉功能障碍、视听觉功能障碍等，评定老年人感觉功能很有意义。

二、感觉功能评定的方法

（一）触觉功能评定

通过棉签或软毛笔轻触被检者的皮肤，检查的顺序为面部、颈部、上肢、躯干和下肢，刺激的走向在检查四肢时与长轴平行，胸腹部与肋骨平行，触觉正常时有轻痒的感觉。老年人触觉功能失调，会产生触觉迟钝，对温度觉、痛觉及运动觉反应均迟钝，不能及时逃避危险刺激，对局部的温热刺激时间过长，容易产生烫伤。

评定方法：令被检者在腋下、双腿之间夹数个触觉球，同时令其完成下蹲动作，看是否可以顺利完成。

（二）前庭觉功能评定

前庭器官是人体对自身运动状态和头部空间位置的感受器，即运动觉和位置觉感受器，在保持身体的平衡中起重要作用。前庭器官受到过强或过长的刺激，或前庭功能过敏时，会引起恶心、呕吐、眩晕、皮肤苍白等现象，称为前庭自主神经反应，严重时可导致晕船、晕车和航空病。

1. 闭目直立检查　受试者双脚并拢直立，双目紧闭（不可过分用力闭眼睑），双臂外展90°，练习2~3次。前庭功能正常，肢体将保持直立位，前庭功能失调时，肢体向患侧倾斜，头颈旋转时，失衡偏斜的方向随之改变。

2. 闭目单腿站立测试　受试者呈站立位，上肢自然下垂，目视前方，深呼吸1~2次，然后令其一侧下肢屈膝，脚尖离地，轻轻闭合双目，记录单腿站立时间，再测另一侧下肢。

3. 错指物位试验　受试者与测试者相对而坐，分别伸出一手臂，测试者的手臂在下方，手背向下，受试者手背向上，与测试者掌心相对，间距5~10cm，双方伸出示指，其余四指握拳，令受试者示指触碰测试者示指1~2次，然后闭合双目，重复示指触碰示指动作，测试完毕交换另一手臂，完成上述动作。

4. 巴宾斯基－魏尔二氏试验　嘱受检者闭目由起始点向前走5步，然后向后退5步，反复5次。观察最后一次行走的方向与起始方向之间的偏斜角度，判断两侧前庭功能状况，若向右偏斜角度大于90°，则为右侧前庭功能减弱；向左偏斜大于90°，则为左侧前庭功能减弱。

（三）本体觉功能评定

本体觉功能是感知肌肉伸展或收缩时的张力，调节四肢活动的力度，控制关节位置、关节活动的方向和速度，在平衡姿势反应中起重要作用。但本体感觉常与其他感觉共同发挥作用，如与视觉配合伸手取物，闭眼时与触觉配合触摸积木，能感知积木物理特性，与前庭系统配合共同调节眼外肌等。

评定方法：在行走中观察测试者的动态，如走直线用脚跟碰脚尖行走、脚跟行走、脚尖行走、侧方走、倒退走、走圆圈及绕障碍物走等，观察测试者是否能顺利完成。

（四）视知觉功能评定

视知觉功能是建立在正常视力的基础上，进行视觉动作的整合完成手眼协调及手部精细动作；视觉分析技巧可以进行图形分析、记忆、专注力等；视觉空间能力帮助建立人际关系的沟通，如目光接触、情感表达等；眼球运动可以产生扫视、跟随、前庭-眼反射、调节与辐辏反射等。

1. 视力 是指眼睛分辨和认识物体形状的能力，也代表视网膜黄斑中心视觉敏锐程度。老年人的视力检查通常采用视力表、手指数及光感定位检查。

（1）视力表 就是我们通常使用的视力检查法，又称远视力检查。

（2）手指数 当视力检查低于 0.01~0.02 时，通过计算手指数，方法是患者背光而坐，检查者在距离患者 20cm 处伸出两至三个手指（指间间距 1 指），判断患者是否能正确辨认。

（3）光感定位检查 远视力低于 0.01 者，在距离患者 5m 处放置光源，如患者不能辨认，将光源向患者移动，指导患者能辨认为止，记录光源与患者之间的距离

2. 视知觉评定方法 检查者打开手电筒，嘱咐被检者盯紧光源，将光源向被检者的左、右、上、下移动，观察被检者随光源移动的能力。

（五）听知觉功能评定

听知觉功能是正确理解声音和语言的含义，需要在听力正常的情况下，实现听觉分辨，听觉跟踪，声源定向，产生听觉记忆。老年人随着年龄的增长，听力逐渐下降，其听力功能的减弱将影响其听知觉的功能。声波振动的频率在 16~20kHz，听懂谈话内容的频率在 300~3000Hz，低于 16Hz 的声波为次声，高于 20kHz 的为超声，16Hz 以下和 20kHz 以上的声音超出了人体听力的范围。

1. 耳聋 耳聋（deafness）指不同程度的听力减退，是听觉系统的传音、感音功能异常所致听觉障碍或听力减退，轻者称为"重听"，能听到对方提高的讲话声；重者称为耳聋，听不清或听不到外界声音。耳聋一般分为 5 级，正常听力是能够清晰地分辨 <25 分贝以下的声音。

轻度：听力检查听阈在 26~40dB，近距离一般谈话听力没有困难，对细小的声音难以分辨，如树林风吹声。

中度：听阈在 41~55dB，近距离听话感到困难，与人交谈感到模糊不清，开始需要借助助听器的帮助。

中重度：听阈在 56~70dB，近距离听大声说话困难。

重度：听阈在 71~90dB，在耳边需大声呼喊才能听到，对于较大的谈话声如汽车声仍感模糊，助听器帮助较大。

全聋：听阈在 90dB 以上，通常极难感觉声音的存在，需要靠助听器的辅助，才能感受到声音的振动。

2. 评定方法 采用听力计检查法。根据听力图了解耳聋的程度与性质，一般全过程在 20 分钟内，常从 1kHz 40dBHL 声开始，然后从低频向高频顺序测试，听力减退者佩戴助听器。

3. 听知觉功能测试 在听力正常的情况下，播放一段录音，含有重复出现的电话铃声、钟表滴答声、门铃声和号角声等，其中号角声出现 5 次，患者每听到一次号角声就敲击一下桌子，少于 5 次为有缺陷。

（石 慧）

第四节 个体活动能力与生存质量评定

个体活动能力主要是指日常生活、工作及休闲娱乐等方面的活动能力，也是评价个人生活质量的重要依据。

一、概述

（一）概念

1. 日常生活活动（activities of daily living，ADL） 是指人们为了生存及适应生存环境的需要，完成衣、食、住、行所进行的一系列活动，如穿衣、吃饭、如厕、刷牙等。

2. 生存质量（quality of life，QOL） 又称生活质量，WHO 有关生活质量解释是不同文化和价值体系中的个体对目标、期望、标准及所关心事情相关生活状况的体验。

（二）ADL 的分类

1. 基本日常生活活动（basic activities of daily living，BADL） 是指人们为了维持基本的生存需要，每天必须反复进行的基本活动，包括穿衣、进食、个人卫生、二便管理及简单的转移运动等。

2. 工具性日常生活活动（instrumental activities of daily living，IADL） 是指人们为了维持独立的社会生活所进行的较高级的活动，包括购物、使用家用电器、乘坐交通工具、处理银行业务及休闲娱乐活动等。

二、日常生活活动能力评定

（一）评定方法及临床应用

1. 评定方法 评定分问卷法、观察法和量表法，本书将着重介绍 Barthel 指数评定量表（表 2-5）。

表 2-5 Barthel 指数评分标准

序号	评定内容	评定标准	得分（分）
1	进食（使用合适的餐具将食物送入口中、咀嚼、吞咽）	能独立使用进食工具，独立进食 需要帮助（如切割或搅拌食物） 完全依赖	10 5 0
2	洗澡（包括洗和擦干动作，不包括背部、盆浴及淋浴）	独立洗澡 完全依赖	5 0
3	修饰（包括挤牙膏）	独立完成洗脸、梳头、刷牙、剃须等 完全依赖	5 0
4	穿衣（包括取衣、穿、脱、系扣）	独立穿脱支具、系鞋带、扣纽扣等 需要帮助，但在适当时间完成一半的任务 完全依赖	10 5 0
5	大便（包括所需的器械和药物）	不失禁，能独立使用集尿器 偶尔失禁或需要器具帮助 失禁	10 5 0
6	小便（包括所需的器械和药物）	不失禁，能独立使用灌肠剂或栓剂 偶尔失禁或需要器具帮助 失禁；或需要他人导尿	10 5 0

续表

序号	评定内容	评定标准	得分（分）
7	如厕（包括会阴部的清洁、穿脱裤子）	独立使用厕所或便盆、穿脱衣裤、清洁	10
		穿脱衣裤或清洁时需要帮助	5
		完全依赖	0
8	床椅转移（包括转移过程中的所有动作，站起、转身移动、坐下、合上车闸、拆扶手、提起足托等）	能独立进行轮椅－床之间的转移，并能刹住轮椅及抬起脚踏板	15
		转移需要小量的帮助和监督	10
		能坐，但需要最大的帮助才能转移	5
		不能坐起，或需要提升机	0
9	行走	能在水平路面独立行走（或使用不带轮的助行器）45m 以上	15
		在他人指导、监督或小量帮助下行走 45m 以上	10
		能使用轮椅行走 45m 以上	5
		不能行走	0
10	上下楼梯（上或下 12～14 级台阶）	独立或使用辅助器具上、下一层楼	10
		需要帮助和监督上、下一层楼	5

2. 临床应用 Barthel 指数用于评价患者基本的日常生活活动能力，确定个体生活独立程度。

（1）评价因疾病导致躯体功能障碍对日常生活的影响 临床中某些疾病会导致躯体功能暂时性或永久性的功能障碍，如脑卒中后肢体运动功能障碍，影响患者的洗漱、饮食、二便管理及步行功能等，通过 Barthel 指数评分，确定患者基本的日常生活活动能力、依赖程度及康复重点，同时，也可作为评定康复效果的重要依据。

（2）评价老年人生活自理能力 老年人，尤其是高龄老人，随着年龄的增长，生理功能逐渐减退，以运动功能减退尤为突出，直接影响其日常生活活动能力，通过 Barthel 指数评分，确定其生活是否存在依赖，是否存在跌倒风险，是家庭老人生活管理不可缺少的内容。

（二）评定结果的临床意义

Barthel 指数包括十项内容，根据需要的程度分为 0 分、5 分、10 分、15 分四个功能等级，总分 100 分。分数越高，独立性越强，依赖程度越小，但达到 100 分并不意味完全生活独立；60 分以上提示被检者生活基本自理，40～60 分者生活需要帮助，而且康复意义最大，20～40 分者生活需要极大帮助，20 分以下生活完全需要帮助。

三、独立生活能力评定

（一）评定方法及临床应用

1. 评定方法 通常采用量表法，即功能独立性测量（functional independence measurement，FIM）量表是对患者日常生活、认知功能及社会参与能力进行综合的评估，与 Barthel 指数的区别是，FIM 不仅包括日常生活活动能力的评定，还包括交流及社会参与能力的评定。

2. 临床应用 FIM 的核心内容就是功能独立性的评定，评估患者功能障碍的严重程度，包括躯体运动功能、认知功能、社会功能等多个方面，不仅评定患者的日常生活活动能力，更重要的是回归家庭和社会的综合能力，常用于脑损伤后的评定。

（二）评定结果的临床意义

FIM 评定包括 6 个方面，共 18 项，每一项最高分为 7 分，最低分为 1 分，最高分 126 分，最低分 18 分。（表 2－6）

表 2-6 FIM 评定内容

方面	项目
自理能力	1. 进食 2. 梳洗修饰 3. 洗澡 4. 穿裤子 5. 穿上衣 6. 上厕所
括约肌控制	7. 膀胱管理 8. 直肠管理
转移	9. 床、椅、轮椅间 10. 入厕 11. 盆浴或淋浴
行走	12. 步行/轮椅 13. 上下楼梯
交流	14. 理解 15. 表达
社会认知	16. 社会交往 17. 解决问题 18. 记忆

7 分　完全独立：不需要任何帮助，并在规定的时间内完成所要求的内容。

6 分　有条件独立：又称辅助独立，活动时需要帮助，如需要假肢、支具或辅助具，完成规定内容超时，或活动时存在安全问题。

5 分　监护或准备：患者不需要身体接触性帮助，只需要帮助穿戴矫形器、提示、劝告或备用某些帮助。

4 分　最少接触性帮助：帮助者只需要稍微接触，如扶助，患者自身需要付出 75% 的努力。

3 分　中等量接触性帮助：帮助者需要给予中等量的帮助，患者需要付出 50% ~75% 的努力。

2 分　最大帮助：患者付出的努力 25% ~50%，需要大量的帮助。

1 分　完全依赖：患者的主动用力不足 25%。

126 分说明患者能完全独立，108 ~125 分基本能独立，90 ~107 分为有条件独立或轻度依赖，72 ~89 分为轻度依赖，54 ~71 分为中度依赖，36 ~53 分为重度依赖，19 ~35 分为极度依赖，18 分为完全依赖。

四、生存质量评定

（一）评定方法及临床应用

1. 评定方法　常用的评定方法包括面谈法、观察法、量表法等。

（1）面谈法　通过与服务对象进行面对面的交流，了解其心理、健康状况、生活水平等，以调查问卷或调查表的形式，评价其生活质量。

（2）观察法　通过感官或借助某种仪器，对个体的行为、健康体征及相关的反应进行观察，评价其生活质量，常用于植物人、认知障碍、老年痴呆等。

（3）量表法　采用标准化的量表对服务对象的生活质量进行综合评定，是最常用的一种方法，如健康状况调查问卷（SF-36）、世界卫生组织生存质量测定量表（QOL-100）、世界卫生组织生存质量测定简表（QOL-BREF）等。

2. 临床应用

（1）健康状况调查问卷（SF-36）　常用于健康或亚健康人群，用于患者时，在躯体和精神健康方面评定较好，但还不能较好地评定社会功能。

（2）世界卫生组织生存质量测定量表（QOL-100）　用于亚群之间生存质量的差异比较，也可用于医疗实践、科学研究、康复治疗考核等，但其使用较繁琐。经过改良制定了世界卫生组织生存质量测定简表（QOL-BREF），包括生理、心理、社会关系和环境等 4 个领域，26 个问题，是 QOL-100 改良后的内容，更简便实用。

（二）评定结果的临床意义

1. 健康状况调查问卷（SF-36）　该问卷包括躯体功能、心理健康、角色-躯体功能、角色-情绪功能、疼痛、总健康观念、活力及生活功能等 8 个方面内容，分 36 个条目，按照维度计算方法评分，最大可能评分为 100 分，最小分为 0 分，综合评分得分越高代表功能损害越清，生活质量越好。

2. 世界卫生组织生存质量测定量表（QOL-100）　包括生理、心理、独立性、社会关系、环境和精神支柱等 24 个方面的内容，适用于多学科有关生活质量的评估。QOL－100 满分 100 分。

（石　慧）

第五节　言语与吞咽功能的评定

一、概述

（一）概念

1. 言语与语言　言语（speech）是口语交流的机械部分，通常指口语；而语言（language）是建立在条件反射的基础上的复杂的高级信号活动过程，包括文字、视觉信号、书面、表情、手势等。

2. 吞咽　吞咽（swollen）是指食物经过口腔咀嚼成食物团进入胃的过程，需要特定的反射才能完成，而不是一种随意运动。

3. 失语症　失语症（aphasia）是言语获得后的障碍，是指意识清楚的情况下，由于优势半球的语言中枢病变导致的语言表达或理解障碍，常表现为发音和构音正常但不能言语，肢体运动功能正常但不能书写，视力正常但不能阅读，听力正常但不能理解言语，即听、说、读、写、计算等方面的障碍。

4. 构音障碍　构音障碍（dysarthria）指由于构音器官结构异常，或神经、肌肉功能障碍导致发音障碍。

（二）语言功能障碍的原因

1. 中枢神经系统损伤　当左侧大脑半球损伤后，引起言语的感知辨识、理解接收、组织运用语言的能力发生障碍，导致言语交流能力的丧失或减弱，常见于各种类型的脑损伤患者。

2. 心理和精神异常　包括以下几种情况：①癔症性失音和失语，常由于生活事件、内心冲突或强烈的情绪体验、暗示或自我暗示等引起；②应激性语言障碍，当遭受急剧、严重的精神打击后，大脑作为应激源的"靶器官"，产生神经递质、受体、信号传导的变化，进而导致语言的障碍，如车祸、亲人去世等；③精神病的言语异常；④口吃，常与焦虑、紧张、应激、遗传、模仿和暗示等因素有关；⑤发烧昏迷时，患者与外界缺乏交互活动，思维记忆失调。

二、失语症的评定

（一）评定方法及临床应用

1. 评定方法　临床评定方法很多，常用的有以下几种。

（1）标准化失语测验的一般内容　具体参见表 2－7。

表 2－7　语言评估的一般内容

项目	内容
听觉理解	单词辨认 是非或个人问题问答 执行口头指令（不同长度和复杂度） 句子的保持（听语记忆广度）和理解
阅读理解	字母（笔画）匹配的能力 单词辨认 句子的保持（视语记忆广度）和理解 文章的阅读理解 朗读

续表

项目	内容
口语表达	自发言语 复述（单词/句子） 命名 口语流利度 形式和内容的分析
书写	文字结构组合能力 抄写/听写（字母、数字） 抄写/听写（单词/句子水平） 自发书写（填写、描述等）

（2）西方失语症成套测验（West aphasia battery，WAB）　包括自发言语、理解、复述及命名四个方面，满分 420 分。

2. 临床应用　标准化失语症检测主要检测语言各种模式的能力，内容较为详细；WAB 法能提供一个总分，既失语商（AQ），可分辨是否为正常语言，有助于失语症的诊断。

（二）评定结果的临床意义

评估的结果可以判断失语症的类型，而失语商的得分具有以下的意义。

AQ 值在 98.4 ~ 99.6 之间为正常；

AQ 值在 93.8 ~ 98.4 之间，可能为弥漫性脑损伤、皮质下损伤；

AQ < 93.8 可评为失语。

三、构音障碍的评定

（一）评定方法及临床应用

临床常用 Frenchay 评定法，评定是否存在神经系统损坏、与言语有关的肌肉是否麻痹或运动不协调，每项按损伤严重程度分级从 a 至 e 五级，a 为正常，e 为严重损伤，包括反射、呼吸、唇、颌、软腭、喉、舌及言语 8 个方面的内容，本书仅介绍重要的内容。

1. 吞咽　可以让患者尽快地喝 140ml 的凉开水和吃两块饼干；并询问患者吞咽时是否有困难、有关进食的速度及饮食情况。

2. 言语　正常语言的流畅度每分钟说出的词在 100 个以上称为流畅型口语，在 50 个以下称非流畅型口语。正常言语速度为每秒 2 ~ 4 个字，每分钟 100 ~ 200 个字，每一级每分钟相差 12 个字。

（二）评定结果的临床意义

1. 反射　正常人吃饭或饮水没有困难，不伴有呛咳；吞咽时间为 4 ~ 15 秒，平均 8 秒，超过 15 秒为异常；会话期间无流涎。

2. 呼吸　正常平稳的呼出时间为 5 秒，可一口气从 1 数到 20。

3. 唇　鼻唇鼓腮可持续 15 秒。

4. 喉发音　正常人说"啊"能持续 15 秒。

5. 舌运动　正常人能在 4 秒内完成伸舌并收回 5 次，否则为异常。

6. 言语速度　正常人每分钟 200 字左右，最低不能低于 100 字/分钟。

四、吞咽障碍的评定

吞咽是食物或饮料进入胃的过程，既食物以适宜的速度和频率通过口腔、咽、食道和胃的过程，当食物或水不能顺利通过吞咽器官时，称为吞咽困难或吞咽障碍。

（一）评定方法及临床应用

1. 饮水试验　患者取坐位，用水杯盛 30ml 温水，令患者饮入，观察其饮入时间及是否有呛咳，分以下五种情况。

（1）一饮而尽，无呛咳。

（2）分两次饮完，无呛咳。

（3）一饮而尽，伴呛咳。

（4）分两次饮完，伴呛咳。

（5）不能将水饮完，饮水过程中伴多次呛咳。

此种方法要求患者必须意识清楚，能够配合评定的，临床常用于脑血管疾病及老年人进食流食时是否存在吞咽功能障碍。

2. 反复唾液吞咽试验（repetitive saliva swallowing test，RSST）　患者坐位或卧位，检查者将食指和中指放于患者的喉结及舌骨处，令患者尽量快速反复吞咽，观察 30 秒内患者喉结和舌骨随着吞咽运动越过手指，向前上方移动再复位的次数，正常人可完成近 10 次，老年人完成 3 次即可。

该方法主要用于检测患者的随意性吞咽反射功能，通常第一次吞咽都能顺利完成，以后的吞咽动作或略微费力。

此外，临床还有电视内镜吞咽功能检查及电视荧光放射吞咽功能检查等。

（二）评定结果的临床意义

饮水试验正常情况下在 5 秒之内可一次饮完；一次饮完但超过 5 秒，不伴有呛咳为可疑；（2）~（5）均未异常。

反复唾液吞咽试验对于老年人预防噎食的风险评估具有重要的意义，老年人会随着年龄的增长反复唾液吞咽次数会减少，因此，高龄老人 30 秒内做 3 次即可。

（魏姗姗）

第六节　心理和认知功能的评定

一、概述

（一）概念

1. 认知　认知的概念有狭义和广义之分，狭义的认知就是指认识，而广义的概念是个体对感觉输入信息的获取、编码、操作、提取和使用的过程，是输入和输出之间发生的心理过程，认知包括知觉、注意、记忆及思维等。

2. 认知功能障碍（cognitive impairment）　当各种原因引起脑部组织损伤时，导致患者记忆、语言、视空间、执行、计算和理解判断等功能中的一项或多项受损，影响个体的日常或社会能力，称为认知障碍，又称高级脑功能障碍，包括注意障碍、记忆障碍、知觉障碍和执行能力的障碍等内容。

3. 焦虑（anxiety）　是因受不能达到目的或不能克服障碍的威胁，使个体的自尊心与自信心受挫，或失败感和内疚感增加，预感到不详和担心而形成的一种紧张不安及带有恐惧和不愉快的情绪。

4. 抑郁（depression）　是指显著而持久的情绪低落，包括忧郁、悲观、缺少主动语言、自责、食欲减退甚至有自杀念头或行为等。

（二）大脑半球与认知的关系

左、右大脑半球具有各自的功能特点，右侧大脑半球主要在音乐、美术、空间、几何图形和人物面容的识别及视觉记忆功能等方面起主要作用，而左侧大脑半球在言语、逻辑思维、分析综合及计算功能等方面占优势。正常人的脑功能需要左右两个半球共同合作来完成，并对认知产生影响。

二、心理功能评定

（一）评定方法及临床应用

1. 焦虑自评量表（self - rating anxiety scale，SAS） SAS 用于评定焦虑者的主观感受，包括 20 个项目，评定的依据主要根据所定义症状出现的频率，其轻重程度分 4 级，包括正向评分和负向评分（＊为负向评分），评分标准如下。

1 分：没有或很少时间；

2 分：少部分时间；

3 分：相当多时间；

4 分：绝大部分或全部时间。

正向评分题依次评为 1、2、3、4 分；反向评分题则为 4、3、2、1 分。评定结束后，将 20 个项目中的各项分数相加，得到总分（X）乘以 1.25 后取整数部分，得到标准分（Y）。

2. Zung 抑郁自评量表（self - rating depression scale，SDS） 评分标准与评分方法同焦虑的评分，但其按照中国常模结果，SDS 标准分的分界值为 53 分。

（二）评定结果的临床意义

1. 焦虑自评 SAS 标准分的分界值为 50 分，其中：50～59 分为轻度焦虑；60～69 分为中度焦虑；69 分以上为重度焦虑。

2. 抑郁自评 SDS 标准分的分界值为 53 分，53～62 分为轻度抑郁；63～72 为中度抑郁；72 分以上为重度抑郁。

三、认知功能评定

（一）评定方法及临床应用

1. 简明精神状态检查评定（mini - mental state examination，MMSE） 该项检查总分 30 分，评定时间为 5～10 分钟。根据患者的文化程度划分认知障碍的标准，一般文盲≤17 分，小学文化≤20 分，中学文化≤24 分，在标准分数线下考虑存在认知功能障碍，需进一步检查，临床常用于认知功能障碍的筛查。

2. 知觉障碍的评定

（1）形状知觉障碍的评定 采用视觉搜索实验，即给被检测者呈现一组图形，要求其说出是否有目标图形。如将图形中"O"作为目标图形，而周围的图形是"V"，正常情况下，"V"的数目不影响检测"O"的速度。

（2）大小知觉障碍的评定 将两个实际大小相等的物体，一个放在较小物体的包围中，另一个放在较大物体包围中，令其感受物体的大小，不能正确判断物体的大小为存在有大小知觉障碍。

（3）深度知觉和距离知觉障碍的评定 将实物放于被检者面前的桌子上，令被检者伸手取物，如能准确完成，再将实物移动到稍远的地方，测试其是否能准确完成；或将装有半杯水的玻璃杯子放在被检者面前，让其填满，测试其是否能准确完成。不能准确取到物体或杯子水满而不知道停止者为存在深度和距离知觉障碍。

（4）空间定位知觉障碍的评定　准备 2 个不同颜色的彩色球（可以是任意的一种颜色），要求受试者根据指令摆放球的位置，如在桌子上摆放一个红球和一个黄球，给出指令"请把红球放在黄球的上边""请把黄球放在红球的右边"等，不能按指令完成者，为存在空间定位障碍。

3. 注意障碍的评定

（1）数字距测试　检查者说出一串数字，令被检者正向或逆向复述，能正确复述出的数字串最高位数为该受检者的复述数字距。测验从 2 位数开始，检查者以 1 位数/秒的速度说出一组数字，每一个水平最多允许做 2 次检测（2 次数字不同），通过一次即可晋级下一水平测试，两次测试均没通过，即结束测试。如 3 - 7，患者复述 3 - 7，正确后，晋级 3 位数，7 - 4 - 9，患者复述 7 - 4 - 9。正常人正数数字距为 7±2，倒数数字距为 6±2，数字距为 3 时，提示患者为临界状态，数字距为 2 时，可确诊为异常。数字距减小是注意障碍的一个特征，与患者的年龄和文化水平有关。

（2）划销测验　给患者一段文字（也可以是数字或字母），让患者划去相同的字（或数字、字母），计算正确的划销数、错误的划销数和划销时间。

4. 记忆障碍的评定

（1）瞬时记忆的评定　可用数字距测试方法。

（2）短时记忆的评定　检测内容同瞬时记忆法，但时间要求是注视 30 秒后，要求被检者回忆瞬时记忆检测的内容。

（3）长时记忆的评定　要求被检者回忆其亲身经历的事件或重大公众事件，包括事件的时间、地点、内容。

5. 执行障碍的评定

（1）启动能力的评定　要求被检查者在一分钟之内说出以"大"为开头的词或短语，正常人一分钟之内可以说出 8～9 个（单词或短语）。如大家、大地、大方、大小、大全、大力支持、大权在握、大鸣大放、大大咧咧等。若为失语症患者，可提供设计好的图片让其挑选。

（2）变换能力的评定　检查者出示一个手指时，被检查者出示 2 个手指，检查者出示 2 个手指时，被检查者出示 1 个手指，共完成 10 遍；或检查者敲击桌子底面一下（避免视觉提示），被检查者出示一个手指，检查者敲击两下，被检查者不动，共完成 10 遍。

（二）评定结果的临床意义

MMSE 是筛查认知障碍的重要手段，评分低于正常只能说明患者存在认知障碍，需要根据得分缺失的内容进行具体相关的认知功能评定，并有针对性地进行康复训练。认知功能是影响康复质量的重要因素之一，没有好的认知功能患者就不能很好地配合康复治疗，但临床中医生、治疗师及家属通常重视躯体功能障碍的康复，而忽略认知功能障碍的存在，进而影响其康复效果。

（魏姗姗）

第七节　神经电生理评定

一、概述

电诊断是探测和记录神经、肌肉的生物电活动的检查方法，是神经系统功能的客观检查。

神经电生理检查能对运动和感觉障碍进行诊断、鉴别诊断和康复评定。可以对肌肉疾病、运动终板疾病、周围神经、脊髓乃至皮层损害进行定位、定性、定量的分析。神经电生理检测为临床神经肌肉疾病的功能评定提供指标，并且能够对患者的预后进行评价。

目前康复医学临床常用的有肌电图（electromyography，EMG）、表面肌电图（surface electromyography，SEMG）、神经传导速度（never conduction velocity，NCV）、诱发电位（evoked potential，EP）检测、低频电诊断（low frequency electrodiagnosis）、各种反射检查等。

二、低频电诊断

利用低频电流刺激神经肌肉组织，根据肌肉对电流的反应特征来判断神经或肌肉的功能状态，进行疾病诊断的方法称为低频电诊断，即直流－感应电诊断和强度－时间曲线检查。

（一）概述

正常神经的兴奋需要刺激，产生的兴奋向远方传导引起肌肉的收缩。而引起神经肌肉组织兴奋需要的电刺激要有一定的强度、时间、强度变化率及刺激的频率，此为刺激的四个主要条件。神经肌肉各处均有兴奋性，其运动点的兴奋性最高，此点也最表浅，易于接受刺激，肌肉的运动点在神经肌肉接头处，即运动终板处。正常的神经兴奋性高于肌肉，刺激肌肉获得的是神经的兴奋性；当神经受损兴奋性降低时，肌肉的兴奋性才可显示，神经损伤持久不能恢复时，肌肉本身的兴奋性也随之降低致兴奋阈值上抬，最终兴奋性消失。这就是低频电诊断的电生理学基础。

低频电诊断方法的优点表现为设备简单、价格低、易普及、易学习掌握，检查时所需环境要求不高，定量诊断意义优于肌电图，更能反映肌肉的整体功能。缺点是定性诊断价值差，灵敏度欠佳，轻微病变不能早期发现。

（二）直流－感应电诊断

1. 临床应用　①神经受损程度的测定，人眼观察评估，灵敏度较差；神经纤维受损50%以上或肌力在3级以下，才可观察到异常反应，因此早期神经病变检测的灵敏度不如肌电图。②评测神经恢复的程度，该检测方法对神经恢复的时间观察早于临床表现；对判断整条肌肉的神经支配恢复的比率较为准确，有定量判断的价值。③神经受损的部位的测定，可以判别上运动神经元和下运动神经元的病损。④评测神经受损的预后。

2. 直流－感应电检查结果判断、临床意义、处理及预后　见表2-8。

表2-8　直流－感应电检查结果判断、临床意义、处理及预后

测定结果	神经		肌肉		收缩速度	处理及预后
	感应电兴奋阈	直流电兴奋阈	感应电兴奋阈	直流电兴奋阈		
绝对变性反应	消失	消失	消失	消失	无	不可恢复；康复工程或手术
完全变性反应	消失	消失	消失	升高	慢	不可自行恢复和完全恢复；物理治疗等，手术、支具
部分变性反应①	消失	升高	升高	升高或正常	慢	部分可自行恢复，物理治疗等，必要时手术
部分变性反应②	升高	正常	升高	降低	正常	
无变性反应	正常	正常	正常	正常	正常	一般可自行恢复

注：变态反应①轻些；②重些。

（三）强度－时间曲线检查

不同强度的电流刺激组织，求取引起阈反应必需的最短时间，将对应的强度和时间标记在直角坐标

系上，然后将各点连成曲线，即为强度－时间曲线。临床诊断只检查肌肉的强度－时间曲线。

1. 临床应用 ①神经受损程度的判定：可判断肌肉是否失神经支配，判断失神经是否完全；在神经损伤后 7～10 天即可出现异常反应，支配肌肉的神经纤维 10%～30% 变性时可检测出异常。②评测神经恢复的程度。③指导治疗：可以根据检测结果，初步决定患者手术或保守治疗。定期检测，可以观察疗效并及时调整治疗方案。④评测神经受损的预后。

2. 评定结果及临床意义 同直流－感应电检查。

三、表面肌电图

表面肌电图（SEMG）又称动态肌电图或运动肌电图，是临床检查、评价、研究、治疗技术的一种新兴方法，逐渐在康复医学及多个相关专业领域得到应用和推广。

SEMG 是用表面电极采集肌肉活动的生物电信号，即肌肉兴奋时所产生的电变化。其特点是将电极置于皮肤表面，使用方便，可对较大范围的肌电信号进行测试，并能很好地反映运动过程中肌肉生理、生化等方面的变化。测试时不需要刺入皮肤即可获得肌电活动的电信号，可以在静止状态下测定肌肉电信号，也可以在运动过程中持续观察肌肉活动的电信号变化。它可以对运动功能进行评判，也是目前一种常用的、较好的生物反馈治疗技术。

（一）应用范围

SEMG 目前常运用于康复医学、运动医学、骨科、神经科等学科，临床常用 SEMG 对神经－肌肉功能障碍进行功能性诊断和治疗。可对单纯性姿势错误、肌紧张、偏身功能障碍、急性及反射性肌痉挛进行评价和生物反馈治疗。

它是目前步态分析测试系统三部分内容（SEMG 的肌电检测、测力平台的力学检测、运动点的运动轨迹检测）中重要的组成部分，并共同构成了全面的步态分析评估数据。

（二）临床应用

在康复医学方面 SEMG 常用于评定肌力、肌张力、步态、平衡等，同时还用于指导和评价康复训练。

1. 神经肌肉功能评估 检测肌电图的积分值是研究神经肌肉功能的较理想指标，因 SEMG 测定的肌电图的积分值与肌张力及肌力呈正相关。通过测定肌电图的积分值的变化，了解中枢神经系统病损后的肌张力、肌力高低的情况，同时可观察患者肢体的运动模式；可以了解骨、关节疾病（颈椎病、腰椎间盘突出症、关节炎、肩关节周围炎、脊柱侧凸等）患者的肌肉功能障碍的程度，进行客观的评价，减少主观评价的误差。可用于评估受损神经所支配肌肉治疗前后的功能变化情况，为修改治疗计划提供客观的依据。

2. 疲劳评定 SEMG 频域分析中的中位频率（median frequency，MF）是将功率谱面积等分的那点对应的频率。其 MF 斜率已经被用作是等长收缩过程中肌肉疲劳度的一个指数。肌肉疲劳的测定在运动医学和康复医学的治疗或科学研究中都具有重要的意义。

3. 步态分析及平衡功能评定 SEMG 结合步态分析系统，可分析异常步态的肌电活动，有助于分析和矫正异常步态。与平衡评定训练仪结合可使诊断更精确、更有利于指导训练。

4. 用于治疗 SEMG 测试系统可以进行肌电生物反馈治疗。将肌电信号引出放大，并转变为视图信号和声信号反馈给患者，增强训练效果。这种技术可以用于治疗肌痉挛、失眠、偏头痛和肌肉松弛性反馈训练等负反馈治疗；还可用于肌肉兴奋性反馈治疗，提高肌力，治疗各种肌肉萎缩和瘫痪、尿失禁、子宫脱垂等。

四、肌电图

神经肌电图简称肌电图（EMG），是将针式电极插入人体肌肉内记录肌电变化的一种电生理检测方法，通过对肌细胞在各种功能状态下的生物电活动进行检测分析，评估神经肌肉接头、脊髓前角细胞、轴索、神经纤维的功能；同时可以结合神经诱发电位的检查分析，了解运动神经和感觉神经纤维通路及病变部位，对神经肌肉功能作出定性、定位的诊断和功能评定。

（一）临床应用

1. 检测肌肉是神经正常支配、部分失神经支配还是完全失神经支配。有无神经再支配的证据存在。

2. 提示病变部位是神经肌肉接头、神经根、神经丛、脊髓前角细胞、轴索还是外周神经。

3. 结合神经诱发电位的检查分析，了解运动神经和感觉神经纤维通路及病变部位，对神经肌肉功能作出定性、定位的诊断和功能评定。

4. 可以鉴别区分神经源性异常与肌源性异常。

5. 鉴别诈病还是上运动单位病。

（二）作为康复评定的指标

在神经损伤后，运动单位电位的恢复较临床恢复早 3~6 个月，因此可以作为治疗效果的评价指标。纤颤电位的出现很早，可以作为神经早期损害的指标。

（三）表面肌电图与肌电图区别

表 2-9　表面肌电图与肌电图区别

项目	肌电图	表面肌电图
电极方式	针式	皮肤
检测方法	复杂	简便
环境要求	高	较低
设备造价	高	低
记录特点	单个运动单位	一块或一组肌群
检测灵敏度	高	相对低
疼痛程度	较强	无
感染风险	有	无
临床应用特点	确定神经病变部位，鉴别神经损伤程度、神经或肌病、诈病还是上运动单位病	测定肌肉收缩力、肌张力、肌肉疲劳，进行步态和平衡分析，可用于肌电生物反馈治疗

目标检测

1. 康复评定的目的和意义是什么？

2. 平衡功能评定的方法有哪些？

3. 常见异常步态的临床意义是什么？

4. 日常生活活动能力评定结果的临床意义是什么？

5. 康复医学中有哪些常用的心理评定方法，其评定结果的临床意义是什么？

6. 康复医学临床常用的神经电生理评定有哪些？

7. 表面肌电图的应用范围有哪些？

（杨少华）

第三章　康复治疗技术

📖 **学习目标**

1. **掌握**　物理治疗、作业治疗、言语与吞咽治疗、心理与认知治疗和康复工程的概念及各种疗法的临床应用和康复辅助器具的分类。

2. **熟悉**　各种康复治疗的治疗作用、适应证及禁忌证；物理治疗、作业治疗的分类；康复辅助器具的应用及选择；言语与吞咽障碍、心理、认知障碍康复内容。

3. **了解**　各种康复治疗技术的常用方法、治疗原则、注意事项；残疾后心理变化过程；康复辅助器具；掌握技术临床服务工作中医生的主要任务。

4. 学会颈腰椎牵引技术、腋杖使用、轮椅操作。

康复治疗是实现康复目标的主要手段，由康复小组完成，其方法包括物理治疗、作业治疗、言语治疗、心理治疗、中医传统治疗和康复辅助器具等。

第一节　物理治疗

物理治疗是应用力、声、光、电、磁、热、冷等物理因子实现改善身体功能的方法。

一、运动疗法

通过应用力（包括手法和器械）的作用，使身体功能得以改善、恢复或重建。常用的方法有以下几种。

（一）神经促进技术

1. 定义　根据神经生理与神经发育的规律，应用促进或抑制方法改善脑病损者功能障碍的系列康复技术，又称神经生理学疗法（neurophysiological therapy，NPT）、神经发育疗法（neurodevelopmental therapy，NDT）、促进技术或促通技术。

2. 治疗目的　通过在治疗过程中学习动作，结合 ADL 的训练，达到在现实情景下使用已获得的动作并进一步发展技巧性动作的目的。

3. 常用治疗技术　Bobath 技术、Brunnstrom 技术、Rood 技术、PNF 技术。应用这些技术进行多感觉（躯体、语言、视觉等）刺激，对动作的掌握、运动控制和协调具有重要作用。

应用神经促进技术时应注意遵循以下原则：①基本动作的练习应按照运动发育的顺序进行，强调运用人类正常运动模式反复训练患者；②由躯体近端向远端训练，多种感觉刺激并用；③以日常生活的功能性动作为主进行训练。

4. 临床应用　主要适用于中枢神经系统疾病的治疗，也可将神经促进技术应用到脑损伤后运动功能障碍的康复治疗中，如脑卒中、颅脑损伤、脑瘫及神经精神发育迟缓者等。

（二）运动再学习疗法

是由澳大利亚学者 J. Carr 提出，用于脑卒中后运动功能恢复的康复治疗。J. Carr 认为中枢神经系统损伤后运动功能的恢复是一种再学习的过程，强调在患者主动参与的前提下，按照科学的运动技能获得方法，以任务为导向对患者进行再教育以恢复其丧失的运动功能。运动再学习疗法将脑损伤后的康复训练视为一种应用运动科学的任务，脑损伤后需要进行针对性的练习活动，练习得越早、越多，对脑的功能重组越有效，反之，可能产生继发性神经萎缩等病理变化。

运动再学习疗法分为以下几方面：①从仰卧到床边坐起的练习，包括从仰卧到侧卧、从侧卧到床边坐。②平衡训练，包括坐位平衡、站位平衡、行走平衡、站起和坐下平衡练习。③站起和坐下训练。④行走训练，包括独立平地行走练习、上下楼梯行走练习。⑤上肢功能训练，一方面进行上肢基本功能训练，取物或指物练习及抓握、松开和操作练习；另一方面进行上肢主要技能训练，拿起、抓握和松开不同形状、大小、重量和质地的物体，拿住物体转移等练习。⑥口面部功能训练，包括闭颌、闭唇、抬高舌及吞咽练习。

运动再学习疗法的基本原则：①明确训练目标，尽早开始康复治疗；②引导正确的肌肉运动，避免不必要的肌肉参与；③反馈的应用，包括视觉、语言反馈和生物反馈；④重心调整训练；⑤创造学习和促进恢复的环境。

（三）强制性运动疗法

强制性运动疗法，又称强制性治疗，是 20 世纪 80 年代开始兴起的一种新的康复治疗方法。由美国亚拉巴马州大学神经科学研究人员通过动物实验发展起来的治疗上运动神经元损伤的一种训练方法。

该方法通过限制健侧上肢，达到强制使用和强化训练患肢的目的，自应用于治疗恢复期的脑卒中患者（发病 6 个月~1 年后）上肢运动功能障碍以来，强制性运动疗法得到较大发展，其原则在神经康复多个领域得到应用并获得了成功，受到越来越广泛的关注。

患者功能应具备的条件：①伸腕10°；②拇指掌侧或桡侧外展10°，其他 4 指中有 2 指掌指和指间关节可伸10°；③无明显平衡功能障碍，可戴着吊带安全行走；④无严重认知功能障碍；⑤无严重痉挛或疼痛；⑥无严重并发症。

（四）牵伸技术

运用外力（人工或器械）牵伸缩短或挛缩的组织使之延长，做轻微超过组织阻力和关节活动范围内的运动。目的是重新获得关节周围软组织伸展性、降低肌张力、恢复和改善关节的活动范围。

1. 软组织牵伸技术

（1）治疗技术　包括手法牵伸、器械牵伸和自我牵伸三种类型。①手法牵伸，通过治疗人员的手力对紧张的软组织或活动受限的关节进行牵伸；②器械牵伸，应用器械施以小强度的力，较长时间对短缩的软组织或关节进行的牵伸；③自我牵伸，通过患者自己完成对软组织的牵伸，可以利用体位或自身的重量达到牵伸的目的。

（2）临床应用　提高肌肉的兴奋性，增加或恢复关节的活动范围，防止组织发生不可逆性挛缩，降低肌张力，改善或重新获得关节周围软组织的伸展性，缓解疼痛。

适应证：软组织紧张、挛缩、粘连或疤痕引起的肌肉、韧带和皮肤缩短、关节活动范围受限等。在拮抗肌紧张与肌无力并存时，应先牵伸拮抗肌，而后训练无力肌肌力。

禁忌证：①关节内或关节周围组织有炎症，尤其在急性期；②神经损伤或神经吻合术后 1 个月内；③急性肌肉、韧带损伤，组织内有血肿或有其他创伤体征存在；④进行牵伸治疗时出现剧痛；⑤严重的骨质疏松及心肺功能严重不全。

2. 颈腰椎牵引技术　运用外力（人工或器械）对颈椎或腰椎进行牵伸，达到扩大椎间孔、增大椎间隙，解除对神经根刺激或压迫的方法。分为颈椎牵引、腰椎牵引技术。根据牵引的持续时间不同分为持续性和间歇性牵引；根据牵引体位不同分为卧位和坐位牵引；根据牵引的方式不同分平行和成角牵引；根据牵引的速度不同分慢速和快速牵引。

（1）颈椎牵引技术

①治疗技术：卧位和坐位。牵引方式，可以采用连续牵引，也可用间歇牵引或两者结合。牵引角度，上颈段牵引角度采用 0°~10°；下颈段牵引角度采用 15°~30° 之间。牵引重量：间歇牵引重量为自身体重的 10%~20%；连续牵引重量一般以 6kg 开始，逐渐增加到疼痛、麻木症状减轻或消失为止，但通常不超过 15kg。牵引时间，20~25 分钟/次，每日 1~2 次，10 次为一疗程。

②适应证：绝对适应证为软组织型和神经根型颈椎病；其他类型为相对适应证。

③禁忌证：颈椎结核、肿瘤，新近骨折，严重脊髓型颈椎病，心肺功能严重不足，牵引后疼痛加重，重度骨质疏松等。

（2）腰椎牵引技术

①平行慢速牵引治疗技术：仰卧位或俯卧位。牵引方式，可以采用连续牵引，也可用间歇牵引。牵引重量，采用骨盆牵引，最佳牵引力应为体重的 60%~70%，牵引的重量不应低于体重的 25%。牵引时间，25 分钟/次，每日 1 次，10 次为一疗程。

②快速牵引治疗技术：可有平行快速和成角快速牵引，牵引的特点是定牵引距离而不定牵引重量，牵引重量恒定。牵引时间为 1~3 秒，若需再次牵引，一般间隔 7 天。牵引后多卧床休息。

③适应证：除游离型腰椎间盘突出症外的类型。

④禁忌证：与颈椎牵引相同外，孕妇禁止牵引。

（3）注意事项 牵引前应向患者解释牵引的作用，牵引中可能会出现的情况；牵引治疗应有治疗师专人负责，以便治疗中出现异常情况及时处理。每次治疗后应平卧休息 10 分钟。

（五）关节活动技术

用于改善和维持关节的活动范围，以利于患者完成功能性活动。

1. 治疗技术

（1）被动运动 通过治疗师完成或借助外力由患者自己完成的运动，如关节活动范围内的运动、滑轮练习等。关节可运动的范围内，进行关节各个方向的活动，具有维持关节现有的活动范围，预防关节挛缩的作用。

（2）主动运动 各种医疗体操，根据患者关节活动受限的情况、肌力的情况针对性地设计动作。

（3）主动助力运动 康复治疗常用悬吊练习、滑轮练习及由器械提供的助力练习等。

（4）关节松动技术 在关节活动允许范围内，选择关节的生理运动和附属运动作为治疗手段的一种关节活动技术。关节松动技术将操作时手法分为四级，根据不同的需要选择相应的松动手法，起到缓解疼痛，改善关节活动度，增加本体感觉的作用。

2. 临床应用

（1）适应证 ①神经系统疾病的治疗，包括中枢神经系统疾病和周围神经损伤等。②运动系统疾病的治疗，包括骨折、关节术后、脊柱畸形、颈肩腰腿痛、关节炎、骨质疏松症等。③内科疾病的治疗，包括高血压、冠心病、慢性阻塞性肺疾病、糖尿病、高脂血症、肥胖等。

（2）禁忌证 感染性疾病、发热（体温高于 38℃，血白细胞增加）、严重衰弱等为相对禁忌证。对于关节松动技术关节活动已经过度、外伤或疾病引起的关节肿胀、关节炎症、恶性疾病以及未愈合的关节骨折为禁忌证。

（3）注意事项 ①熟悉关节的解剖结构及关节运动方向、活动范围等。②在不增加病情和加重疼痛的情况下，尽量实现早期活动。③与软组织牵伸相结合。

（六）肌力训练技术

肌力训练是根据超过负荷量的原理，通过肌肉的主动收缩来改善或增强肌肉力量的技术。按照病情选择肌肉的收缩方式（等长运动和等张运动），根据肌力的评定结果选择是否施加阻力（非抗阻力运动和抗阻力运动）。非抗阻力运动又分主动运动和主动助力运动，抗阻力运动包括等张性（向心性、离心性）、等长性、等速性抗阻力运动。

1. 治疗技术　肌力为 1~2 级时，进行徒手肌力训练。当肌力达 3 级或以上时，进行主动抗重力或抗阻力肌力训练。此类训练根据肌肉收缩类型分为抗等张阻力运动（也称为动力性运动）、抗等长阻力运动（也称为静力性运动）以及等速运动。

（1）传递神经冲动训练　适用肌力为 0~1 级的患者。

（2）助力训练　适用肌力为 1~3 级的患者。常用方法包括：①徒手主动助力运动训练；②主动滑面上辅助运动训练；③滑车重锤的主动运动训练等。

（3）悬吊训练　适用肌力为 1~3 级的患者。是将肢体利用绳索、挂钩、滑轮悬吊起来，以减轻肢体的重量，并在水平面上进行训练。

（4）主动运动训练　适用肌力为 3 级以上的患者。

（5）抗阻力运动　适用肌力为 4~5 级以上的患者。①徒手抗阻力主动运动；②利用加重物抗阻力主动运动训练；③滑车与重锤的抗阻力主动运动训练；④利用水的阻力的抗阻力主动运动训练等。

（6）等长运动训练　适用肌力为 2~5 级以上的患者。

（7）等张运动训练　适用肌力为 2~5 级以上的患者。直接或通过一些器材举起重物的训练，如弹簧拉力器、沙袋、哑铃等训练。分向心性等张性运动训练和离心性等张性运动训练。

（8）等速训练　根据肌力恢复的程度，选择不同的训练模式，是一种较好的器械肌力训练方法。

2. 临床应用

（1）适应证　失用性肌肉萎缩、神经性肌肉萎缩、关节原性肌肉萎缩、肌原性疾病、骨关节畸形、脊柱及关节周围肌力不平衡、内脏下垂、尿失禁等。

（2）禁忌证　严重身体虚弱、全身严重感染、高热的患者，严重肌病、皮肌炎，局部活动性出血，骨折后未形成稳固骨痂前，不应进行等张或等速肌力训练。

3. 注意事项　①训练前认真进行全身情况和肌力的评估。②遵循无痛训练原则。③根据肌力的变化情况，注意运动方式的调整；训练时避免代偿运动的出现。④训练中严密观察患者的反应，有条件应进行心率监测。⑤认真记录患者训练情况。

（七）平衡训练技术

平衡训练指在对因疾病所造成人体正常平衡能力被打破后的恢复性训练。

平衡能力是人体在静止、运动或者在受到外界干扰的时候，能够自动地调节以维持人体正常平衡的能力。

1. 治疗技术　应根据评定的结果，设计适合的训练方法，使患者最大范围地重获平衡能力。

（1）基本原则　①从静态平衡（1 级平衡）训练开始，过渡到自动动态平衡（2 级平衡），再过渡到他动动态平衡（3 级平衡）。②逐步缩减人体支撑面积和提高身体重心，从睁眼训练逐步过渡到闭眼训练。

（2）训练分类　平衡训练分为静态平衡训练和动态平衡训练外，按体位还可将平衡训练分为坐位平衡训练、站立位平衡训练。

2. 临床应用

（1）适应证　中枢性瘫痪（如脑损伤或病变、脊髓损伤等）、外周神经损伤或病变所致感觉、运动功能受损或前庭器官病变引起的平衡功能障碍；下肢骨折、软组织损伤或手术后有平衡功能障碍的患者等。

（2）禁忌证 严重认知功能障碍不能理解训练目的和技能者；骨折、关节脱位未愈者；肌张力、肌力异常而不能维持特定级别平衡者。

3. 注意事项 ①治疗前的心理疏导；②加强安全保护措施；③积极治疗原发病症；④平衡训练首先应保持头和躯干的稳定；⑤动态平衡训练，施加的外力应适中；⑥发生头晕、头痛或恶心症状时，应减少运动量或暂停训练。

（八）减重步行训练技术

减重步行训练（body weight support treadmill training，BWSTT）是针对下肢功能障碍、改善步行能力的一种康复治疗技术。减重步行训练仪由减重装置和电动活动平板两部分组成。这种治疗技术可使支撑能力不足的患者早期进行步行训练，属于强制性运动训练。

1. 治疗技术 ①减重装置：减重控制台控制电动升降杆的升降，患者被逐渐向上吊起，下肢负重减少，减少的重量可以在减重控制台上显示出来。治疗师可以按需要从下肢0%（完全负重）～100%（完全不负重）调整下肢减重量。目前，初始的减重量大多采用减掉患者身体质量的30%～40%。②活动平板：一般初始速度设定为0.1～0.5m/s，步行训练30～40分/次，具体参数由治疗师掌握，以后根据患者恢复情况逐步减少间歇次数、间歇时间，增加平板运动速度。

2. 临床应用 用于脑卒中、脑外伤、脊髓损伤患者的下肢康复训练，以及脑瘫、多发性硬化、帕金森病、马尾神经损伤、吉兰·巴雷综合征等上神经元损伤和下神经元病损以及下肢骨折、关节成形术后、截肢后假肢装配后等的步行训练。

3. 注意事项 进行训练时，首先要保证患者的安全，同时应注意其原发病的病情是否已经稳定。排除体位性低血压、心力衰竭、下肢深静脉血栓、骶尾部等处的压疮、认知功能障碍、下肢关节挛缩影响站立等不利因素。脑卒中患者在发病后3周内即应开始训练；脊髓损伤患者因为存在体位性低血压、骨折、皮肤破损等并发症，可将训练开始时间延至伤后8周左右。脑卒中患者应能够站立并且至少能独立行走一步，但速度低于36m/min，脊髓损伤患者应达到ASIA分级的C或D级，能直立，下肢能负重，肱三头肌肌力达到3级。

二、物理因子疗法

（一）概述

1. 定义 应用物理因子（包括人工和大自然）治疗与预防疾病的方法，简称理疗。此节仅叙述除"力"以外临床常用的人工物理因子疗法。

2. 疗程及疗程间歇 物理因子对机体大多是一种微弱的刺激，因此产生作用往往不是一、二次刺激就能达到的，需要进行多次重复刺激，才能建立较持久而巩固的反应，从而获得稳定的疗效，因此理疗必须要有疗程，即持续治疗的时间（次数），特别对慢性病更为需要。

连续治疗多次后，人体会逐渐适应这些物理刺激，机体反应就会减弱，因此就必须停止相同物理因子的持续刺激，即要有疗程间的休息，让机体恢复对该物理因子刺激的反应，此休息期为疗程间歇。

各疗程及间歇长短应根据具体情况而定。一般急性病3～5次，慢性病10～20次为一个疗程。疗程间歇通常3～7天。刺激频数通常为每天1次，但因病情、物理因子的不同也可2次/日，隔日1次或每周2次治疗。

3. 注意事项 ①了解患者进行物理治疗的项目，注意各项物理因子治疗的禁忌证和治疗后的反应。②严格遵守各种疗法的操作常规及注意事项进行治疗。如，照紫外线治疗前局部不能涂油膏，局部封闭当日该部位不宜做理疗等。③治疗前后可做一般其他治疗，如服药、注射等，但若行特殊检查，如胃肠钡餐、同位素检查、造影、神经阻滞等，则当天需暂停理疗。④患者有伤口创面，进行理疗前需清洁干净，勿上任何药物，理疗后可敷药。⑤使用电气机械进行理疗时，要接好地线及注意用电安全，以免发生触电危险。⑥高频电疗时必须去除金属物品，体内有金属物者不进行高频电治疗。手表、助听器、移动电话均应远离高频电疗机，以免损坏。⑦患者体内装有医疗电子设备（如心脏起搏器等）禁止进行高频电疗及心脏附近的其他电疗。⑧注意少年儿童生殖腺附近及孕妇高频电疗的治疗剂量控制。⑨注意高频电辐射的防护。⑩治疗中密切观察，如出现不良反应（如头痛、胸闷、恶心等）需立即停止治疗，并进行相应处理。

（二）电疗法

应用电治疗疾病的方法称电疗法（electrotherapy），属物理治疗。临床上常用的电疗方法根据所采用电流频率的不同，分为直流电疗法、低频电疗法（采用 0~1000Hz 的低频电流）、中频电疗法（采用 1000Hz~100kHz 的中频电流）和高频电疗法（采用 100kHz~300GHz 的高频电流）等。

1. 直流电疗法与直流电离子导入疗法

（1）治疗作用　直流电疗法的治疗作用：①阴极，神经肌肉兴奋、血管扩张、细胞膜通透性增加（炎症消散、组织松软）、促进骨生长、加速骨折愈合。②阳极，神经肌肉兴奋降低（镇痛作用）、细胞膜通透性下降（利于水肿与渗出液消散）。③促使静脉血栓机化、退缩，离开阳极，退向阴极而使血管重新开放。④作用于神经节或反射节段，调节相应节段区内器官、组织的功能。

直流电离子导入疗法的治疗作用：①具备直流电疗法的治疗作用；②导入药物的作用。应用电学"同性相斥"的原理，药物离子被同名电极通过皮肤的汗腺管口、皮脂腺管口、毛孔、黏膜、伤口的细胞间隙导入人体，在约皮下 1cm 处形成局部药物浓度相对较高的"离子堆"，可留存数小时至数天，故主要作用于局部组织，其作用表浅而缓慢。另一种起作用的途径是导入的药物可随血液循环、淋巴循环进入远隔部位产生治疗作用，或通过刺激神经末梢、穴位经络产生治疗作用。

（2）临床应用

①适应证：神经炎、偏头痛、溃疡、高血压病、颈椎病、肩关节周围炎、关节炎、术后粘连、瘢痕增生、注射后硬结、血栓性静脉炎、慢性盆腔炎、功能性子宫出血、颞颌关节功能紊乱等。常用导入的药物见表 3-1。

②禁忌证：恶性肿瘤（电化学疗法除外）、心力衰竭、心脏起搏器及其周围、高热、昏迷、出血倾向、急性化脓性炎症、急性湿疹、局部皮肤破损、局部金属异物、孕妇腰腹部、对直流电过敏。

表 3-1　直流电离子导入疗法常用药物

药物名称	导入离子	浓度%	极性	主要治疗作用	主要适应证
氯化钙	钙	2~10	+	保持神经肌肉的正常兴奋性、提高自主神经张力、降低细胞通透性、脱敏、消炎	神经炎、神经根炎、神经痛、神经功能性疾病、过敏性疾病、功能性子宫出血、结核病
硫酸镁	镁	2~5	+	缓解平滑肌痉挛、舒张血管、降低血压、利胆	高血压、冠心病、肝胆炎
硫酸锌	锌	0.25~2	+	降低交感神经兴奋性、杀菌、促进肉芽组织及上皮生长	慢性胃炎、过敏性鼻炎、创面、溃疡病
氯化钾	钾	3~5	+	提高肌肉神经组织兴奋性	周围神经炎
碘化钾	碘	5~1	−	松解粘连、促进慢性炎症吸收、软化瘢痕	瘢痕、术后粘连、视网膜炎、神经根炎

续表

药物名称	导入离子	浓度%	极性	主要治疗作用	主要适应证
阿司匹林	阿司匹林	2~10	–	解热、镇痛、抗风湿	风湿性关节炎、神经炎、神经痛
庆大霉素	庆大霉素	2000~4000U/ml	+	抗大肠埃希菌、金黄色葡萄球菌、铜绿假单胞菌	浅部组织感染
胰蛋白酶	胰蛋白酶	0.05~0.1	–	促进肉芽生长、加速伤口净化	肉芽生长不良、感染伤口、血栓性静脉炎
利多卡因	利多卡因	1~2	+	镇痛	局部麻醉、各种疼痛

2. 低频电疗法 应用低频脉冲电流作用于人体治疗疾病的方法称为低频电疗法（low frequency electrotherapy）。医学上将频率为1000Hz以下的脉冲电流称为低频脉冲电流或低频电流。

哺乳动物运动神经的绝对不应期多在1ms左右，只有刺激每隔1ms给予一次，才能引起肌肉收缩运动，因此频率不能大于1000Hz，所以将1000Hz以下定为低频电流。频率的不同可以对神经系统产生不同的效应，100Hz的频率可以产生良好的镇痛和中枢神经的镇静作用；50Hz对感觉神经可以产生明显的震颤感，也可以引起肌肉的完全强直收缩；20~30Hz可以引起肌肉的不完全强直收缩；1~10Hz的频率可以引起肌肉的单个收缩，同时可以兴奋交感神经；10~50Hz可以兴奋迷走神经。

（1）治疗作用 ①兴奋神经肌肉组织，引起肌肉收缩（恒定直流电不引起肌肉收缩）。不同类型的低频电流的强度、波形、持续时间的变化对神经肌肉刺激的反应也各有不同，达到不同的治疗作用。②镇痛作用，表现为即时镇痛作用和累积性镇痛作用。③改善局部血液循环。④其他治疗作用：在改善局部血液循环的作用下，可增加局部营养，促进伤口愈合。小电流具有促进骨折愈合、消炎、镇静、催眠等作用。

（2）临床应用

①适应证：上运动神经元损伤引起的瘫痪，呼吸功能障碍，排尿功能障碍，特发性脊柱侧凸，肩关节半脱位，各种急、慢性疼痛，失用性肌萎缩，肌张力下降，四肢血液循环障碍，声嘶等。

②禁忌证：有植入性心脏起搏器、出血倾向、痉挛性麻痹、急性化脓性炎症、皮肤破溃、严重心功能障碍、孕妇的腰骶部。

3. 中频电疗法 应用频率1~100kHz的脉冲电流治疗疾病的方法称为中频电疗法（medium frequency electrotherapy）。脉冲频率在1kHz以下，每一个脉冲均能使运动神经和肌肉兴奋一次，此称为周期同步原则。频率大于1kHz的中频电流，脉冲周期短于运动神经和肌肉组织的绝对不应期，每一个脉冲不能使运动神经和肌肉兴奋一次，即不符合周期同步原则，而是遵循中频电流所特有的规律发挥作用。

临床上中频电疗法采用的电流频率多在2000~8000Hz之间。根据采用的频率、波形不同，中频电疗法有多种类型。常用的有干扰电疗法、等幅中频电疗法、调制中频电疗法、低中频电疗法。

（1）治疗作用 ①促进局部血液循环，是中频电疗法的作用基础。有即时的充血反应和累积性促进血液循环的作用。②镇痛作用，即时镇痛作用和累积性镇痛作用。③非感染性炎症的消炎作用。④软化瘢痕。⑤防止肌肉萎缩、提高平滑肌张力、调整自主神经功能的作用等。

（2）临床应用

①适应证：颈肩腰腿痛，瘢痕疙瘩，注射后硬结，声带小结，肌肉、韧带劳损，血肿机化，外伤或术后软组织粘连，关节炎，关节纤维性强直，神经痛，肠粘连，乳腺小叶增生，慢性盆腔炎、附件炎等。

②禁忌证：急性感染性疾病、恶性肿瘤、出血性疾病、严重心功能障碍、活动性肺结核、心前区、有植入性心脏起搏器、孕妇的腰骶部。

4. 高频电疗法 应用频率为100kHz~300GHz，波长为1mm~3000m的高频电流治疗疾病的方法称为高频电疗法（high frequency electrotherapy）。临床常用的有超短波疗法、微波疗法、射频治疗。

（1）治疗作用　温热效应：①改善血液循环；②消炎；③镇痛；④降低肌张力；⑤加速组织生长修复；⑥提高免疫力。以上作用是高频电疗法中小剂量的作用。大剂量可应用于肿瘤的治疗，以及用于一些疾病的微创治疗，如射频微创治疗椎间盘突出等。

非热效应：小剂量作用于人体时，组织温度不高，没有温热感觉的情况下，组织内仍然有离子、偶极子的高速移动。无组织升温却有较明显的生物学效应，白细胞吞噬能力增强，急性化脓性炎症发展受阻，可以控制早期炎症。神经纤维、肉芽组织再生加速等。

（2）临床作用

①适应证：软组织、五官、胸腹盆腔器官的炎症，神经炎，神经痛，关节炎，扭挫伤，骨折愈合迟缓，肩周炎，颈椎病，腰椎间盘突出，股骨头坏死，脊髓炎，胃十二指肠溃疡，肾炎，急性肾功能衰竭，压疮等。高热疗法与放疗化疗联合应用可治疗相关敏感性恶性肿瘤（如皮肤癌、乳腺癌、宫颈癌、膀胱癌、淋巴结转移癌、恶性淋巴癌、骨肿瘤等）。

②禁忌证：恶性肿瘤、活动性结核、出血倾向、局部金属异物、置有心脏起搏器、严重心肺功能不全、颅内压增高、青光眼、妊娠。

③注意事项：皮肤感觉障碍及血液循环障碍部位、眼的晶状体、睾丸、小儿骨骺部位对热敏感，过热可引起损伤，故不宜用较大剂量治疗。短波不能用于急性感染性炎症，只能用小剂量超短波、微波治疗。

（三）生物反馈疗法

应用电子设备将人体内正常或异常的生理活动信息转换为可以识别的光、声、图像、曲线等信号，以此训练患者学会控制这些信号来控制那些不随意、不能感受到的生理活动，以此达到调节生理功能及治疗身心疾病的目的称为生物反馈疗法。常用生物反馈疗法有肌电生物反馈、手指温度生物反馈、血压及心率生物反馈、脑电生物反馈、皮肤生物反馈。

1. 治疗作用　放松性肌电生物反馈疗法，可降低肌肉张力；再训练性肌电生物反馈疗法，可增强肌张力，使松弛肌肉的收缩功能得以恢复。手指温度生物反馈及血压生物反馈，可降低交感神经兴奋性，缓解小动脉痉挛改善局部血液循环等。

2. 临床应用

（1）适应证　偏瘫（大小便控制障碍、平衡功能和步态障碍、吞咽功能障碍、认知功能障碍等）、脊髓损伤、脑瘫、痉挛性斜颈、周围神经失神经支配、软组织损伤、腰背痛等。

（2）禁忌证　5岁以下智力缺陷者，精神分裂症急性期，严重心脏疾病或发作期，青光眼，训练过程中出现恶心、头晕、血压升高、失眠、妄想等精神症状，变态人格不能合作者，感觉性失语的患者。

（3）注意事项　注意治疗环境的要求，治疗前的心理疏导，治疗中应注意力集中、治疗师指导得当（语速、声调等），治疗中必须有治疗人员陪伴等。

（四）光疗法

应用人工光源或日光辐射治疗疾病的方法称为光疗法（phototherapy）。临床上常用的有红外线疗法、紫外线疗法、激光疗法和可见光疗法。

1. 红外线疗法　应用波长 $0.76 \sim 400\mu m$ 的红外线治疗疾病的方法称为红外线疗法。

（1）治疗作用　作用主要是温热效应，它产生的原因是辐射。热的生理作用与高频电流类似，作用较表浅，主要为改善局部血液循环，松弛肌肉痉挛和降低神经的兴奋性，因而有增强组织营养，促进水肿吸收和炎症消散、镇痛、解痉作用。

（2）临床应用

适应证：软组织扭挫伤恢复期、肌痉挛、关节纤维性挛缩、肌纤维组织炎、关节炎、神经痛、软组织炎症感染吸收期、压疮、伤口愈合迟缓、慢性溃疡、烧伤、冻伤。

禁忌证：恶性肿瘤、高热、急性化脓性炎症、急性扭伤早期、出血倾向、活动性结核、局部感觉或循环障碍者慎用。

2. 紫外线疗法

（1）治疗作用 ①杀菌消炎；②镇痛；③脱敏；④加速组织再生；⑤促进维生素 D 生成、防治佝偻病和软骨病；⑥光敏反应。

（2）临床应用

①适应证：对佝偻病和软骨病等有特殊疗效，表浅组织的化脓性炎症、伤口、急性神经痛、关节炎、皮肤病和过敏性疾病、静脉炎、急性坐骨神经痛、急性关节炎、急性支气管炎、肺炎、支气管哮喘、体腔（如外耳道、鼻、直肠、窦道等）感染、骨质疏松、过敏、斑秃、银屑病、白癜风等。

②禁忌证：心、肝、肾功能衰竭不进行全身治疗，出血倾向、急性湿疹、结核病活动期、红斑狼疮、日光性皮炎、光敏性疾病等。

红外线疗法与紫外线疗法的归纳见表 3-2。

表 3-2 红外线疗法与紫外线疗法

		红外线	紫外线
波长	长波	1000~1.5μm	400~320nm（体表）
	中波		320~280nm（体表）
	短波	1.5μm~760nm	280~180nm（体腔）
治疗作用		改善血循环，增强代谢，促进炎症消散，镇痛，解痉	杀菌，消炎，镇痛，脱敏，促进维生素 D_3 形成，调节免疫功能，光致敏作用
治疗技术		裸露病患部位，灯距 30~100cm，温热感为宜，qd~bid	体表或体腔照射测个体生物剂量（MED）
临床应用		软组织损伤（24 小时后），关节炎慢性期，神经痛，延迟愈合的伤口，冻疮，压疮等	佝偻病，骨质疏松，皮肤皮下化脓性炎症，急性神经炎（痛），关节炎，伤口感染或愈合不良，口腔、鼻等腔道感染
禁忌证		高热，出血倾向，恶性肿瘤，活动性结核，急性扭伤早期，急性化脓性炎症，闭塞性脉管炎，重度动脉硬化，局部感觉或循环障碍	急性湿疹，日光性皮炎，高热，出血倾向，恶性肿瘤，活动性结核，色素沉着性干皮症，血小板减少性紫癜，血友病，系统性红斑狼疮等

3. 激光疗法 激光（laser）是受激辐射放大的光。应用激光治疗疾病的方法称为激光疗法（laser therapy）。

（1）治疗作用 低强度激光可改善组织血液循环，加快代谢产物和致痛物质的排除，有镇痛效应；可使白细胞的吞噬能力增强；促进组织代谢与生物合成，加速组织修复。照射腧穴时有刺激腧穴、经络的作用，因而有"光针"之称。作用于反射区时能调节相应节段的生理功能。强激光对组织有高热、压强作用，使蛋白质变性凝固、炭化、气化，用于组织止血、黏着、焊接或切割。

（2）临床应用

适应证：低强度激光用于皮肤皮下组织炎症、神经炎、神经痛、伤口愈合不良、口腔溃疡、慢性溃疡、窦道、面肌痉挛、过敏性鼻炎、关节炎、支气管炎、支气管哮喘、脱发等。高强度极光对病患部位进行瞬间凝固，气化，切割治疗。较小病灶可一次消除，较大病灶可分次治疗，也可以通过内镜进行体腔内治疗。

禁忌证：恶性肿瘤（强激光除外），皮肤结核，活动性出血。

（五）磁疗法

利用磁场作用于人体治疗疾病的方法称为磁疗法（magnetotherapy）。

1. 治疗作用

（1）镇静　磁场可加强大脑皮质的抑制过程，改善睡眠，调整自主神经功能，缓解肌肉痉挛。

（2）消肿、消炎　改善血液循环，血管通透性增加，解除毛细血管静脉端的淤滞，促进出血和渗出物的吸收，促进炎性产物排出，有利于浅层组织炎症的消散，因而消除水肿。增强白细胞吞噬功能，改变组织的理化过程，提高组织的 pH，对致病菌有抑制作用。

（3）镇痛　可抑制神经的生物电活动，降低末梢神经的兴奋性，提高痛阈，可加强血液循环，缓解组织缺氧、水肿和致痛物质积聚所引起的疼痛。磁场还可提高某些致痛物质水解酶的活性，使致痛物质（缓激肽、组胺等）水解或转化。

（4）降血压作用　磁场对大脑皮质的兴奋与抑制过程产生影响，对皮质下中枢进行调控，调节血管的舒缩功能，使血管扩张，降低血管平滑肌的紧张度，减少外周阻力，使血压下降。

（5）软化瘢痕与松解粘连　使瘢痕由硬变软，粘连松解。

（6）促进骨代谢　磁场作用于人体可引起机体生物电变化，促进成骨细胞生长，软骨细胞与骨细胞释放大量的钙，从而加快骨折区的钙沉积，有利于骨痂生长。

（7）对浅部海绵状血管瘤有一定的治疗作用，可使其逐渐缩小或消失。

（8）止泻作用。

2. 临床应用

（1）适应证　软组织损伤、血肿、关节炎、肱骨外上髁炎、颈椎病、肩关节炎、单纯性腹泻、骨质疏松症、骨折、神经性头痛、高血压病、注射后硬结、乳腺小叶增生、婴儿腹泻、神经衰弱、浅部海绵状血管瘤等。

（2）禁忌证　尚无绝对禁忌证。高热、出血倾向、孕妇、心力衰竭、极度虚弱、皮肤溃烂、置有心脏起搏器。

少数患者治疗后出现恶心、无力、头昏、失眠、血压波动等反应，停止治疗后可消失。

3. 经颅磁刺激　经颅磁刺激（transcranial magnetic stimulation，TMS）技术是一种利用时变磁场作用于大脑皮层产生感应电流来改变皮层神经细胞的动作电位，从而影响脑内代谢和神经活动的磁刺激技术。该治疗技术是近年逐渐在临床上推广应用的一种技术。

TMS 产生的脉冲磁场作用于脑组织，可影响脑细胞的代谢和功能。它不仅可应用于疾病治疗，也可以应用于临床诊断。

TMS 技术用于诊断领域，如运动诱发电位、中枢运动传导时间、运动阈值、成对刺激和皮层之间的抑制和易化、中枢静息期等。

临床应用：脑卒中（包括运动功能、认知功能障碍等）、脊髓损伤、儿童大脑性瘫痪、儿童孤独症、老年性痴呆、尿失禁、帕金森病、癫痫、周围神经损伤、慢性疼痛综合征、抑郁症、精神分裂症、各种焦虑失眠等。

禁忌证：体内有金属植入患者、孕妇、婴幼儿、颅内高压。

（六）超声波疗法

超声波是指频率大于 20kHz，不引起正常人听觉反应的机器振动波。应用超声波作用于人体治疗疾病的方法称为超声波疗法（ultrasound therapy）。

1. 治疗作用

（1）镇痛、解痉作用　使神经兴奋性降低，神经传导速度减慢。

（2）促进水肿吸收　改善组织血液循环，提高细胞通透性，改善组织营养。

（3）松解粘连、缓解挛缩　提高结缔组织的弹性，使胶原纤维松解，瘢痕组织变松软。

（4）加速骨痂的生长愈合　低强度或脉冲式超声波可刺激骨组织的生物合成和再生修复。

（5）调节神经血管作用　低强度超声波作用于神经节段可以调节其支配区神经血管的功能。

2. 临床应用

（1）适应证　软组织损伤、瘢痕增生、皮肤皮下粘连、注射后硬结、腱鞘炎、骨关节炎、肩周炎、骨折后愈合不良、压疮、坐骨神经痛等。

（2）禁忌证　恶性肿瘤、出血倾向、急性炎症、孕妇腰骶部。

（七）冲击波疗法

冲击波是一种机械波，具有声学、光学和力学的某些性质。通过在几纳秒的时间内加高压使波加速，波形变化，然后突然释放产生巨大能量，利用能量转换和传递原理，造成不同密度组织之间产生能量梯度差及扭拉力，并形成空化效应，产生生物学效应。

1. 治疗作用

（1）对骨骼肌的影响　能够诱导骨生长、促进骨愈合，刺激血管再生、改善局部血液循环，对痉挛肌有即时缓解作用。

（2）对伤口愈合的影响　促进伤口愈合。可强化缺血组织灌注和刺激血管生长，还可抑制炎症反应。

2. 临床应用

（1）适应证　肱骨外上髁炎、肱骨内上髁炎、足底筋膜炎、冈上肌腱综合征、肩关节钙化性肌腱炎、跟腱炎、缺血性股骨头坏死、髌腱炎、压疮、愈合不良伤口、肌肉劳损、拉伤、骨不连、肾结石等。

一般每周 1 次治疗，一周（7 天）为一个周期，一个疗程 3～5 次，至少 3 次。治疗后当天即可活动，投入工作，没有影响。但是在治疗周期内，尽量减少治疗处的肌肉发力和活动。

（2）禁忌证　血栓、凝血障碍、治疗区域有肿瘤、孕妇、急性炎症、戴有心脏起搏器、小儿骨骺区、内有空气的器官（肺、肠）、直对脊柱、疼痛超敏患者（可使用局部麻醉）、局部有大血管。

（八）冷疗法

应用低于人体温度的物理因子（冷水、冷气、冰等）刺激皮肤以治疗疾病的方法称为冷疗法（cold therapy）。

1. 治疗作用

（1）对神经系统的作用　瞬时的冷刺激可使神经兴奋性增高；可易化 α 运动神经元的活性，使松弛的肌肉立即发生收缩。持续性的冷刺激可使神经兴奋性降低，冷可降低感觉神经尤其是传导痛觉的细纤维的传导速度，提高痛阈，并通过闸门控制机制阻断痛觉冲动的传导而减轻疼痛。延长冷刺激时 γ 运动神经元活性降低，运动神经传速度下降，肌张力与肌力下降，肌痉挛缓解。多用于肢体瘫痪者运动功能康复的辅助治疗。

（2）对血管系统的作用　冷作用于皮肤时刺激冷感受器，通过轴索反射立即引起小血管收缩，组织温度下降。施冷超过 15～30 分钟时可反射性地引起继发性血管扩张反应；但过长时间的冷作用则使血流淤滞，皮肤发绀。短时间的冷刺激后周围血管出现反应性充血，皮温升高。较长时间（15～30 分钟）的冷刺激可以改变血管的通透性，防止水肿和渗出，减少急性期炎症性水肿、创伤性水肿的程度。

冷可引起皮肤、皮下、肌肉、关节等组织温度下降，组织代谢率下降，氧耗量减少，有利于控制急性炎症。

2. 临床应用

（1）适应证　软组织急性扭挫伤早期，烧伤、烫伤的急救，肌肉痉挛，关节炎急性期，骨关节术后肿痛，软组织急性感染早期，皮下出血、鼻出血、上消化道出血，高热，中暑。

（2）禁忌证　动脉硬化、血管栓塞、冷变态反应者、雷诺病、系统性红斑狼疮、高血压病、心肺肝肾功能不全、冷过敏、恶病质。冷疗法慎用于局部感觉障碍和血液循环障碍、认知障碍、言语障碍者。

（九）水疗法

利用不同温度、压力、成分的水，以不同的形式作用于人体达到预防和治疗疾病的方法称为水疗法（hydrotherapy）。常有沐浴疗法、矿泉疗法、海水疗法等。

1. 治疗作用

（1）对皮肤的影响　皮肤是接受水刺激的第一个器官，通过神经和体液反射对局部、节段或全身产生作用，如足沐浴能影响脑部血液循环等。

（2）对血液循环的影响　冷水浴与凉水浴可使血管收缩，神经兴奋性升高，肌张力增高。温水浴与热水浴可使血管扩张充血，促进血液循环和新陈代谢，使神经兴奋性降低，肌张力下降，减轻疼痛。热水浴有发汗作用，温水浴有镇静作用。

（3）机械作用　可压迫体表静脉和淋巴管，促进血液和淋巴液回流，有利于减轻水肿。水压可增强呼吸运动和气体代谢。水的浮力可减少身体的重量，可减轻负重关节的负荷，便于活动和进行运动功能训练。缓慢的水流对皮肤有温和的按摩作用。水射流有较强的机械冲击作用，可引起神经兴奋性增高、血管扩张、肌张力增高。

（4）化学作用　水是良好的溶剂，可以溶解许多物质。水中加入某种药物进行药浴，对皮肤、呼吸道具有化学刺激作用，可使机体产生相应的反应。

2. 临床应用　水疗法的种类很多，如冲浴、淋浴、擦浴、浸浴、湿包裹、蒸汽浴、漩涡浴、蝶形槽浴、步行浴、水中运动。因所应用的水温、水中的物质成分以及作用方式、作用的压力与作用部位的不同，其治疗和适用范围也不同。

（1）适应证　骨折后遗症、关节炎、不完全性脊髓损伤、脑卒中、脑外伤偏瘫、小儿脑瘫、共济失调、帕金森病、肢体血液循环障碍、糖尿病足、关节扭挫伤、周围神经痛、疲劳综合征、痔疮所致疼痛、尿潴留等。

（2）禁忌证　恶性肿瘤、出血性疾病、发热、炎症、皮肤破溃、心肺肝肾功能不全、严重动脉硬化、精神意识紊乱或失定向力、恐水症、传染病、呼吸道感染、癫痫、妊娠、月经期、大小便失禁、过度劳累。

（3）注意事项　治疗应在餐后 1～2 小时进行。治疗前应进行水疗适应证的评估，控制强度；水温控制在 36～38℃。控制运动治疗的时间，一般每次 10～15 分钟。心血管疾病患者不宜进行热水浴；控制水深不超过乳头水平。

目标检测

1. 常用的运动疗法有哪些？
2. 运动疗法中关节活动技术、肌力训练的作用是什么？如何根据肌力评定结果选择训练方法？
3. 如何区别低、中、高频电疗法？
4. 物理因子治疗的注意事项有哪些？

（杨少华）

第二节 作业治疗

⇒ 案例引导

临床案例 患者，女，58岁，家庭妇女，脑梗死，左侧偏瘫，发病4周。Brunnstrom评价：左上肢Ⅳ期，左手Ⅳ期，左下肢Ⅳ期，可看护下室内平地步行，可用右手进食，不能独立穿脱衣裤及鞋，不能独立如厕。无明显认知障碍，左侧肩痛存在。

讨论 请为该患者制定作业治疗计划。

一、概述

（一）定义

作业治疗（occupational therapy，OT）是康复医学的重要组成部分。作业（occupation）是作业活动的总称，是人们利用自己的时间所做的一切事情，包括自我照顾、工作学习、休闲娱乐等。作业被视为在一个人的生活里有独特意义和目的的活动，任何活动只要符合对个体"有意义"的定义就可被视为作业。Occupational therapy 通常被译为作业治疗，在香港译为职业治疗，在台湾译为职能治疗。

⊕ 知识链接

Occupation 的概念

Occupation 即为有意义之活动（meaningful activity）。我们日常所做的每一项活动都对我们的体能及心智有所要求，并且可能影响情绪、人际关系或对生活的满足感。OT认为当一个人因疾病或损伤影响能力时，可通过一些有意义的活动来锻炼体能、心智或其他能力上的不足。作业治疗师的角色或责任就是根据患者的能力和生活背景，设计或选择一定的 occupation（有意义之活动），并引导患者参与这些活动过程以及享受治疗的成果，以达到重新找回以往有意义之生活的目的。Occupation 没有特定形式，任何活动只要符合对患者"有意义"的定义就可被视为 occupation。

2001年发布的《国际功能、残疾和健康分类》（ICF）中，作业治疗定义为"协助残疾者和患者选择、参与、应用有目的和有意义的活动，以达到最大限度地恢复躯体、心理和社会方面的功能，增进健康，预防能力的丧失及残疾的发生，以发展为目的，鼓励他们参与及贡献社会"。

作业治疗是一个相对独立的康复治疗手段，需要在受过专业训练的作业治疗师的指导下进行。作业治疗的对象是所有作业能力有障碍的人，主要针对日常生活活动能力、工作及休闲能力进行训练，要求患者积极地参与治疗性活动，学习或再学习新的或失去的技能，并注重利用环境改良方法减轻残疾及残障，以求达到促进患者健康和提高生存质量的目的。

（二）分类

1. 按照作业治疗名称分类 包括木工作业、黏土作业、编织作业、制陶作业、手工艺作业、皮工作业、装配与维修作业、园艺作业、书画作业、日常生活活动、认知作业等。

2. 按照作业治疗的内容分类 包括日常生活活动训练、文娱治疗、自助具和（或）矫形器制作及使用训练、假肢训练、就业前评定及职业能力训练、功能性作业活动等。

3. 按照作业治疗目的和作用分类 包括用于增强肌力和耐力的作业，用于改善关节活动度的作业，用于改善协调性、灵活性的作业，用于改善 ADL 的作业，用于调节心理、精神的作业，用于改善认知功能的作业等。

（三）常用设备

作业治疗设备较多，可以就地取材。常用设备有：治疗用器械，包括 OT 桌、磨砂板、滚筒、木钉、手指训练器等；治疗用游戏用品，包括橡胶球、套圈等；作业活动用具，如木工、黏土、手工艺、皮工用具等；日常生活活动能力训练用具，如炊具、坐便器等；自助具及矫形器等。

（四）作业治疗和物理治疗的区别

两者都是康复医学的重要治疗手段，但两者关注的重点、所采取的治疗手段等均有很大区别。物理治疗包括物理因子治疗和运动治疗，运动治疗采取"运动"的方式对患者进行功能训练。作业治疗和运动治疗的区别见表 3-3。

表 3-3 作业治疗和运动治疗的区别

	作业治疗	运动治疗
目的	改善关节活动功能和各种精细协调动作，提高生活自理、认知、操作能力水平	改善肌力、耐力，增加关节活动度，提高机体运动功能水平
重点	强调实际工作和生活动作/任务的完成，重视作业能力的提高	强调训练靶器官的处方性活动：运动方式、强度、时间、频率，重视躯体功能的提高
手段	治疗性作业活动，自助具使用，环境改造	运动疗法
内容	日常生活能力训练，协调、控制能力训练，知觉、感觉训练	肌力、耐力、ROM 训练、平衡训练、步态训练
举例	上街购物（步行训练）	平衡杠内训练（步态训练）
介入时间	较晚	较早
趣味性	强，寓教于乐	弱，较单调、枯燥
实施者	作业治疗师	物理治疗师

（五）作业治疗的流程

1. 收集患者资料 了解患者的性别、年龄、病前职业、发病情况、疾病诊断、用药情况、文化程度、兴趣爱好、社会经历、家居情况等。

2. 作业治疗评定 评定内容包括躯体的运动能力（ROM、肌力、耐力、动作协调性、坐站平衡）

评定、手功能评定、ADL 评定、认知功能（注意、记忆、思维等）评定、社会心理功能（自我概念、人际关系、自我表达等）、生活环境评定等。

3. 设定预期目标　对收集的资料和评定结果进行全面分析，找出最需要解决的问题，分析其残存功能，预测可能恢复的程度，从而设定预期目标，包括近期目标（短期目标）和最终目标（长期目标）。

4. 制定治疗方案及实施　制定一个为达到预期目标而进行的治疗程序表，根据治疗程序表，作业治疗师与各专科治疗师密切联系，运用自己的专业技术进行治疗。治疗性活动可以一对一方式，也可以小组方式进行。治疗过程中不断观察，如患者未接近目标，要进行再评定，分析原因，修正治疗方案，使患者逐步接近预期目标。

二、作业治疗的作用

1. 改善躯体感觉和运动功能　通过治疗性作业活动，改善躯体（尤其是上肢和手）的活动能力，如增强肌力和耐力，增加关节活动度，改善协调性和平衡能力，改善手的灵活性等，合适的作业活动还可以减轻患者的疼痛等症状。

2. 改善认知和感知功能　通过认知和感知作业训练，改善脑高级功能，如注意、记忆、思维等能力。通过作业活动可以使患者集中注意力，增强记忆力。

3. 提高 ADL 能力　通过 ADL 训练和使用自助具训练，能提高患者穿衣、进食、洗浴、修饰、行走、如厕、家务劳动等独立活动能力、自我照顾能力、环境适应和工具使用能力等。

4. 改善心理和社会功能　通过园艺作业，可以使患者在心理上感到一种收获劳动成果的愉快和满足，增强战胜疾病的信心；通过宣泄性作业活动，给患者提供一种适当而安全的宣泄感情的机会；通过文娱性作业活动，可以调节患者情绪，放松精神，发展患者的兴趣爱好；通过集体和社会性活动，可以培养患者参与社会和重返社会的意识。

⊕ **知识链接**

作业活动分析

在进行作业活动训练前，首先要进行活动分析（task analysis），这是解决问题的一种策略，是 OT 的一种临床技术，是作业治疗师的核心技能。活动分析将问题拆分为更详细的步骤，每个步骤都能被观察和量度，然后根据先后的逻辑性列出，便于做评估和训练时使用。如日常生活活动中的修饰和洗脸，分为以下几个步骤：①拿起梳子；②用梳子整理前部头发；③用梳子整理后部头发；④开关水龙头；⑤搓洗毛巾；⑥拧干毛巾；⑦擦面。作业治疗师的工作就是发现患者的问题，评估哪些动作患者可以完成，哪些不可以完成，哪些活动需要帮助，需要何等程度的帮助，与患者一起探索完成自理生活的方式和使用有益的辅助器具，寻找解决问题的方法，帮助患者学会独立生活的方式，力求达到最佳的功能状态，尽可能少地依赖他人。

三、作业治疗的内容及常用方法

（一）自理活动训练

日常生活活动是指为达到生活自理而进行的一系列最基本的动作，包括床上活动（如翻身、坐起、移动、上下床等）、穿脱衣裤及鞋袜、使用餐具进食、个人卫生、如厕、转移（如床和轮椅间的转移、室内外步行、上下楼梯等）。OT 训练患者用原有的或新的方式或应用辅助器具，以完成日常生活活动。在进行日常生活活动训练前，首先要进行活动分析，以找出患者的问题，进行针对性练习。

（二）手功能训练

手功能训练是作业治疗的重要内容。通过功能性活动练习，改善上肢的活动性、手的抓握力量及灵活性；通过双手协调、手眼协调和单手协调训练获得手的运动控制能力。手功能训练可用的设备和用具很多，日常生活用品都可作为训练用具。基本用品包括插板、插件、套筒、橡皮泥、握力计、捏力计、不同阻力的夹子、生产性活动工具、各种休闲娱乐工具等。

（三）工具性日常生活活动训练

家务活动包括：烹饪（包括配备蔬菜、切菜、肉、敲蛋、煮饭和洗碗盆锅碟等）、整理被褥、洗熨衣服，使用扫帚、拖把、抹布等清洁居室，整理物件、使用家用电器、上街购物等，并指导患者如何省力、减少家务活动的能量消耗。进行必要的居住环境和家用器具设备改装和增添，以适应患者功能需要。

（四）治疗性作业活动

1. 手工艺活动　包括塑泥、制陶、编织、剪纸、贴画等，既能改善手的精细活动能力，训练创造技巧，又能够转移患者对疾病的注意，改善情绪。园艺活动包括种植花草、栽培盆景、园艺设计等，对躯体和精神心理均可起到治疗作用。

2. 文娱活动　可以是主动性行为（郊游、划船、钓鱼、下棋、音乐表演、书法练习、绘画、各种球类活动、游戏活动等），也可是被动性行为（看电视等），可调节患者的情绪，消除抑郁，振奋精神，改善社会交往，促进融入社会。

（五）认知和知觉训练

认知是认识和知晓事物过程的总称，包括感知、识别、记忆、概念形成、思维、推理及表象过程。认知障碍有多方面的表现，临床上以注意、记忆障碍多见。认知训练主要包括注意力、记忆力、思维判断/推理、复杂操作能力等方面的训练。

知觉是人对客观事物各部分或属性的整体反映，是对事物的整体认识或综合属性的判别。知觉障碍是指在感觉传导系统完整的情况下大脑皮质特定区域对感觉刺激的认识和整合障碍。临床常见的知觉障碍包括失认症、失用症、躯体构图障碍、视觉辨别功能障碍。知觉障碍训练包括对物体失认者进行日常用品的识别训练，让触觉失认者闭目用手感觉、分辨和识别不同质地的材料，对单侧空间忽略者进行各种视觉搜索训练，对意念运动性失用者给患肢以触觉、本体感觉和运动觉刺激。

（六）辅助具配置及训练

为患者提供辅助器具的咨询，并指导和训练患者使用这些器具。常用的辅助具包括以下几类。①日常生活活动辅助器具，包括进食辅助器具（加粗柄的勺、特制的筷子、防洒碗、杯子）、穿衣辅助器具（穿衣钩、系扣钩、穿袜器、鞋拔）、如厕辅助器具（坐便器、加高座垫、扶手、厕纸夹）、梳洗辅助器具（洗澡椅、长柄刷、改装牙刷、改装梳子）；②助行器（手杖、腋杖、助行架）及轮椅，OT为需要代步的患者选择适当类型的助行器及轮椅和必要的附件，并进行助行器及轮椅的使用训练；③其他辅助具，包括沟通交流辅助器具、坐姿系统、娱乐辅助器具等。

（七）就业咨询及工作训练

根据患者的技能、专长、身体功能情况、兴趣和就业的可能性，向患者提供有关就业的意见和建议。根据患者的功能状况，为患者设计工作活动，以真实的或模拟的工作活动为手段。可以是和原工作相近的技能训练，也可以选择新的工作活动。可以针对性地进行手的技能训练，促进患者能更好地返回原工作岗位或重新择业。

（八）压力治疗

压力治疗（pressure therapy，compression therapy），又称加压疗法，包括绷带加压和压力衣加压法，用于烧伤及烫伤患者以预防和减轻瘢痕增生。压力治疗通过局部的机械压力促进血液回流，并造成局部皮肤组织一定程度的缺血缺氧，从而控制局部水肿和瘢痕增生，促进肢体塑形，预防关节挛缩和畸形。

压力疗法应用原则：①早期应用，在烧伤创面愈合后尚未形成瘢痕之前就开始应用。一般10天之内愈合的烧伤不用压力疗法，10~21天愈合的烧伤应预防性加压，21天以上愈合的烧伤原则上必须预防性加压。②合适的压力/有效压力，压力最好保持在24~25mmHg，并保证在不同体位或姿势下，压力始终保持在有效范围，如需要应用"8"字带来保证腋部压力衣在肩关节活动时也有足够的压力。③长期使用，一般1~2年甚至3~4年，持续加压至瘢痕成熟。每天要保证23个小时以上有效压力，只有在洗澡时才去除并保证不超过30分钟。

（九）环境调适

针对患者居住的楼层、家居面积、厨房、卫生间的特点、家庭人口、建筑障碍等，进行家具设施、墙壁、地板、过道和楼梯的改造，卫生间墙上安装扶手，对可能引起绊倒的危险物品合理存放，家具重新摆放以腾出更多的空间，方便患者日常生活活动；对家用物件进行改造，使物件更实用、更易于使用或更易于拿取。

四、作业治疗的原则与注意事项

1. 作业内容要与治疗目标一致　必须根据患者的功能水平、年龄、兴趣爱好等，选择对患者躯体、心理和社会功能起到一定治疗作用的方法，作业内容要有明确的目的性。

2. 作业内容的选择要考虑患者所处的环境条件　作业治疗是从医院内向回归家庭和职业劳动过渡的一种治疗，因此，所选择的作业活动应具有现实性，要考虑患者所处的环境条件，不宜过多地超越客观条件。

3. 作业治疗中多采用集体治疗的形式　集体治疗可以增加患者与周围环境的接触，改善患者认知、情绪与交流，促进患者融入社会。

4. 根据患者的愿望和兴趣选择作业活动　在一定范围内可以允许患者自己选择作业治疗方法，以提高其兴趣性，促使其更积极地参与治疗。但也不能无原则迁就患者随意更换作业治疗内容。

5. 作业治疗应遵守循序渐进的原则　应根据患者的实际情况，对作业活动时间、强度、难度、频度等进行调整，并与物理治疗等相结合，循序渐进促进功能水平逐步提高。

6. 作业治疗应做好记录　包括作业治疗处方、训练程序表、患者能力的进展和反应、完成产品情况等。在处方中还应注明和其他康复治疗方法的配合等。

目标检测

1. 作业治疗和物理疗法的联系和区别有哪些？
2. 环境与人类作业活动的关系是什么？
3. 为改善手的灵活性，可选择哪些作业活动？

（郭丽云）

第三节 言语与吞咽治疗

⇒ 案例引导

临床案例 患者，男，65 岁。因脑梗死、言语不利来诊。检查发现言语清晰度低于 30%，以鼻音化为主，声音粗糙。舌、唇张力高、活动差。其他语言模式检查正常。

讨论 1. 该患者最可能的构音障碍诊断是哪种类型的构音障碍？

2. 经过训练患者的鼻音化仍很严重，这时应考虑进行哪个部位的训练？

一、言语治疗

（一）概述

1. 定义 言语治疗（speech therapy），又称为言语训练或言语再学习，是指通过各种手段对有言语障碍的患者进行针对性的治疗，其目的是改善言语功能，使患者重新获得最大的沟通与交流能力。对经过系统训练效果仍不理想者，或因重度语言障碍而很难达到正常的交流水平时，应加强非言语交流方式的训练或借助于替代言语交流的方法如手势语、交流板和言语交流器等。

2. 适应证与禁忌证

适用证：有言语障碍的患者。

禁忌证：有严重意识障碍、情感障碍、行为障碍、智力障碍、重度痴呆或有精神症状以及无训练主动性或拒绝治疗者，不能进行言语治疗的患者。

3. 注意事项

（1）选择适宜的治疗环境 应尽可能安静，避免噪音，以免影响患者的情绪、分散注意力、加重紧张。安排舒适稳定的座椅及高度适当的桌子，室内照明、温度、通风等要适宜。

（2）重视反馈效应 反馈是指治疗过程中，患者对自己反应（如指出图片或发出声音等）有意识的认识，一是对自己所进行的活动有客观的把握，二是能认识到反应的正确与否。

（3）保证交流途径的建立 语言是交流的工具，对于重症言语障碍的患者，过渡时期可利用手势、笔谈、交流板等交流工具建立非语言交流的方式，确保现存状态下可能的交流。

（4）心理治疗 语言障碍患者的心理障碍应视为由于语言障碍引起的继发障碍，在改善语言功能的同时要注重患者心理的治疗，治疗师应注意观察并加以正面引导，避免否定患者的言行。

（5）患者自我训练和家庭训练相结合 除在治疗师的指导下训练外，在日常生活中、在家中也应进行训练，训练项目和内容可以与在治疗室的训练内容相同，也可以完成治疗师给予患者制定的家庭训练内容，家属在日常生活中也要承担家庭语言指导师的义务。

（6）患者本人应认识自身障碍 应向患者逐步渗透患者的病情、障碍的程度、恢复的预测及治疗的计划。

（7）注意观察患者的异常反应 治疗时要注意患者的身体状况、疲劳表现，出现异常状况时要及时终止治疗，及时处理异常反应。

（8）增加患者对治疗师的信任 要充分理解患者，尊重患者，让患者对自身障碍有正确的认识。以认真、耐心的态度帮助患者，与其建立充分的信赖关系，是治疗成功的关键。

（9）增强患者自信心 正面引导患者，避免否定患者的言行，对患者的进步给予表扬，经常鼓励患者，增强患者信心，从而加快恢复的速度。

（二）失语症的治疗

1. 治疗目标

（1）短期目标　是根据长期目标和患者的具体情况决定，拟定一周或一个月的进度和当时应达到的水平。

（2）长期目标　根据失语程度的不同来确定，根据波士顿失语严重程度分级标准确定患者的治疗目标，见表3-4。

表3-4　失语症的治疗长期目标

程度	严重程度分级	长期目标
轻度	4、5	改善语言功能，力争恢复就业
中度	2、3	充分利用残存功能，在交流上做到基本自如
重度	0、1	利用残存功能和代偿方法，进行简单的日常交流

2. 治疗时机　开始实施语言治疗的条件是排除禁忌证后、生命体征稳定、能够耐受集中训练30分钟左右。失语症恢复的最佳时机是发病后1~3个月内，如脑血管病所致失语症的恢复在发病后1~3周，尽管失语症患者发病后的3~6个月是语言功能恢复的高峰期，但临床发现发病后2~3年的失语症患者，只要坚持系统的、强化的语言治疗，仍然会有不同程度甚至明显的改善。

3. 失语症治疗的具体操作方法　语言训练室的温度、通风及照明应适宜，能隔音保持安静。最好做到一人一室，进行"一对一"的训练，以防止患者的情绪受到影响，使注意力不集中。室内应配备口形纠正及表情模仿用的大镜子、录音机、秒表、节拍器、呼吸训练用品、压舌板、各种字词卡片和图片、人物和情景图片及训练用实物等。训练时间以上午为宜，每次在30分钟左右，以免患者疲劳。训练内容要适合患者的文化水平、生活情趣等，先易后难，循序渐进，充分调动患者的积极性。训练内容如下。

（1）听理解训练　单词的辨认，执行指令，回答是与否问题。

（2）阅读理解训练　视知觉障碍的训练，单词、句子理解训练，短文理解训练。

（3）口语表达训练　用自动语训练，用正反义词、关联词训练，单词的表达训练［复述练习、词组完成练习、选择回答、视物（或图）呼名、找词练习］，句子表达训练（语法训练、语义联系训练），实用化训练。

（4）书写训练　抄写、听写练习、自发书写练习。

（5）朗读练习　朗读单词，朗读句子、短文，朗读篇章。

（三）构音障碍的治疗

1. 治疗原则　构音障碍治疗与语言治疗既有联系又有区别，遵循的原则如下。

（1）针对言语表现进行治疗　从言语治疗学的观点出发，往往强调的是针对异常的言语表现，而不是按构音障碍的类型进行治疗。

（2）按评价结果选择治疗顺序　一般情况下，按呼吸、喉、腭和腭咽区、舌体、舌尖、唇、下颌运动逐个进行训练。治疗从哪个环节开始和先后的顺序，要根据构音器官和构音评定的结果而定。一般均应遵循由易到难的原则。

（3）选择合适的治疗方法和强度　恰当的治疗方法对提高疗效非常重要，不恰当的治疗会降低患者的训练欲望，使者形成错误的构音动作模式。原则上，治疗的次数和时间越多越好，但要根据患者的具体情况进行调整，避免过度疲劳，一般情况下每次治疗 30 分钟为宜。

2. 训练方法　构音障碍的训练方法简介如下。

（1）构音器官的训练

①舌唇运动训练：训练患者唇的张开、闭合、前突、缩回，舌的前伸、后缩、上举、向两侧的运动等。

②发音训练：发音启动、发音延长、音量控制、音调控制及鼻音控制训练等。

③减慢言语速度：可让患者随节拍器的节拍发音，节拍的速度根据患者具体情况决定。也可以由治疗师轻拍桌子，患者随着拍击节律进行训练。

④利用患者的视觉途径：可以通过画图、卡片等让患者了解发音的部位和机制，指出其主要问题所在并告诉他准确的发音部位。

（2）鼻音化矫正训练　增强软腭肌肉运动的方法如下。

①利用联合反应：让患者用两只手用力推桌面或墙的同时发"a"音。上肢肌肉的收缩可增强腭肌的收缩，促进鼻咽及声门闭合。可与打哈欠和叹息疗法结合应用。另外训练发舌后部音也可加强软腭肌肌力。

②吹气运动：如吹哨子、吹蜡烛、吹气球等，可引导气流通过口腔，减少鼻漏气。

③冷刺激：反复快速地用冰刺激腭弓，可增加软腭肌肉的运动。

④闭唇鼓腮：闭唇鼓腮，然后发"s"音等。

（3）费力音矫正训练

①放松训练：在安静环境中，让患者按脚趾屈伸、踝旋转、膝伸展、髋伸展、收腹深吸气、握拳、上肢前伸、耸肩、颈屈伸旋转、皱眉闭目、用力咬牙闭唇、下颌上下左右移动旋转及舌用力抵硬腭的顺序，每个动作保持 3 秒，然后放松，重复 10 次。从足部放松开始依次至口面部肌肉放松。可利用生物反馈的方法。

②打哈欠：起初让患者打哈欠并伴随呼气，当成功时，在打哈欠的呼气相再教他发出词和短句。

（4）气息音矫正训练　用一个元音或双元音结合辅音和另一个元音发音，如"ama""eima"等，在用这种以元音和双元音诱导发音的方法来产生词、词组和句子。

（5）音调训练　训练时让患者由低向高发音，乐器的音阶变化也可以用来克服单一的音调。

（6）音量训练　训练患者增加呼气流量、延长呼气的时间并改善气流的控制，即进行呼吸训练。改善呼气的训练包括胸腹部放松、腹式呼吸练习及膈肌促通手法、用力呼气（可加阻力）练习并尽量延长呼气持续时间等。

（7）韵律训练　目的是改善说话时的速度、抑扬顿挫、重音等韵律，使言语更自然更清晰。强调关键词前后停顿，关键词重读，保持正常的间歇，练习各种语调的语句。

重度构音障碍者可进行呼吸训练、辅助下的唇舌训练等，但构音训练常常难以收到治疗效果，多需要使用图片、字词卡、交流板或手势等进行简单交流。

二、吞咽治疗

（一）治疗目的

吞咽障碍的治疗目的主要是恢复或提高患者的吞咽功能，改善身体的营养状况；改善因不能经口进食所产生的心理恐惧与抑郁；增加进食的安全性，减少食物误咽、误吸入肺的概率，减少吸入性肺炎等并发症的概率。

（二）治疗方法

1. 吞咽训练 可分为间接训练（基础训练）和直接训练（摄食训练）。间接训练，为不用进食针对吞咽功能障碍的训练；直接训练，是在进食的同时，通过调整体位及食物种类，应用辅助吞咽动作等进行的训练。

（1）间接训练 口唇闭合训练、下颌运动训练、舌运动训练、构音训练、促进吞咽反射训练等。

（2）直接训练 适应证为患者意识状态清醒、全身状态稳定、能产生吞咽反射、少量吸入或误咽能通过随意咳嗽咳出。

体位：开始可先尝试30°半卧位、颈部前倾的体位。该体位可利用重力使食物易于摄入和吞咽；颈部前倾可使颈前肌群放松，有利于吞咽。偏瘫患者应将患侧肩背部垫高，护理者于健侧喂食。

食物的选择：一般容易吞咽的食物具有下述特征。①柔软、密度及性状均一；②有适当的黏性，不易松散；③易于咀嚼，通过咽及食道时容易变形；④不易在黏膜上滞留。根据患者的具体情况及饮食习惯进行选择，兼顾食物的色、香、味等。

一口量：即最适于患者吞咽的每次喂食量。一口量过多，食物易从口中漏出或引起咽部滞留，增加误咽的危险；一口量过少，则难以触发吞咽反射。应从少量（1~4ml）开始，逐步增加，掌握合适的一口量。

调整进食速度：指导患者以较常人缓慢的速度进行摄食、咀嚼和吞咽。一般每餐进食的时间控制在45分钟左右为宜。

咽部滞留食物的去除：①空吞咽，每次吞咽食物后，再反复做几次空吞咽，使食块全部咽下，然后再进食。②交互吞咽，让患者交替吞咽固体食物和流食，或每次吞咽后饮少许水（1~2ml），这样既有利于激发吞咽反射，又能达到去除咽部滞留食物的目的。③点头样吞咽，颈部后仰时会厌谷变窄，可挤出滞留食物，随后低头并做吞咽动作，反复数次，可清除并咽下滞留的食物。④侧方吞咽，梨状隐窝是另一处吞咽后容易滞留食物的部位，通过颈部指向左、右侧的点头样吞咽动作，可去除并咽下滞留于两侧梨状隐窝的食物。

2. 物理治疗 电刺激、球囊扩张术、针灸。

3. 其他治疗 手术治疗等。

目标检测

1. 简述言语治疗概念。

2. 简述失语症治疗的具体操作方法。

3. 简述构音障碍的治疗。

4. 简述吞咽障碍的训练方法。

5. 简述失语症治疗的目标。

（张丽荣）

第四节　心理与认知康复治疗

一、心理康复治疗

（一）概述

心理康复治疗（psychotherapy）又称精神康复治疗，运用心理学的知识和技术，通过治疗者与被治疗者的相互作用，从而改善患者心理障碍的过程。

心理治疗是通过用语言、表情、行为治疗患者的心理问题，通过运用解释、说服、支持、同情、相互理解等各种方法，改变患者的认知、信念、情感、态度、行为等，从而达到降低患者痛苦、改善患者心情的目的。

（二）残疾后心理变化过程

1. 心理休克　在伤病之初还没有清楚地意识到残疾对生活的深远影响，突如其来的变故使他们措手不及，身体有痛苦，心理上处于相对的"休克"状态。

2. 否认　对残疾的现实无法接受，不相信自己从此残疾，特别是未婚或未就业青年的否认心理更加强烈。他们希望这只是暂时的，不惜一切代价四处求治，力图摆脱残疾的结果。

3. 混乱　当认识到残疾已经成为事实，他们很快陷入混乱状态，出现严重的心理冲突，表现为焦躁、困惑、不安甚至产生自我厌恶感，对他人、对生活出现冷淡态度。有的残疾人看不到治愈的希望，从而绝望、悲观厌世、自暴自弃，甚至想自杀。此时其心理障碍严重，应该特别引起注意。

4. 努力　在认识残疾现实的过程中，他们的心理上会出现自信与自卑、希望与绝望、奋斗与消沉等左右摇摆的矛盾心理，是一个十分痛苦的过程。其发展会出现两种结果：或是变得乐观、有朝气、坚毅顽强；或是变得蛮横、冷酷、消沉、悲观厌世，甚至将内心的不满和痛苦情绪向周围世界发泄。

大多数残疾人在经过教育或疏导后，能够认识到残疾不意味着人生价值低下，会重新估价自己：发现自己还有很多长处，自己的内心世界仍然有一种力量，可以战胜生理缺陷带来的一切困难。于是，眼前会重新呈现出美好的未来，会在心底重新燃起生活的勇气和战胜困难的决心，去面对现实生活中的挑战。这种内心世界爆发出来的决心、意志和毅力是一般普通人所缺少的。

5. 适应　残疾人观念上的转变使其承受了残疾的事实。其中大多数人能够在找到自己相应的社会位置的基础上，建立起新的自我，促使情感向着积极的方向转化，寻找自己新的价值。残疾人的心理从混乱到承受的转变是一个十分艰苦的过程，需要经过多次的心理冲突和反复才能使心态稳定下来。

（三）主要的心理治疗方法

心理治疗的形式有个别心理治疗、集体心理治疗、认知改变、行为改变的治疗，直接治疗、非直接治疗，短程治疗、长程治疗等。

1. 支持疗法　通过治疗师对患者的解释、鼓励、指导、保证、安慰和疏导的方法来支持和协助患者处理问题，使其适应所面对的现实环境，渡过心理危机称为支持性心理治疗。当残疾发生后，患者处于焦虑、易怒、恐惧、郁闷和悲观之中，治疗师所给予的保证，对改善患者的情绪和促进康复是十分有益的。

治疗师应倾听患者的陈述，协助患者分析发病及症状迁延的主客观因素，应把患者康复的结局实事求是地告诉患者，并告诉患者从哪些方面努力才能实现其愿望。要调动患者的主观能动性，鼓励患者通过自己的努力改善功能。有时患者会对治疗师产生依赖，这将影响患者的康复。

2. 行为疗法和操作条件技术行为疗法　行为疗法（behaviour therapy）是基于实验心理学的研究成果，能帮助患者消除或建立某种行为，从而达到治疗目的。其理论基础有行为主义理论中的学习学说、巴甫洛夫的经典条件反射学说及斯金纳的操作条件反射学说。行为疗法的主要技术有以下几种。

（1）行为功能分析　在行为治疗前，对影响和控制行为的环境和行为者本身的因素进行系统分析。

（2）放松训练　学习有意识地控制或调节自身的心理活动，以调整那些因紧张刺激而紊乱的功能。

（3）系统脱敏疗法　吸取了免疫学中的脱敏概念，采取的方法是，针对引起患者紧张焦虑的客体，采用逐渐增加刺激强度，在患者处于全身松弛的状态下，让患者分级暴露，最后使客体逐渐失去了引起焦虑的作用。

（4）冲击疗法　即满灌疗法，基本方法就是鼓励患者接触引起恐怖或焦虑的情景，一直坚持到紧张感消失。原则是不要使患者按轻重程度逐渐面对所惧怕的情况，而让患者一下子面对惧怕的情景。因见效迅速，故为临床广泛采用。适用于各型恐怖症及有特定情景的惊恐发作和强迫性动作。

（5）厌恶疗法　通过轻微的惩罚，来消除适应不良的行为，当适应不良的行为即将出现或再出现时，当即给予一定的痛苦刺激，使其产生厌恶的情绪体验，最终放弃原有的不良行为。

（6）阳性强化法　通过奖励而使某种行为出现的频率增加。

3. 认知疗法　认知疗法的理论基础是，心理障碍的产生是源于错误的认知，而错误的认知会导致异常的情绪反应（如抑郁、焦虑等）。通过挖掘、发现错误的认知，加以分析、批判，代之以合理的、现实的认知，就可以解除患者的痛苦，使其更好地适应现实环境。

对慢性病患者，要让他接受疾病存在的事实，用"既来之则安之"的态度去对待，既不要自怨自艾，更不要怨天尤人。要让患者了解适应能力可通过锻炼而改善，且能使器官功能处于一种新的动态平衡，从而更好地执行各种康复措施。激发其奋发向上的斗志，积极主动地克服困难，争取各项功能的最佳康复。

4. 社会技能训练　社会技能一般是指一个人有效地应付日常生活中的需求和挑战的能力。它使一个人保持良好的精神状态，在其所处的社会文化环境中、在与其他人的交往中表现出适当的和健康的行为。它包括：①处理问题的技能；②思维技能；③人际交往技能；④自我定向技能；⑤控制情感及行为技能。社会技能训练用于矫正各种行为问题，增进社会适应能力，以训练对象的需求和问题为中心，强调主动性、积极性、参与性和操作性相结合，强调各种心理技能的实用性，强调训练对象对社会技能的掌握程度。

5. 生物反馈疗法　生物反馈疗法是通过现代生理科学仪器，训练患者学习利用反馈信息调整自身的心理、生理活动，使疾病得到治疗和康复。一般情况下，人不能随意控制自己的内脏活动，利用生物反馈治疗仪采集不被患者感知的生理信息（如内脏活动和各种电生理活动），经仪器处理和放大后，输出可为患者感知的视听信号，使患者了解自身的生理活动变化，并逐渐学会有意识地在一定程度上调整和控制，达到康复治疗的目的。

生物反馈治疗常用的治疗仪器有肌电、皮温、皮电、脑电、脉搏及血压等生物反馈仪。适用于焦虑症、恐怖症、高血压病、支气管哮喘、紧张性头痛、书写痉挛、瘫痪（周围神经及中枢神经损伤）、癫痫和慢性精神分裂症等。

6. 家庭心理治疗　让患者和患者的家庭成员一起进行治疗，是集体治疗的一个特殊类型。家庭内突然出现了残疾人会给家庭带来一系列的问题，需要重新调整。家庭治疗就是帮助家庭成员和患者面对新问题，并解决这一问题。医务人员要经常与患者的家属及亲人取得联系，通过家庭成员了解和治疗患者。一方面要消除社会上对残疾人的偏见，营造一个关心、爱护残疾人的社区环境与氛围；另一方面应帮助残疾人培养自立、自强意识，形成良好的行为习惯和行为规范，以正确的心态面对社会，提高他们的社会适应能力。

7. 集体治疗 指治疗者同时对许多相同疾病的患者进行心理治疗。这种方法效果好、花费少。残疾人心理方面存在某些共性，集体治疗是由心理专业工作者组织有共同问题的残疾人一起进行治疗，给他们提供帮助、与人交往、帮助别人的机会，使他们能说出苦恼，改变不良行为，有助于克服孤独感、隔离感，锻炼合群心理，培养社会适应能力。另外，集体治疗也可以相互交流经验，共同勉励，增强信心。

8. 音乐治疗 又称心理音乐治疗。音乐确实具有生理、心理和社会效应，故可以有目的、有计划地用于某些疾病的功能改善和康复，是一种辅助性治疗手段。悦耳、和谐的音乐可经听神经传入大脑引起愉快情绪，增加消化液分泌；作用于大脑边缘系统和脑干网状结构，调节神经细胞的兴奋性，从而通过神经体液调节，促进某些神经递质的分泌或转化，起到调整、恢复内环境稳态的作用。通过对心理的作用，提高自我了解，唤起对周围现实环境的感知，体验勇敢发奋的情感，改善不良心境。而且，可引起共鸣，得以宣泄不良情绪，释放能量，引发兴趣。音乐疗法主要作用于情绪障碍为主的患者，慢性病患者，伤残者，伴有失眠、焦虑不安者，心身疾病和神经症患者。

二、认知康复治疗

脑损伤患者会出现以知觉、注意、记忆、计算、思维、解决问题及语言等方面为主要表现的认知障碍。认知康复是针对认知缺陷的患者，为改善和提高其认知功能和日常生活能力而进行的综合管理。采用改善注意、记忆、计算、思维、问题解决和执行功能以及知觉障碍的康复治疗，是认知障碍康复的主要治疗手段。根据障碍诊断，制定针对性康复训练计划。适用于有认知障碍存在的各种脑损伤患者，包括脑外伤、脑卒中、各种痴呆、脑肿瘤术后、脑瘫、精神疾患等。

（一）改善特殊认知缺陷的治疗

该治疗把继发于脑损伤后的特殊认知缺陷作为治疗目标（如记忆缺损、半侧空间忽略等），分为恢复策略和补偿策略。

1. 恢复策略 认知矫正策略是丧失能力的恢复，或丧失能力通过结合未受损或残余功能重组丧失的功能，主要目的为恢复认知能力。鼓励患者更加有效地使用其残存的认知功能，通过认知的代偿机制建立认知活动的新模式，仍可获得功能的进步。

记忆领域这方面的技术发展很快，包括意象法在内的记忆策略已被应用，PQRST（prevlew，question，read，state，test）法就是其中之一。这项技术要求患者先预习信息，关于此信息对自己提出问题，阅读信息，陈述信息，测试结果。这实际上是重复策略的扩大，目的是希望信息编码被加深。PQRST法比单纯死记硬背的方法要好得多，其他的技术如语义细加工、联想法、视意象、首词或关键词记忆法、编故事等方法均可强化学习水平，提高记忆能力。这些方法彼此存在联系，对同一个患者可以同时应用不同的方法。

2. 补偿策略 补偿策略包括功能重组或功能替代的方法，涉及一套动作整合后的表现，一般利用功能重组或功能替代的方法。

（1）功能重组 包括增加或改变功能输入、储存或输出。例如，使用路标、在房门上贴标签、把容易遗忘的物品放在显眼的位置或必经之地，避免患者使用受损的认知功能，利用其未受损的能力换一种方式来完成活动。

（2）功能替代 涉及代替残损功能的全部新技巧的训练。教会患者使用外部辅助器具，通过外在的代偿机制建立功能活动的新模式，从而获得功能的改善。例如，失去阅读能力的脑损伤患者，可以通过听"有声书本"来享受读书的乐趣；严重记忆障碍的患者可以通过外部记忆辅助器具，如日志、列表、闹钟、定时器、录音磁带、手机、微型多功能电子提示物等，来帮助记忆或提醒他们的日常安排。

（二）常用认知康复方法

1. 记忆障碍的康复 分为一般策略（包括恢复记忆法、重新组织记忆法、行为补偿法）和特定策略（包括改善编码和巩固损伤的策略、改善提取损伤的策略）。

2. 注意障碍的康复 包括反应时的训练、注意的稳定性训练、注意的选择性训练、注意的转移性训练、注意的分配训练等。

3. 知觉障碍的康复

（1）视觉空间认知障碍 ①让患者自己画钟面、房屋等，或在市区路线图上画出回家的路线；让患者按要求用火柴、积木、拼版等构成不同图案等。②通过环境、阅读、感觉输入等方法加强忽略侧的刺激及注意力。

（2）失用症的康复 ①对结构性失用症患者，可让其临摹平面图或用积木排列立体构造，由易到难，可以给予暗示和提醒。②对运动性失用症患者要加强练习，给予大量暗示、提醒，或治疗者手把手地教患者，改善后再逐渐减少暗示。提醒时亦应加入复杂的动作。③对穿衣失用者可用言语指示，并给患者示范，然后在衣服的不同位置做出标记，以引起患者的注意。

（三）功能整体康复方法

脑损伤患者的功能整体康复方法采用强调意识、情感上承认残留缺陷、补偿或矫正认知残损的系统治疗。一般在急性期后采用这种方法，要求家庭完全参与。治疗的时间有时是固定的，即所有患者在同一时间进入和离开，或是根据治疗安排，逐个确定患者的进入和离开。这些计划提供每日 1 次、每周 4~5 天的工作框架。根据计划及患者的情况，治疗的平均时间为 3~6 个月。对脑损伤的患者提供的功能整体性认知康复，在患者社会心理、独立生活、雇用状况、减少卫生保健的费用方面均获得了显著的效果。

目标检测

1. 主要的康复心理治疗方法有哪些？
2. 残疾后心理变化过程如何？
3. 认知康复的方法有哪些？
4. 记忆障碍的康复方法有哪些？

（张丽荣）

第五节 康复辅助器具

一、概述

（一）定义

1. 康复工程（rehabilitation engineering） 是工程技术人员在全面康复和有关工程理论指导下，与各个康复领域的康复工作者、残疾人、残疾人家属密切合作，以各种工艺技术为手段，帮助残疾人最大限度地开发潜能，恢复其独立生活、学习、工作、回归社会、参与社会能力的科学。康复工程在康复医学中的主要任务是用工程学的方法和手段使伤残者康复，促使其功能恢复、重建或代偿。

2. 康复辅助器具 加强减弱或代偿其丧失功能的器具，称为康复辅助器具。

（二）临床医师在康复辅助器具应用中的任务

1. 在熟悉患者情况的基础上，根据患者的总体治疗或康复方案开出假肢、矫形器、轮椅等残疾人用具处方。

2. 让患者了解使用康复辅助器具的目的和必要性、使用方法和使用中可能出现的问题，以提高患者使用的积极性，保证使用效果。

3. 负责所有用具的临床使用检查工作，以确保临床使用效果。

4. 康复辅助器具使用效果的随访和提出修改意见。

（三）分类

国际标准化组织（ISO）在 2011 年颁布了国际标准 ISO 9999：2011《残疾人用辅助产品—分类和术语》（Assistive products for persons with disability—Classification and terminology），将残疾人辅助器具分为 12 主类，分别是 04 个人医疗辅助器具、05 技能训练辅助器具、06 矫形器和假肢、09 个人生活自理和防护辅助器具、12 个人移动辅助器具、15 家务辅助器具、18 家庭和其他场所的家具和适配件、22 沟通和信息辅助器具、24 操作物体和器具的辅助器具、27 环境改善和评估辅助器具、28 就业和职业培训辅助器具和 30 休闲娱乐辅具器具。

⊕ 知识链接

康复辅助器具分类

民政部 2014 年正式颁布了《中国康复辅助器具目录》（以下简称《目录》），这是我国首次颁布统一的康复辅助器具目录，《目录》以产品的功能进行划分，分为主类、次类和支类。一个主类等于其下所有次类之和，一个次类等于其下所有支类之和，列入本目录的共有 12 个主类、93 个次类和 538 个支类，每个支类的名称在目录中是唯一的，它在目录中只有唯一的一个位置。《目录》主类与国际标准 ISO 9999：2011 一致，涵盖了目前国际上所有的康复辅助器具类型，但根据我国康复辅助器具生产、供应和使用情况，对国际标准中的主类编号进行了重新编排。

本节主要介绍矫形器、假肢、助行器、自助器具及轮椅。

二、矫形器

装配于人体四肢、躯干等部位，通过力的作用以预防、矫正畸形，或治疗骨关节及神经肌肉疾患并补偿其功能的器械。

（一）应用矫形器目的

1. 稳定和支持 通过限制躯体或四肢关节的异常活动或运动范围，稳定关节，减轻疼痛，恢复承重功能或运动能力。

2. 固定和保护 通过对病变肢体或关节的固定促进病变痊愈。

3. 预防和矫正畸形 通过固定病变部位来预防畸形或纠正畸形。

4. 免负荷 可减少或免除肢体、躯干的长轴承重。

5. 代偿或改进功能 通过提供动力或储能，代偿或改进站立、步行、饮食、穿衣等各种日常生活能力。

（二）矫形器的命名与分类

根据安装部位分为上肢矫形器、下肢矫形器和脊柱矫形器三大类（表3-5）。

表3-5 矫形器统一命名方案

矫形器中文名称	英文缩写	英文名称
足矫形器	FO	foot orthosis
踝足矫形器	AFO	ankle foot orthosis
膝踝足矫形器	KAFO	knee ankle foot orthosis
髋膝踝足矫形器	HKAFO	hip knee ankle foot orthosis
膝矫形器	KO	knee orthosis
手矫形器	HO	hand orthosis
腕手矫形器	WHO	wrist hand orthosis
肘腕矫形器	EWHO	elbow wrist hand orthosis
肩肘腕手矫形器	SEWHO	shoulder elbow wrist hand orthosis
颈矫形器	CO	cervical orthosis
胸腰骶矫形器	TLSO	thorax lumbar sacrum orthosis
腰骶矫形器	LSO	lumbar sacrum orthosis

1. 下肢矫形器 主要用于辅助治疗神经肌肉、骨与关节疾患。

（1）踝足矫形器（AFO） 用于踝足软组织创伤、骨折、足下垂、足内、外翻等。

（2）膝踝足矫形器（KAFO） 多用于小儿麻痹后遗症下肢肌肉广泛麻痹者使用。

（3）免负荷性下肢矫形器 主要作用是减少下肢承重，维持或矫正骨与关节的对线，常用于促进骨折愈合。有髌韧带承重矫形器和坐骨承重矫形器之分。

（4）丹尼斯-布朗支架 用于矫正婴幼儿先天性马蹄内翻足。

（5）巴甫力克吊带、罗森夹板、蛙形外展矫形器 辅助治疗先天性髋脱位的矫形器。

2. 上肢矫形器 主要作用是保护麻痹的肌肉，防止拮抗肌挛缩，防止或矫正关节畸形，改善功能。

（1）手矫形器（HO） 如伸指矫形器、屈指矫形器、屈掌指关节矫形器、短对掌矫形器等。

（2）腕手矫形器（WHO） 如护腕、腕尺侧偏矫形器、偏瘫腕手矫形器、关节驱动握持矫形器。

（3）肘腕手矫形器（EWHO） 适用于辅助治疗肘关节结核等慢性炎症。

（4）肩肘腕手矫形器（SEWHO） 用以减轻肩关节周围肌肉韧带负荷，保护肩关节。

（5）肩吊带 供肩部损伤、肩周围肌肉麻痹患者使用。

（6）平衡式前臂矫形（BFO） 适用于肩肘关节肌肉重度无力或麻痹同时使用轮椅的患者。

3. 脊柱矫形器 主要用于限制脊柱运动，矫正脊柱的异常生物力学，稳定病变关节，减轻疼痛，减少椎体承重，促进病变愈合，保护麻痹的肌肉，预防和矫正畸形。

（1）腰围 广泛用于辅助治疗腰痛。

（2）胸腰骶矫形器 包括屈伸控制式胸腰骶矫形器，屈曲控制式胸腰骶矫形器，屈、侧屈、旋转控制胸腰骶矫形器，模塑型屈伸、侧屈、旋转控制胸腰骶矫形器。

（3）脊柱侧弯矫形器 适用于发育阶段Cobb角20°~40°原发性脊柱侧弯的治疗。

三、假肢

假肢是为恢复截肢者原有四肢的形态缺损，代偿截肢造成的肢体功能障碍而制作和装配的人工肢体。

（一）上肢假肢

目的是为了在上肢截肢后，用类似于上肢外观的假体改善外观形象，并利用残存功能或借助外力，代替部分功能。

1. 按截肢部位分 假手指、掌部假肢、离断假肢、前臂假肢、肘离断假肢、上臂假肢、肩离断假肢。

2. 按手的使用目的分 ①功能手，有手的外表和基本功能，动力来自自身关节运动，分随意开手、随意闭手二种。②装饰手，为弥补肢体外观缺陷设计制作的，只起到装饰及平衡身体作用。③工具手，为了从事专业性劳动或日常生活而设计、制造的。

3. 按动力来源分 自身动力源与外部动力源假手。外部动力假手分电动手、气动手两类。

4. 按其控制方法分 开关控制和肌电控制，后者即肌电假手或称生物电假手。

（二）下肢假肢

使用下肢假肢的目的是为了保持双下肢等长，支持体重和行走。

1. 部分足假肢 残肢末端承重功能良好的以皮革、橡胶、塑料海绵配制套状假肢；残肢末端承重功能不良的则制成髌韧带能承重的塑料踝足矫形器式的套状假脚。

2. 赛姆假肢 外观、功能良好。

3. 小腿假肢 包括髌韧带承重小腿肢、包膝式小腿假肢、踝部插楔式小腿假肢。

4. 大腿假肢 传统的多为皮革、铝板制成，现代大腿假肢多用塑料制成。

5. 膝离断假肢 结构近似大腿假肢，功能要比一般的大腿假肢好。

6. 髋离断假肢 适用于半骨盆切除、髋关节离断和大腿残肢过短者（会阴下5cm以内）。

四、助行器

助行器是指能辅助支撑体重、保持平衡和行走的工具。包括拐杖、步行器等。其接触地面积越大，重心越低，其稳定性越好。

（一）拐杖

拐杖是用于下肢残疾及下肢病残疾人长距离行走辅助器具。其作用是支撑体重、保持平衡、锻炼肌力、辅助行走。适用于下肢骨折、截肢、截瘫、下肢无力、平衡障碍等。

1. 拐杖的分类 ①腋杖，可靠稳定，适用于截瘫或下肢外伤较严重而上肢功能正常者（图3-1）。②上臂杖，肱三头肌支撑型。稳定性较腋杖差，但好于肘杖。③前臂杖，轻便、美观，但稳定性差。适用于握力差、前臂力较弱但又不必用腋杖者（图3-2）。④手杖，稳定性差，主要用来平衡下肢。分为单足手杖和多足手杖（图3-3）。

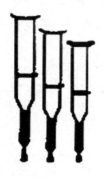 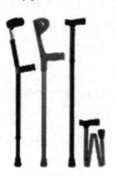 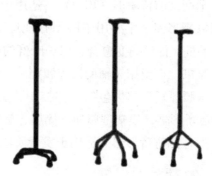

图3-1　腋杖　　　　　图3-2　前臂杖　　　　　　图3-3　手杖

2. 拐杖的长度选择 ①确定腋杖长度的方法，身长减去41cm的长度。②确定手杖的长度，残疾人穿常用鞋站立时，到大转子的高度。③若残疾人上下肢有短缩畸形时，让残疾人穿常用鞋或配戴长下肢支具仰卧，将腋拐轻轻贴近腋窝，在小趾前外侧15cm与足底平齐处为腋杖的长度，肘关节屈曲30°，腕关节背伸的掌面处为把手的高度。

3. 拐杖类型的选择 ①双下肢瘫，可使用双腋杖；单下肢完瘫使用一侧腋杖。②下肢不完全瘫时，根据残存肌力选择腋杖、前臂杖。③肱三头肌肌力减弱时选择上臂杖；肘关节稳定性差时选用上臂杖和腋杖；腕关节稳定性差时选用有腕关节固定带的前臂杖或腋杖。

（二）步行器

步行器可支持体重，便于站立及行走。其支持面积大，稳定性好。

1. 步行器种类 ①交替式步行器，允许残疾人扶架左右交替移动向前，交替迈步，适合于下肢力弱、平衡功能较差者。②固定式步行器，框架结构不允许左右交替移动，必须由残疾人抬起框架或向前放，然后迈步和移动身体，移动性好，但速度慢。适合于下肢肌力弱、平衡功能较差、但上肢力量较强者（图3-4）。③前轮式步行器，容易移动，用于上肢肌力差，提起助行器有困难者（图3-5）。④四轮式助行器，残疾人通常以肘部支托在台上以承担部分体重和保持身体平衡，适用于双下肢无力，手、腕力弱的残疾人训练步行（图3-6）。

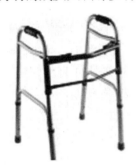　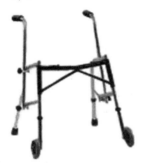　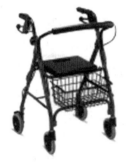

图3-4　固定式步行器　　　　图3-5　前轮式步行器　　　　图3-6　四轮式步行器

2. 步行器的选用要点 ①扶手高度合适；②框架稳定性好；③残疾人应有能力向前移动步行器。

3. 步行器的作用及应用范围 ①保持平衡，如老年人非中枢性失调的下肢无力、下肢痉挛前伸不佳、重心不能移动等；②支持体重，截瘫、脑瘫、骨关节病等；③增强肌力，通过支撑达到增强肌力的目的。

五、自助器具

自助器具是利用患者残存功能，无需外界能源的情况下，单凭患者自身力量即可独立完成日常生活活动而设计的一类器具。

根据患者的残损情况，选择自助器具需要遵循以下原则。

（1）自助器具应该可以提高个体的能力以达到使用者在环境中的功能独立性。

（2）能很好地提高患者的学习和交流能力。

（3）自助器具应简单，使用者或照顾者能学会在大量合理的时间中使用。

（4）需要美观，如果患者不喜欢则很难达到治疗目的并且不能规范地使用；使用者及他们的家庭接受是一个基本要素。

（5）自助器具可以按个体需要调节，并随着个体的功能进展而调节。

（6）自助器具必须强调在社区中的功能，并帮助其融入社区，而不是突出其与社区中其他成员之间的差异。

（7）使用的材料对患者无损害，易清洁，且轻便、舒适。

自助器具种类繁多，包括进食类、洗澡用具、修饰类、穿着类、如厕类、阅读书写类、通讯交流类、炊事类、取物类、文娱类以及其他自助器具等。

六、轮椅

轮椅（wheelchair，W/C）是康复的重要工具之一，它不仅是肢体伤残者的代步工具，更重要的是借助于轮椅进行身体锻炼和参与社会活动。

（一）常用轮椅种类

1. 按驱动方式分　手动轮椅和电动轮椅。

2. 按构造分　折叠式轮椅和固定式轮椅。

3. 按使用的对象分　成人轮椅、儿童轮椅、幼儿轮椅。

4. 按用途分　普通轮椅、偏瘫用轮椅、截瘫用轮椅、竞技轮椅等。

（二）临床应用

1. 偏瘫患者　偏瘫患者一侧身体运动功能减弱，可以选择单手驱动的轮椅。另外尽量选择椅座侧板可以拆卸的低靠背的轮椅，这样有利于患者转移时轮椅和床或椅子距离较近，并且不受轮椅侧板的阻碍，比较安全、省力。选用座椅较低的轮椅，以便于单手驱动轮椅时，由足来控制行进的方向。偏瘫侧可增加配置合适的手托或小腿绑带以维持患者较好的坐姿，或者装配轮椅小桌板，这样有利于患者进食、手功能训练，同时对上肢坐位时良肢位的摆放及减少肩关节半脱位的发生率均有帮助。

2. 脊髓损伤患者　对于脊髓损伤患者需要区分截瘫和四肢瘫两种情况。

（1）截瘫　选择轮椅要注重质轻、驱动和活动性能好的轮椅。轮椅侧板需要能够拆卸；对于损伤节段较低的患者（如胸以下截瘫者）轮椅靠背能够向后折叠，以便降低靠背高度，增加转身的活动范围。可装配脚踝绑带和脚跟环以解决下肢痉挛带来的不稳定问题。

（2）四肢瘫　C4 以上的患者需要颌控或气控轮椅，C5 以下患者选择手控轮椅。四肢瘫患者选择高靠背或加装头托、可倾斜式的轮椅，当患者出现头昏、面色惨白、出汗等低血压的表现时需要紧急向后倾斜轮椅。此类患者骶尾部减压困难，需要选择很好的防压疮垫。

3. 下肢伤残　下肢伤残者多为下肢骨折、骨关节疾病、关节置换术后、下肢截肢等患者，轮椅常在作较长距离移动时才使用，轮椅可能成为他们在家庭和工作场所之间的移动工具。需要根据患者的病情安装腿架，选择屈膝角度，特别是膝关节交叉韧带修复术后的患者，角度的调适显得尤为重要。

4. 年老体弱行动不便者　年老体弱者一般只需使用普通标准轮椅用来代步转移及增加活动范围，锻炼其体能。

5. 脑瘫患儿　根据患儿的年龄、体形选择合适的儿童轮椅。脑瘫患儿的控制能力和协调性较差，头及颈部软弱无力，乘坐轮椅时，身体会向前溜滑和头部无法控制，因此除了转移的功能外，还需考虑维持患儿在轮椅中的正常姿势，减轻或不加重其痉挛模式。截瘫型患儿可在双下肢中间配置合适的泡沫垫以维持良好的下肢姿势，减轻痉挛。

（三）轮椅的选择

1. 座位宽度　测量坐下时两臀间或两股之间的距离，再加 5cm 即坐下以后两边各有 2.5cm 的空隙。座位太窄，上下轮椅比较困难臀部及大腿组织受到压迫；座位太宽则不易坐稳，操纵轮椅不方便，双肢易疲劳，进出房门也有困难。

2. 座位长度 测量坐下时后臀部至小腿腓肠肌之间的水平距离，将测量结果减 6.5cm。若座位太短，体重将主要落在坐骨上，易造成局部受压过多；若座位太长会压迫腘窝影响局部的血液循环，并易刺激该部皮肤。对大腿较短或有髋、膝屈曲挛缩的患者，则使用短座位较好。

3. 座位高度 坐在测量用椅上，膝关节屈曲 90°，足底着地，测量腘窝至地面的距离。座位太高，轮椅不能靠近桌子；座位太低，则坐骨承受重量过大。

4. 靠背高度 靠背越高，越稳定；靠背越低，躯干上部及上肢的活动就越大。低靠背，测量坐面至腋窝的距离（一臂或两臂向前平伸），将此结果减 10cm 即可。高靠背，测量坐面至肩部或后枕部的实际高度。

5. 扶手高度 上臂垂直，前臂平放于扶手上，测量椅面至前臂下缘的高度，再加 2.5cm。适当的扶手高度有助于保持正确的身体姿势和平衡，并可使上肢放置在舒适的位置上。扶手太高，上臂被迫上抬，易感疲劳。扶手太低，则需要上半身前倾才能维持平衡，不仅容易疲劳，而且影响呼吸。

目标检测

1. 如何为不同功能障碍的患者选择助行器？
2. 怎样选择轮椅？
3. 简述常见矫形器的应用。

（唐智生）

第四章　神经系统疾病的康复

📖 学习目标

　　1. 掌握　脑卒中、脊髓损伤、周围神经损伤的功能障碍特点及不同时期的康复目标和康复原则；康复评定和康复程序；脑瘫的概念；帕金森病的定义、综合评定方法、康复治疗原则及方法。

　　2. 熟悉　颅脑损伤、小儿大脑性瘫痪的功能障碍特点、康复原则、康复评定和康复程序；脑瘫的要点、康复目标、康复治疗基本原则；帕金森病的主要功能障碍，身体功能评定和康复治疗原则。

　　3. 了解　脑卒中、颅脑损伤、脊髓损伤、周围神经损伤的康复治疗及并发症的预防；脑瘫康复基本方法；帕金森病的病因、病理改变、认知及心理评定。

　　4. 学会脑卒中患者床上正确体位的摆放方法；运用康复评定和康复治疗技术，对帕金森病患者进行常规的评定和治疗。

第一节　脑卒中的康复

⇒ 案例引导

　　临床案例　患者，男，64岁，因右侧肢体活动不利伴言语障碍30天来诊。头颅 CT 示：左侧半卵圆中心见片状低密度灶，入院留置导尿，大便干结。查体：T 38.8℃，P 75 次/分，R 17次/分，BP 120/60mmHg，发育正常，营养中等，神志清，精神可，轮椅推入病房，查体合作。

　　专科检查：言语费力，流畅度欠佳，理解部分障碍，有口面部以及手意念运动性失用。坐位平衡 3 级，立位平衡 1 级。Brunstrom 分级为右上肢 - 右手 - 右下肢：Ⅱ - Ⅰ - Ⅲ。肌张力增高；被动关节活动度正常，右膝腱反射亢进，右侧 Babinski（+），浅感觉基本正常；ADL 评分 25 分（大便、床椅转移各 10 分，进食 5 分）。初步诊断：脑梗死。

　　讨论　患者目前有哪些功能障碍问题？应采用哪些康复治疗？

一、概述

　　脑卒中（stroke），又称脑血管意外（cerebrovascular accident，CVA），是一组急性脑血管疾病。脑血管病是导致人类死亡的三大疾病之一，具有高发病率、高致残率的特点。我国是脑卒中高发地区，每年新发生脑血管病 200 万人，其中 70%～80% 的脑卒中患者因为残疾不能独立生活，其中 40% 为重度残疾。康复治疗是降低致残率最有效的方法，有效的康复训练能够减轻患者功能上的残疾，提高患者的满意度，降低潜在的护理费用，节约社会资源。

二、常见功能障碍

　　脑卒中从病理上可分为出血性和缺血性，因病变的部位、性质不同，可出现不同的临床表现。偏瘫则是脑卒中最常见的功能障碍。脑卒中后的功能障碍主要表现为：①运动功能障碍（包括肌张力异常、协调运动障碍、平衡功能障碍等）；②感觉功能障碍；③认知及心理功能障碍；④言语及吞咽障碍；⑤排泄功能障碍；⑥日常生活活动能力障碍；⑦个体活动能力与生存质量降低。

三、康复评定

1. 脑损伤严重程度的评定　①格拉斯哥昏迷量表（Glasgow coma scale，GCS）判定患者脑损伤的严重程度。GCS 总分为15分，≤8 分为重度脑损伤，呈昏迷状态，9～12 分为中度脑损伤，13～15 分为轻度脑损伤。②脑卒中患者临床神经功能缺损程度评价（modified Edinburgh‐Scandinavia stroke scale，mESSS）总分45分，31～45 为重度神经功能缺损，16～30 为中度神经功能缺损，0～15 分为轻度神经功能缺损。③美国国立研究院脑卒中评定量表（NIH stroke scale，NIHSS）评分0～51分，得分越低说明神经功能缺损程度越重。

2. 运动功能评定　①Brunnstrom 运动功能评定法，分Ⅰ～Ⅵ期。Ⅰ期，患者无随意运动；Ⅱ期，开始出现随意运动，可引出联合反应、共同运动；Ⅲ期，患者异常肌张力明显增高，可随意出现共同运动；Ⅳ期，异常肌张力开始下降，开始出现分离运动；Ⅴ期，异常肌张力逐渐恢复，并出现精细运动；Ⅵ期，运动能力接近正常水平，但运动速度和准确性较健侧差。②简化 Fugl‐Meyer 运动功能评定法，上、下肢满分为100分。可以根据最后的评分对脑卒中患者的运动障碍严重程度进行评定。

3. ADL 能力评定　常用巴氏指数（BI）和功能独立性评定（FIM）量表。FIM 评定患者的独立生活能力，评定内容包括 6 个方面18 项内容，总分最高为126 分，最低18 分。

4. 生活质量（QOL）评定　分为主观取向的 QOL、客观取向的 QOL 和疾病相关的 QOL 三种。常用的量表有 SF‐36、WHO‐QOL100、生活满意质量表（SWLS）等。

5. 还需进行以下功能障碍评定　肌张力评定、平衡功能评定、步行功能评定、感知觉功能评定、言语功能评定、吞咽障碍评定、认知功能评定、心理评定等。评定参见第二章康复评定相关内容。

四、康复治疗

脑卒中的三级康复是我国现阶段适合推广的脑卒中康复治疗体系。"一级康复"是指患者早期在医院急诊室或神经内科的常规治疗及早期康复治疗；"二级康复"是指患者在康复病房或康复中心进行的康复治疗；"三级康复"是指在社区或家中的继续康复治疗。

（一）康复目标与时机选择

1. 康复目标　①采取一切有效的措施预防脑卒中后可能发生的残疾和并发症；②改善受损的功能；③提高患者的日常生活能力和适应社会生活的能力，即提高脑卒中患者生活质量。

2. 时机选择　早期康复有助于改善脑卒中患者受损的功能，减轻残疾的程度，提高其生活质量。通常主张在生命体征稳定，在不影响临床救治的情况下，康复措施应早期介入。原发疾病无加重或有改善的情况下，病情稳定后就开始进行康复治疗，脑卒中轻到中度的患者，在发病24 小时后可以进行床边康复、早期离床期的康复训练，康复训练应以循序渐进的方式进行，必要时在监护条件下进行。

（二）康复治疗原则

根据评定结果，选择康复治疗手段。

1. 选择合适的康复时机　早期规范的康复治疗与相关临床治疗有机结合，防治并发症；康复治疗应贯穿脑卒中治疗的全过程。

2. 以评定为基础制定治疗计划　由康复治疗小组共同制订，并在治疗方案实施过程中逐步加以修正和完善。

3. 采用综合康复治疗　康复治疗需循序渐进，强调患者的主动参与及其家属的积极配合，并与日常生活和健康教育相结合。

4. 积极开展社区及家庭康复治疗 提高患者参与社会活动的能力。

（三）急性期康复治疗

此期的康复治疗为一级康复，为相关科室临床处理外的康复治疗。相当于 Brunnstrom 偏瘫功能评定的 Ⅰ~Ⅱ期。患者从患侧肢体无主动活动到肌肉张力开始恢复，有弱的屈肌与伸肌共同运动。

1. 康复目标 ①预防褥疮、呼吸道和泌尿道感染、深静脉血栓形成及关节挛缩等并发症；②促进偏瘫肢体肌张力的恢复，尽快地从床上的被动活动过渡到主动活动，为恢复期功能训练做准备。

2. 康复治疗 康复治疗多在病情稳定后就可开始。此阶段多为卧床期，主要进行良姿位摆放，关节被动活动，早期床上主动运动，利用躯干肌的活动促使肩胛带和骨盆的功能恢复。

（1）床上正确的体位摆放 为防止或对抗痉挛姿势的出现，保护肩关节、防止半脱位及髋关节外旋、外展和骨盆的后倾。它是早期抗痉挛治疗的重要措施。一般每2小时变换一次良姿位以防并发症和痉挛模式。体位摆放如图4-1所示。

（2）患肢关节的被动活动 ①目的是预防肌肉萎缩、关节挛缩、变形等，能使患者早期体验正确的运动感觉，保持大脑皮质对运动的"记忆"。促进全身功能恢复。②活动顺序应从近端关节到远端关节。

（3）上肢的训练 ①活动肩胛带；②促进伸肘训练；③上肢控制和定位放置训练。

（4）下肢训练 ①髋伸展位的屈膝训练；②踝背屈训练；③髋部的内收、外展训练。

（5）各种桥式运动

（6）翻身训练 ①被动向健侧翻身；②被动向患侧翻身。

（7）物理因子治疗 拍打、冰刺激、肌电生物反馈、神经功能电刺激、上下肢气压治疗、针刺等。刺激深浅感觉利于局部肌肉的收缩和血液循环。促进偏瘫侧的肢体功能恢复。

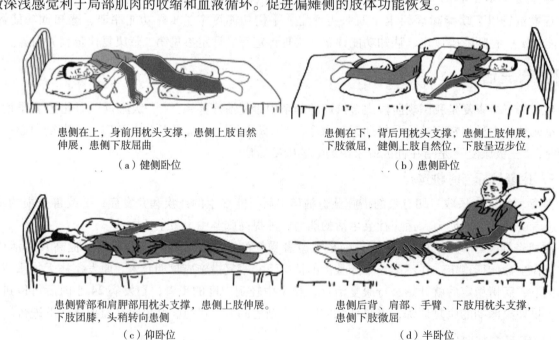

患侧在上，身前用枕头支撑，患侧上肢自然伸展，患侧下肢屈曲

（a）健侧卧位

患侧在下，背后用枕头支撑，患侧上肢伸展，下肢微屈，健侧上肢自然位，下肢呈迈步位

（b）患侧卧位

患侧臀部和肩胛部用枕头支撑，患侧上肢伸展。下肢团膝，头稍转向患侧

（c）仰卧位

患侧后背、肩部、手臂、下肢用枕头支撑，患侧下肢微屈

（d）半卧位

图4-1 脑卒中患者床上正确的体位摆放

3. 急性期的康复流程 见图4-2。

（四）恢复期康复治疗

此期的康复治疗为二级康复，在康复医学科或康复中心进行的康复治疗。相当于 Brunnstrom 偏瘫功能评定的 Ⅱ~Ⅳ期。发病后2周~6个月是康复治疗和功能恢复的最佳时期。患侧肢体从弱的屈肌与伸

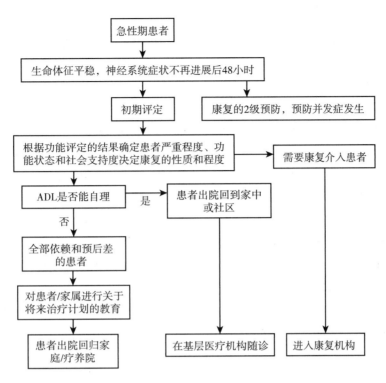

图4－2　急性期的康复治疗流程

肌共同运动到痉挛明显，到肌肉痉挛减轻；患者能主动活动患肢，从肌肉活动的共同运动模式，到开始出现选择性肌肉活动。

1. 目标　①恢复肌张力，打破痉挛，促进运动分离，重建正确的运动模式，增强肌力。②恢复步行能力，改善步态。③增强肢体协调性和精细运动，恢复和提高日常生活活动能力。④合理使用辅助器具，以补偿患肢的功能；重视心理、社会及家庭环境改造，使患者重返家庭和社会。

2. 运动功能障碍的康复　此期大多数患者痉挛开始出现，表现为患侧上肢的屈肌痉挛占优势，而下肢伸肌痉挛占优势；抗痉挛的治疗是围绕打破上述的优势进行。加强核心肌力的训练和控制训练，建立坐位和站位平衡，逐步过渡到步行训练；同时加强 ADL 能力的训练。训练要点如下。

（1）上肢训练　①活动肩胛带；②促进伸肘训练；③上肢控制和定位放置训练；④抑制前臂旋前痉挛的训练。

（2）下肢训练　①髋伸展位的屈膝训练；②踝背屈训练；③髋部的内收、外展训练。

（3）各种桥式运动　①屈膝位的髋伸展训练；②骨盆旋前训练；③踝背屈训练。

（4）俯卧位和跪立位训练　①手膝位训练；②膝立位训练；③单膝跪位训练；④伸展病侧躯干等。

（5）坐和准备站起的训练　①骨盆控制和躯干旋转训练；②提腿训练；③屈膝大于 90° 的训练；④坐位平衡训练。

（6）站起、坐下训练　为行走作准备。①前上伸上肢站起、坐下训练；②健腿坐床沿、病腿先落地法。

（7）肌力增强训练　肌肉无力是脑卒中后常见的损害，肌无力和肌肉痉挛是影响脑卒中后患者运动功能的主要因素。

对于脑卒中肌力差的患者，在康复过程中针对相应的肌肉给予以下康复训练方法：①适当的渐进式抗阻训练进行肌力强化训练；②肌电生物反馈疗法联合常规康复治疗；③功能电刺激；④悬吊训练。

（8）行走训练　斜板床减重被动步行训练仪治疗：针对不能主动迈步的患者，促进本体感觉的刺激和步行肌的刺激。

站立相的训练：①病腿静态负重训练；②病腿的动态负重；③病腿在负重条件下的伸屈膝；④静态平衡训练。

迈步相的训练：①在不屈髋条件下的屈膝训练；②髋膝屈曲动作训练；③髋内收膝屈曲动作训练；④足跟着地的训练；⑤迈低步的训练；⑥侧方迈步训练；⑦动态平衡训练。

（9）减重步行训练（body weight support treadmill gait training，BWSTT）　脑卒中急性期患者有大约一半以上不能行走，需要一段时间的功能康复才能获得一定的步行能力。步行训练除传统的康复方法外，BWSTT 是治疗脑卒中偏瘫步态的一种有效的康复方法。BWSTT 用于脑卒中早期病情稳定，且步行能力轻到中度障碍的患者，是传统治疗的一个辅助方法。方法见第三章第一节。

3. 痉挛的治疗　痉挛被定义为速度依赖的紧张性牵张反射过度活跃，它是脑卒中后患者的一个最重要的损害，由于挛缩限制了受累关节的活动或者出现疼痛，将会妨碍康复而且可能限制了患者的恢复潜力。肌肉痉挛的肢体轻瘫患者发展成挛缩的危险性很高。对于防止该并发症导致功能丧失，早期治疗是关键。治疗方法参见第九章第二节。

4. 感觉障碍的治疗　感觉是进行运动的前提，它对躯体的协调、平衡及运动功能有明显影响。卒中后感觉障碍患者除对运动功能有较大的影响之外，由于感觉的丧失和迟钝，还易造成烫伤－创伤以及感染等。感觉功能的改善可同时改善患者的运动功能。感觉障碍治疗包括深感觉障碍训练和浅感觉障碍训练。

5. 认知障碍的治疗　脑卒中后 3 个月认知损害的发生率可以达到 30%。高龄、受教育水平、糖尿病、运动障碍、皮质下多发梗死被认为是卒中后认知损害的危险因素。

进行有针对性的认知康复训练，提高认知功能。同时应用多奈哌齐等乙酰胆碱酯酶抑制剂可改善认知功能和整个脑功能。

6. 言语和语言障碍训练

（1）**失语的治疗**　对语音和语义障碍进行治疗，可采用强制性疗法及使用手势语。

（2）**言语失用的治疗**　模仿、视觉提示，整合刺激以及发音类似运动。

7. 吞咽功能障碍训练　针对一些特定肌群的"Shaker"疗法、电刺激、球囊扩张术等。

8. 物理因子治疗

（1）**高压氧疗法**　用于脑梗死恢复期的患者。

（2）**经颅磁刺激疗法**　用于脑卒中恢复期患者的脑功能恢复。

（3）**冲击波疗法**　应用于痉挛肌的治疗等。

（4）**神经功能电刺激治疗**　①刺激痉挛肌的拮抗肌；②刺激无力肌。

9. 作业治疗　①手和上肢灵活性和控制训练，应用上肢机器人训练等。②ADL 能力的训练。

10. 针灸疗法　包括头针和体针。帮助促醒、运动功能等恢复。

11. 康复辅助器具的应用　适用于以下情况：①肢体无力；②抑制站立、行走中的肌肉痉挛；③预防和矫正由于肌无力、关节运动肌力不平衡而引起的关节畸形；④代偿失去的肢体功能。包括步行架、轮椅、矫形器等。

（五）恢复后期的康复治疗

此期的康复治疗为三级康复，相当于 Brunnstrom 偏瘫功能评定的Ⅳ～Ⅴ期。脑卒中恢复期一般为 6～12 月。此期的康复训练主要在社区或家庭进行。导致脑卒中恢复慢的因素有脑损伤严重、未进行早期、规范的康复治疗，或治疗方法、功能训练指导的偏差而产生误用综合征。脑卒中常见的后遗症主要表现为偏瘫步态、患侧上肢运动控制能力弱和手功能障碍，吞咽与言语功能障碍，患足下垂影响行走，二便失禁和痴呆。

1. 目标　抑制痉挛，强化已获得的正常运动模式，防止异常肌张力和挛缩的进一步加重，促进精细运动，提高步行功能和日常生活活动能力的进一步改善。避免废用综合征、骨质疏松等并发症的发生，最终达到生活自理。

2. 康复治疗　对仍存在部分恢复期功能问题的，除应用上述康复治疗手段继续治疗外，应着重关注步行功能和日常生活活动能力的改善。

（1）改善步态的进一步训练，强化步行功能，进行适当的户外活动。

（2）作业疗法。手和上肢的协调性训练、手的灵活性训练等。加强 ADL 能力训练，以适应日常生活的需要。

（3）强化心理和认知功能的训练。

（4）康复辅助器具的应用。年龄较大，步行能力较差的患者，为了确保安全，可使用助行架提高行走的稳定性。若下肢功能恢复较差，无独立行走能力者可用轮椅代步，以扩大患者的活动范围。

（5）社区康复及出院后随访。保持患者、社区康复工作者、康复专家之间的联络。脑卒中患者不可能终生住在康复医疗机构，当功能经康复治疗恢复到一个平台时，应该转入社区继续进行康复训练。社区康复可以巩固在医院康复的疗效，费用较低，可减轻家庭、社会的负担，并使患者得到延续系统的康复治疗，进一步恢复功能。脑卒中所留下的残障会伴随终生，因此，要求康复终生进行，同时需要政府和全社会参与。

五、常见并发症的康复

（一）偏瘫肩的问题

肩关节半脱位、肩痛、肩手综合征三者可单独出现，也可两个或三个问题合并出现。

1. 肩关节半脱位　肩关节半脱位是脑卒中早期的常见并发症，多在脑卒中 3 周内发生，对患者上肢功能的恢复影响极大。

（1）预防　①在偏瘫时做好肩关节的保护，避免对瘫痪肩的过分牵拉。②患侧卧位时间不宜过长，以免在无知觉时损伤肩部。③肌痉挛者，做肩外展、上举运动时宜掌面向上使肩外旋，使肱骨大结节避开肩峰的挤压。④同时须配合做肩胛骨的被动活动，增加肩胛骨的活动范围。

（2）治疗方法　①矫正肩胛骨的姿位，注意良姿位摆放。②纠正肩胛骨的位置，抵抗肩胛骨后缩。采用 Bobath 式握手，双上肢伸展充分上举，可多次反复训练，卧位、坐位均可进行。③活动肩胛带，使肩胛骨向上、外、前活动。④刺激肩关节周围起稳定作用的肌群张力和活动。⑤进行肩关节无痛范围被动运动，以保持肩关节的正常活动范围。

2. 肩痛　多在脑卒中发病后很长时间甚至数月后发生，发病率高达 84%。

（1）治疗　应针对偏瘫后肩痛的发病机制，使用神经促通技术，纠正肩胛骨的下沉、后缩及肱骨的内旋、内收，以减轻肩带肌的痉挛等治疗措施。

（2）其他疗法　可以采用止痛药物控制疼痛，局部采用超声波、超短波等物理因子方法综合治疗。

3. 肩手综合征　肩手综合征是脑卒中后常见的并发症，常在脑卒中后 1~3 个月内发生。临床表现为突然出现的肩部疼痛，运动受限，手部疼痛及水肿；后期出现手部肌肉萎缩，手指挛缩畸形，甚至患手的运动功能永远丧失。

（1）预防和治疗方法

患肢正确的放置：将患肢抬高，防止患手长时间处于下垂位；维持腕关节于背屈位，可采用上翘夹板固定腕关节。卧位时，将上肢平放，远端抬高与心脏平齐，手指放开，半握空拳，可置一圆形物体于手掌中。此姿势可促静脉血的回流。

物理因子治疗：①冰疗；②冷热水交替法；③高频电疗等；④气压疗法。

主动运动：在可能的情况下练习主动活动，如可训练患者旋转患肩、屈伸肘腕关节，避免过度运动损伤肌肉及肌腱。

被动运动：活动患肢，顺应肩、肘、腕各关节的活动，活动应轻柔，以不产生疼痛为度。脑卒中后24～48小时即可开始训练，可预防肩痛的发生。

中医传统治疗：针刺、中药、推拿等综合手段治疗肩手综合征。

（二）误用综合征

误用综合征是指脑卒中偏瘫患者在康复过程中，由于运动方法不恰当，使偏瘫肢体肌群运动不协调，不能实现有效运动功能的一组症状。

存在该综合征的患者，其偏瘫肢体伸、屈肌群肌力发展不平衡，常出现肌痉挛，不能进行分离运动，给患者日常生活活动增加困难，这也构成偏瘫肢体功能康复的一大障碍。

机制：由于发病后对肢体及关节不正确的摆放和不合理用力所致炎症，韧带、肌腱和肌肉等的损伤，骨关节变形，痉挛状态的增强，强肌和弱肌不平衡加剧，以及形成下肢"划圈"步态和上肢"挎篮"状、肩痛、肩关节脱位等。

处理方法：早期开始正确的训练。

六、脑卒中康复结局

（一）脑卒中康复结局的影响因素

影响因素包括：神经病学治疗和康复医学治疗开展的时机、方法、持续的时间。

1. 病情　病变的类型、大小、部位。发病后肌张力恢复越快，结局较好。

2. 治疗时机　一般说来康复治疗的时间开展得越早结局越好，治疗越规范、系统，疗程越充足，结局越好。

3. 患者　康复的愿望或主动性。通常主动性越高，结局越好。

4. 其他　年龄、全身状况、认知障碍、心理障碍、言语障碍、吞咽障碍、平衡障碍、感觉障碍、并发症和合并症的预防和处理等对康复治疗结局均有较大影响。

（二）康复治疗与结局

一般来说，3个月内，神经功能恢复最快，1年后恢复变慢，但康复治疗仍有益处。脑卒中瘫痪肢体恢复的次序一般为先下肢后上肢，先近端后远端；肩功能恢复早于手，拇指功能恢复最慢。

通常来说康复治疗的结局有：①完全恢复生活自理，重返社会，恢复原来工作。②部分生活自理，部分需要他人帮助；需要环境改造，改变工作种类。③完全不能生活自理，完全需要他人帮助。

目标检测

1. 脑卒中后常见功能障碍包括哪些？如何把握早期康复的时机？

2. 简述脑卒中偏瘫的基本训练方法。

3. 脑卒中患者的误用综合征表现有哪些？

（杨少华）

第二节　颅脑损伤的康复

→ **案例引导**

　　临床案例　患者，男，38岁，既往史无特殊。因"右侧上下肢无力，言语不清1月余"入院。1月前因车祸致昏迷，头颅CT检查提示广泛脑挫伤，蛛网膜下隙出血，当时GCS评分5分，经开颅去骨瓣减压、脱水、降颅压及对症治疗，患者1周后清醒，但右侧上下肢无力，言语不清，饮食呛咳。体格检查：言语不清，记忆力、定向力、注意力下降，饮水试验3级，独立完成床上翻身，坐位平衡2级，右侧上下肢肌张力增高，Brunnstrom分期为右上肢－右手－右下肢：Ⅱ－Ⅰ－Ⅲ。ADL 40分。

　　讨论　针对患者出现的功能障碍，如何进行治疗？

一、概述

　　颅脑损伤（traumatic brain injury，TBI）是外力直接或间接作用于头部所造成的损伤。按损伤后脑组织是否与外界相通分为开放性和闭合性颅脑损伤。

　　颅脑损伤的康复是指利用各种康复手段，对脑损伤患者造成的身体上、精神上、职业上的功能障碍进行训练，使其消除或减轻功能缺陷，最大限度地恢复正常或较正常生活、劳动能力并参加社会活动。

二、常见功能障碍

　　颅脑损伤的类型繁多，不同的致伤条件可造成不同类型颅脑损伤。颅脑损伤后的常见的功能障碍与脑卒中所造成的功能障碍有诸多相同，主要表现为：①运动功能障碍；②感觉功能障碍；③精神行为障碍；④认知功能障碍；⑤语言及吞咽障碍；⑥日常生活活动能力障碍；⑦生存质量下降；⑧心理功能障碍。

三、康复评定

（一）颅脑损伤严重程度的评定

　　采用格拉斯哥昏迷分级（Glasgow coma scale，GCS）量表，包括睁眼反应、言语反应和运动反应3项指标，累计得分。轻型，13~15分，伤后昏迷时间20分钟以内；中型，9~12分，伤后昏迷时间20分钟至6小时；重型，3~8分，伤后昏迷时间6小时以上，或在伤后24时内出现意识恶化并昏迷在6时以上。

（二）感觉及运动功能障碍的评定

　　由于颅脑损伤形式多样，导致感觉运动功能障碍差异很大。出现视力和听力障碍，痛触觉、运动觉、位置觉等感觉障碍，肌力及肌张力障碍，异常运动模式，平衡与协调障碍，姿势异常。（详见第二章）

（三）心理功能障碍的评定

　　颅脑损伤患者常见的精神行为功能障碍包括否认、抑郁、倦怠嗜睡、易怒、攻击性及躁动不安，严重出现人格改变、类神经质的反应、行为失控等。（详见第二章）

（四）认知功能障碍的评定

认知功能障碍包括意识的改变、记忆障碍、空间辨别障碍、失用症、失认症。（详见第二章）

（五）言语障碍评定

常用的评定方法有波士顿诊断性失语症检查，汉语标准失语症检查等。（详见第二章）

（六）日常生活活动能力评定

常用改良 Barthel 指数（MBI），功能独立性评定（FIM）。（详见第二章）

（七）生活质量的评定

详见第二章康复。

四、康复治疗

康复治疗通常分为急性期、恢复期和后遗症期。

（一）康复目标与时机选择

1. 康复目标 帮助有功能障碍的颅脑损伤患者获得必要的知识和技巧，最大限度地恢复其躯体、心理、社会功能。

2. 时机选择 生命体征平稳的患者，在监护下进行康复治疗均安全有效；颅脑损伤患者的康复应是全面的康复，从急诊、外科手术开始，一直到康复医学科和患者家，尽早开始康复治疗会让功能障碍得到最大的恢复。

（二）急性期康复

颅脑损伤的急性期康复治疗，即早期康复治疗，是指病情稳定后的住院期间康复治疗，患者处于恢复早期阶段。

1. 康复目标 稳定病情、促醒，预防并发症，促进功能恢复。

2. 康复治疗

（1）药物治疗 利用促进脑组织代谢及循环药物，改善脑组织代谢，调整脑血流量，促进神经细胞功能的恢复。

（2）促醒治疗 用环境刺激法，有计划地让患者接受自然环境发生的刺激，定期听亲人的录音和言语交流，收听广播和音乐等。利用患者头上放置的五彩电灯，通过不断变换的彩光刺激视网膜、大脑皮层。

（3）保持良姿位 让患者处于感觉舒适的对抗痉挛模式的体位，头的位置不宜过低，以利于颅内静脉回流，患侧上肢保持肩胛骨向前，肩前伸，伸肘；下肢保持稍屈髋、屈膝，踝中立位。

（4）被动运动 每天定期被动活动四肢，防止关节痉挛和肢体肌肉萎缩。被动活动肢体时，用力要缓和，以免暴力造成骨折损伤。

（5）物理因子治疗 对迟缓性瘫痪患者，使用低频脉冲电疗法增强肌张力，兴奋支配肌肉的运动神经，以增强肢体运动功能。

（6）高压氧治疗 高压氧可减轻脑水肿所致的颅内压增高，改善脑血循环及脑缺氧，挽救处于临界状态受损伤的神经细胞功能。

（7）矫形器 使患侧关节处于功能位，预防肌腱短缩。

（三）恢复期康复

常指经过早期康复治疗后一年以内的康复治疗时期。可以在康复医学科、康复中心住院治疗，或康复门诊、社区进行康复治疗。

1. 康复目标　以减少患者各种功能障碍为主要目标，提高自理能力和生活质量。

2. 康复治疗

（1）运动功能的训练　恢复期运动功能训练的目的是抑制异常运动模式，重新恢复其机体的平衡、协调及运动控制功能。包括恢复与增强肌力训练，抗痉挛练习，改善关节活动度，功能活动训练。

（2）认知障碍的治疗　包括记忆力、注意力、理解判断能力、推理综合能力训练等。

①注意力与集中能力缩短的训练：简化某项活动程序，将活动分解为若干个小步骤；给予患者充裕的时间完成活动；对提供的新信息不断重复；鼓励患者参与简单的娱乐活动；避免身体疲劳；提供频繁的词语、视觉及触觉暗示。

②记忆力损伤的训练：鼓励患者使用记忆助具，反复地朗诵需要记住的信息；提供钟表、日历、电视及收音机等提醒物；设计安排好日常活动表；把时间表或日常安排贴在高一些的醒目之处；提供新的信息，用不断重复的方式来增进记忆；为过后回忆（复习）而记录或写下新的信息。

③空间障碍的训练：适当的分级活动可帮助患者恢复掌握空间关系的能力。

④判断力损伤的训练：让患者做简单的选择；让患者参与做决定的过程；提供多项活动选择的机会；提供频繁的反馈；降低/减少注意力涣散（精力涣散）而提供安静的环境；提供充裕的时间。

⑤视觉缺陷的训练：通过功能性活动及变换技巧的方式进行治疗；提供镜子反馈；将颜色涂于重要的被忽略物体上；教患者使用患侧肢体。

⑥顺序排列困难的训练：把活动分解成简单的步骤；对活动的每一步都提供暗示；在提供下一步的暗示前，允许患者尽己所能完成每一步的活动。

⑦失认的训练：针对不同的失认状态如视觉空间失认、身体失认、触觉失认、听觉失认、单侧空间忽略等，通过重复刺激、物体左右参照物对比、强调正确的答案及其他感觉的方式，促进认识。

⊕ **知识链接**

单侧空间忽略

单侧空间忽略是脑损伤后常见的并发症之一。即使从左侧打招呼，也只能从右侧寻找打招呼的人。这种只能注意右侧的反应，而不注意左侧，是半侧空间忽视的一个特征。半侧空间忽视是从范围很广的感觉形态的输入和运动性或者言语性反应的关联中，产生的空间性偏差的一种病态，患者不能注意到从对侧来的视觉、听觉、触觉的刺激。患者对这种病态漠不关心，也是其另一特征。半侧空间忽视基本上是右侧半球损伤所致的左侧空间特有的忽视，故也叫左侧忽视。

（3）行为障碍的治疗　躁动不安与易激惹性的处理：提供安全的环境、减少不良刺激；避免过于限制或约束患者的行动能力，避免治疗次数过多、时间过长；对恰当的行为提供积极的反馈；对于不安的情绪提供宣泄的方式，如散步或其他体力性活动；最大限度减少与不熟悉工作人员的接触。

易冲动的处理：提供一个安全、布局合理、安静的房间；对不当的行为立即给予反馈；用简单的奖励方法，如实物、代币券等教会患者自我控制。对所有恰当的行为进行奖励；在不恰当行为发生后的短时间内拒绝奖励性刺激；一旦不恰当行为出现应用预先声明的惩罚；在极严重的不良行为发生后，给患者厌恶刺激。

（4）言语障碍的治疗　内容以听觉刺激法为中心，包括听语指图、复述、听语指字、呼名、阅读、书写、听语记忆广度、句法练习等。应由口腔动作训练开始，患者在穿衣镜前模仿治疗师的口型，通过视觉、听觉接受信息，并通过视觉反馈进行调整。如患者模仿治疗师做口腔动作、模仿治疗师发辅音、元音及四声。然后通过听词指物等练习将听觉刺激与视觉刺激结合起来使视听说结合进行刺激－反应－反馈环路训练激起言语反应。在此基础上通过患者自己说出相应的词语，使语词表达得到锻炼。在言语训练中可采用适当的暗示，如应用手指敲打节拍（一字一拍），促进患者产生言语；在呈现某些动作图片时，做相应的动作或手势提示患者。注意言语训练时，在简单对话的训练中，回答问题的词应在患者的能力范围内，以训练患者语词的实际应用能力。构音障碍训练包括呼吸发音和共鸣训练及颜面器官（口唇舌等）的训练。

（5）日常生活活动能力受限的治疗　采用作业治疗对日常生活功能受限进行训练，如床上肢体功能位的放置、起坐、利用桥式运动翻身、床边站立、床－轮椅、轮椅－浴室等地的转移训练；进食训练；训练患者动态平衡功能；练习穿、脱鞋、裤子、上衣等动作；站立动态平衡达到 3 级以上时，让患者学习站着提裤子、系腰带；试着让其站在卫生间的水池边练习洗漱，如单手洗脸、挤牙膏、拧毛巾等；必要时进行环境的改造等。

（四）后遗症期康复

病程在 2 年以上，功能恢复到相对稳定的一个平台期。此期以社区和家庭训练为主。

1. 康复目标　维持和提高以获得的功能，应付和适应功能不全的状态，学习功能代偿方法，提高独立性和适应能力，回归社会。

2. 康复治疗

（1）日常生活活动能力训练　强化日常生活活动能力的训练，提高日常生活活动能力，增加社会交往。

（2）作业疗法　利用录音机训练其听、读、写能力；利用计算器及形状挂图训练绘画和计算能力。在家人的监督下制定每日作息时间，逐步严格要求执行。

（3）职业训练　对患者进行有关工作技能的训练，逐步增加工作操作难度，为重返工作岗位奠定基础。

（4）心理治疗　采用说服、解释、启发、鼓励、对比等方法，调动患者积极因素，提高战胜伤残信心。

五、颅脑损伤的结局

多采用格拉斯结局量表（Glasgow outcome scale，GOS）预测颅脑损伤的结局（表 4 - 1）。

表 4 - 1　Glasgow 结局量表

分级	简写	特征
Ⅰ死亡	D	死亡
Ⅱ持续性植物状态	PVS	无意识、无言语、无反应，有心跳呼吸，在睡眠觉醒周期的觉醒阶段偶睁眼，偶有呵欠、吸吮等无意识动作，从行为判断大脑皮层无功能。特点：无意识但仍存活
Ⅲ严重残疾	SD	有意识，但由于精神、躯体残疾或由于精神残疾而躯体尚好而不能自理生活。记忆、注意、思维、言语均有严重残疾，24 小时均需他人照顾。特点：有意识但不能独立
Ⅳ中度残疾	MD	有记忆、思维、言语障碍，极轻偏瘫、共济失调等，可勉强利用交通工具，在日常生活、家庭中尚能独立，可在庇护性工厂中参加一些工作。特点：残疾，但能独立
Ⅴ恢复良好	GR	能重新进入正常社交生活，并能恢复工作，但可遗留有各种轻的神经学和病理学的缺陷。特点：恢复良好，但仍有缺陷

目标检测

1. 颅脑损伤患者常见的功能评定方法有哪些？
2. 简述颅脑损伤患者不同时期的康复目标。
3. 简述颅脑损伤患者不同时期的康复治疗方法。

（唐智生）

第三节 脊髓损伤的康复

一、概述

脊髓损伤（spinal cord injury，SCI）是指由于各种原因引起的脊髓结构、功能的损害，造成损伤平面以下的运动、感觉、自主神经功能障碍。脊髓损伤分外伤性和非外伤性。颈脊髓损伤造成上肢、躯干、下肢及盆腔脏器的功能损害时称四肢瘫；胸段以下脊髓损伤造成躯干、下肢及盆腔脏器功能障碍而未累及上肢时称截瘫。截瘫包括马尾和圆锥损伤，但不包括骶丛病变和椎管外周围神经损伤。

外伤性脊髓损伤的发病率因各国情况不同而有差别，发达国家比发展中国家发病率高。美国发病率为（20~45）/100万。中国北京地区的调查资料显示，年发病率为68/100万左右。各国统计资料显示脊髓损伤均以青壮年为主，年龄在40岁以下者约占80%，男性为女性4倍左右。国外SCI的主要原因是车祸、运动损伤等，我国则为高处坠落、砸伤、交通事故等。

二、常见功能障碍

脊髓损伤对机体功能的影响见图4-3。

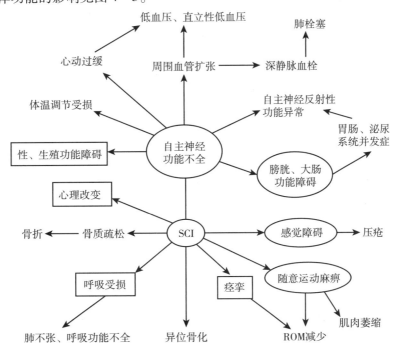

图4-3 脊髓损伤对机体功能的影响及并发症

三、康复评定

（一）损伤的评定

1. 神经平面的评定　神经平面是指身体双侧有正常的运动和感觉功能的最低脊髓节段，该平面以上感觉和运动功能完全正常。确定损伤平面时应注意以下几点。

（1）脊髓损伤神经平面主要以运动平面为依据，但 $T_2 \sim L_1$ 节段的运动损伤平面难以确定，故主要以感觉平面来确定。

（2）运动损伤平面和感觉损伤平面是通过检查关键肌及关键感觉点的痛觉（针刺）和轻触觉来确定。美国脊髓损伤协会（American Spinal Injury Association，ASIA）和国际脊髓学会（International Spinal Cord Society，ISCOS）根据神经支配的特点，选出一些关键肌和关键感觉点，通过对这些肌肉和感觉点的检查，可迅速地确定损伤平面。在检查时患者应取仰卧位（肛诊可取侧卧位）。

（3）确定损伤平面时，该平面关键肌的肌力必须大于或等于 3 级，该平面以上关键肌的肌力必须正常。如脊髓节段发出的神经纤维（根）主要支配肱三头肌，在检查 SCI 患者时，若肱三头肌肌力大于等于 3 级，C_6 节段支配的伸腕肌肌力 5 级，则可判断损伤平面为 C_7。

（4）损伤平面的记录。由于身体两侧的损伤水平可能不一致，评定时需同时检查身体两侧的运动平面和感觉平面，并分别记录。

2. 患者无法进行检查时神经平面的评定　当关键点或关键肌因某种原因无法检查时（如石膏固定、烧伤、截肢或患者无法感知面部感觉），检查者将记录"NT"（无法检查）来代替评分。这种情况下将无法评估治疗过程中该点的感觉运动评分以及受累侧的感觉运动总分。另外，伴有脑外伤、臂丛神经损伤、四肢骨折等相关损伤时，可影响神经系统的检查，但仍应尽可能准确地评定神经损伤平面，且感觉/运动评分和分级应根据延后的检查进行。

（二）感觉功能的评定

采用 ASIA 和 ISCOS 的感觉评分来评定感觉功能。

1. 关键感觉点　感觉检查的必查部分是检查身体左右侧各 28 个皮节的关键点（$C_2 \sim S_{4-5}$）（表 4 - 2）。关键点应为容易定位的骨性解剖标志点。每个关键点要检查 2 种感觉：轻触觉和针刺觉（锐/钝区分）。感觉正常（与面部感觉一致）得 2 分，异常（减退或过敏）得 1 分，消失为 0 分。每侧每点每种感觉最高为 2 分，每种感觉一侧最高为 56 分，左右两侧最高共计 112 分。两种感觉得分之和最高可达 224 分。分数越高表示感觉越接近正常。

表 4 - 2　28 个关键感觉点

皮节	关键感觉点的部位	皮节	关键感觉点的部位
C_2	枕骨粗隆	T_8	第 8 肋间（T_6 与 T_{10} 中点）
C_3	锁骨上窝	T_9	第 9 肋间（T_8 与 T_{10} 中点）
C_4	肩锁关节的顶部	T_{10}	第 10 肋间（脐水平）
C_5	肘前窝的外侧面	T_{11}	第 11 肋间（T_{10} 与 T_{12} 中点）
C_6	拇指近节背侧皮肤	T_{12}	腹股沟韧带中点
C_7	中指近节背侧皮肤	L_1	T_{12} 与 L_2 之间上 1/2 处
C_8	小指近节背侧皮肤	L_2	大腿前中部
T_1	肘前窝的内侧面	L_3	股骨内髁
T_2	腋窝顶部	L_4	内踝

皮节	关键感觉点的部位	皮节	关键感觉点的部位
T_3	第 3 肋间	L_5	足背第 3 跖趾关节
T_4	第 4 肋间（乳线）	S_1	外踝
T_5	第 5 肋间（T_4 与 T_6 中点）	S_2	腘窝中点
T_6	第 6 肋间（剑突水平）	S_3	坐骨结节
T_7	第 7 肋间（T_6 与 T_8 中点）	S_{4-5}	肛门周围

轻触觉检查需要在患者闭眼或视觉遮挡的情况下，使用棉棒末端的细丝触碰皮肤，接触范围不超过 1cm。针刺觉（锐/钝区分）常用打开的一次性安全大头针的两端进行检查：尖端检查锐觉，圆端检查钝觉。在检查针刺觉时，检查者应确定患者可以准确可靠地区分每个关键点的锐性和钝性感觉。如存在可疑情况时，应以 10 次中 8 次正确为判定的标准，因这一标准可以将猜测的概率降低到 5% 以下。无法区分锐性和钝性感觉者（包括触碰时无感觉者）为 0 分，若锐/钝感知发生改变则为 1 分。这种情况下患者可以可靠地区分锐性和钝性感觉，但关键点的针刺程度不同于面部正常的针刺强度，其强度可以大于也可以小于面部感觉。

2. 肛门深部压觉（deep anal pressure，DAP）　DAP 检查方法是检查者用示指插入患者肛门后对肛门直肠壁轻轻施压（该处由阴部神经 S_{4-5} 的躯体感觉部分支配），还可以使用拇指配合示指对肛门施加压力。感知的结果可以为存在或缺失（在记录表上填是或否）。该部分检查如发现肛门处任何可以重复感知的压觉即意味着患者为感觉不完全损伤。在 S_{4-5} 有轻触觉或针刺觉者，DAP 评估不是必须检查的项目，因患者已经可以判定为感觉不完全损伤。即便如此，仍建议完成该项目的检查。

3. 感觉平面的确定　感觉平面为针刺觉和轻触觉两者的最低正常皮节。皮节从 C_2 开始，向下至第一个轻触觉或针刺觉小于 2 分的节段。感觉平面由一个 2 分（正常或完整）的皮节确定，在轻触觉或针刺觉受损或缺失的第一个皮节平面之上的正常皮节即为感觉平面。因左右侧可能不同，感觉平面应左右分开确定。检查结果将产生 4 个感觉平面：R-针刺觉、R-轻触觉、L-针刺觉、L-轻触觉。所有平面中最高者为单个感觉平面。例如 C_2 感觉异常，而面部感觉正常，则感觉平面为 C_1。若身体一侧 C_2 至 S_{4-5} 轻触觉和针刺觉均正常，则该侧感觉平面应记录为"TNT"，即"完整"，而不是 S_5。

（三）运动功能的评定

1. 运动检查的必查部分　通过检查 10 对肌节（$C_5 \sim T_1$ 及 $L_2 \sim S_1$）对应的肌肉功能来完成。推荐每块肌肉按照从上到下的顺序检查，使用标准的仰卧位及标准的肌肉固定方法。体位及固定方法不当会导致其他肌肉代偿并影响肌肉功能检查的准确性。肌肉的肌力分为 6 级，检查方法见康复评定章节。

NT = 无法检查（即由于制动、严重疼痛、截肢或大于 50% ROM 的关节挛缩等因素导致）。国际标准检查的肌力分级不使用正负评分法，也不推荐在比较不同机构的数据时使用该方法。

某些病例如因关节挛缩导致 ROM 受限大于正常值的 50%，则肌力检查可以参照 0 ~ 5 级的分级方法，如 ROM 小于正常值的 50% 则应记录为"NT"。

适宜应用上述肌力分级法检查的肌肉（双侧）见表 4-3。选择这些肌肉是因为它们与相应节段的神经支配相一致，至少接受 2 个脊髓节段的神经支配，每块肌肉都有其功能上的重要性，并且便于仰卧位检查。

表 4-3　人体 10 组关键肌肉

平面	关键肌	平面	关键肌
C_5	屈肘肌（肱二头肌，肱肌）	L_2	屈髋肌（髂腰肌）
C_6	伸腕肌（桡侧伸腕长、短肌）	L_3	伸膝肌（股四头肌）
C_7	伸肘肌（肱三头肌）	L_4	踝背伸肌（胫前肌）
C_8	中指屈指肌（指深屈肌）	L_5	足踇长伸趾肌（踇长伸肌）
T_1	小指外展肌（小指外展肌）	S_1	踝跖屈肌（腓肠肌、比目鱼肌）

根据 ASIA 发布的《脊髓损伤神经学分类国际标准（2011 版）》（以下简称 2011 版国际标准）要求，在检查 4 或 5 级肌力时应使用特殊体位。

C_5：屈肘 90°，上肢置于身体一侧，前臂旋后。

C_6：充分伸腕。

C_7：肩内收、屈曲 90°、无旋转，屈肘 45°。

C_8：指间关节近端固定于伸展位，指远端充分屈曲。

T_1：手指充分外展。

L_2：髋屈曲 90°。

L_3：膝屈曲 15°。

L_4：踝充分背伸。

L_5：第 1 足趾充分伸展。

S_1：髋旋转中立位、屈/伸中立位、外展/内收中立位，膝充分伸展，踝充分跖屈。

对脊柱不稳的患者，进行徒手肌力检查时要小心。对 T_8 以下水平怀疑有急性创伤的患者髋主动或被动屈曲均不应超过 90°，以降低对腰椎的后凸应力。检测时应保持等长收缩并单侧检查，这样对侧髋部就可以保持伸展位以稳定骨盆。

2. 肛门自主收缩　肛门外括约肌（由 $S_{2\sim4}$ 阴部神经的躯体运动部分支配）检查应在检查者手指能重复感受到自主收缩的基础上，将结果分为存在和缺失（即检查表中记录为是或否）。给患者的指令应为"像阻止排便运动一样挤压我的手指"。若肛门自主收缩存在，则为运动不完全损伤。要注意将肛门自主收缩与反射性肛门收缩鉴别。若仅在 Valsalva 动作时出现收缩，则为反射性收缩，应记录为缺失。

3. 非关键肌评定　其他非关键肌的检查，如膈肌、三角肌、指伸肌、髋内收肌及腘绳肌，非关键肌检查结果可记录在检查表评注部分。虽然这些肌肉功能不用于确定运动平面或评分，但 2011 版国际标准允许使用非关键肌功能来确定运动不完全损伤状态，评价 ASIA 残损分级为 B 级或 C 级（见 ASIA 残损分级）。

4. 运动评分　脊髓损伤的肌力评定不同于单块肌肉，需要综合进行。评定时分左、右两侧进行。评定标准：采用 MMT 法测定肌力，每一组肌肉所得分值与测得的肌力级别相同，从 1 分至 5 分不等。如测得肌力为 1 级则评 1 分，5 级则评 5 分。最高分左侧 50 分，右侧 50 分，共 100 分。也可将上肢、下肢分开计分，上肢双侧最高 50 分，下肢双侧最高 50 分，共 100 分，这是 2006 版 ASIA 和 ISCOS 推荐的运动评分方法。评分越高表示肌肉功能越佳，据此可评定运动功能。

5. 运动平面确定　运动平面通过身体一侧 10 块关键肌的检查确定，肌力为 3 级及以上（仰卧位 MMT）的最低关键肌即代表运动平面，前提是代表其上节段的关键肌功能正常（5 级）。身体左右两侧可以不同，二者中的最高者为单个运动平面。

运动平面确定后要进一步考虑每个节段的神经（根）支配一块以上的肌肉，同样大多数肌肉受一个以上神经节段支配（常为 2 个节段）。因此，用一块肌肉或一组肌肉（即关键肌）代表一个脊神经节段支配旨在简化检查。某一块肌肉在丧失一个神经节段支配但仍有另一神经节段支配时肌力减弱。按常规，如果一块肌肉肌力在3级以上，则该肌节的上一个肌节存在完整的神经支配。在确定运动平面时，相邻的上一个关键肌肌力必定是5级，因为预计这块肌肉受2个完整的神经节段支配。例如，C_7支配的关键肌无任何活动，C_6支配的肌肉肌力为3级，若C_5支配的肌肉肌力为5级，那么，该侧的运动平面在C_6。

检查者的判断依赖于确定其所检查的肌力低于正常（5级）的肌肉是否有完整的神经支配。许多因素可以抑制患者充分用力，如疼痛、体位、肌张力过高或废用等，任何上述或其他因素妨碍肌力检查时，该肌肉的肌力应被认为是无法检查（NT）。然而，如果这些因素不妨碍患者充分用力，检查者的最佳判断为排除这些因素后患者肌肉肌力为正常（仰卧位MMT为5级），那么，该肌肉肌力评级为5级。对于那些临床应用徒手肌力检查法无法检查的肌节，如$C_1 \sim C_4$、$T_2 \sim L_1$及$S_2 \sim S_5$，运动平面可参考感觉平面来确定。如果这些节段的感觉是正常的，其上的运动功能正常，则认为该节段的运动功能正常。

6. 痉挛评定　目前临床上多用改良Ashworth痉挛评定量表（参见康复评定章节）。

（四）损伤程度评定

1. ASIA残损分级　损伤一般根据鞍区功能的保留程度分为神经学"完全损伤"和"不完全损伤"。"鞍区保留"指查体发现最低段鞍区存在感觉或运动功能（即S_{4-5}存在轻触觉或针刺觉，或存在DAP或肛门括约肌自主收缩）。完全损伤指鞍区保留（即最低骶段S_{4-5}感觉和运动功能）不存在；不完全损伤指鞍区保留（即最低骶段S_{4-5}感觉和/或运动功能）存在。ASIA残损分级用于对残损程度进行分级评定见表4-4。

表4-4　ASIA损伤分级

等级	功能状况	临床表现
A	完全性损伤	骶段（$S_4 \sim S_5$）无任何运动及感觉功能保留
B	不完全性损伤	在神经损伤平面以下，包括骶段（$S_4 \sim S_5$）存在感觉功能，但无任何运动功能
C	不完全性损伤	在神经损伤平面以下有运动功能保留，一半以上的关键肌肌力小于3级，感觉存在
D	不完全性损伤	在神经损伤平面以下有运动功能保留，至少一半的关键肌肌力大于或等于3级
E	正常	感觉和运动功能正常

⊕ **知识链接**

《脊髓损伤神经学分类国际标准》（2019年修订）

该标准描述了脊髓损伤的查体方法（即国际标准查体方法）及美国脊髓损伤协会（ASIA）残损分级。基于世界各国脊髓损伤治疗和研究领域的临床医师和研究人员的意见、问题和建议，本标准对一些概念和表达进行了澄清和修订。目的是使临床医师能够对脊髓损伤患者进行准确和一致的神经学检查。这些模块包括基础解剖、感觉检查、运动检查、肛门直肠检查、评分、分级、AIS分类以及1个可选模块。另外委员会还开发了儿童脊髓损伤国际标准检查方法（WeeSTeP）和自主神经检查标准e-项目（ASTeP）。

2. 部分保留带（zone of partial preservation，ZPP）　ZPP仅用于完全损伤，指感觉和运动平面以下保留部分神经支配的皮节和肌节，保留部分感觉或运动功能的节段即为相应的感觉或运动ZPP，且应按右侧和左侧以及感觉和运动分别记录。例如，右侧感觉平面为C_5，从C_6至C_8有感觉保留，则检查表中右侧感觉ZPP应记录为"C_8"。如果运动或感觉平面以下无部分支配的节段，则应将运动和感觉平面记录在检查表中 ZPP 部分，注意记录 ZPP 时，运动功能与感觉功能不一定一致，且运动平面以下记录为 ZPP 的肌肉运动应为主动收缩。例如，某病例根据运动和感觉平面，得出神经损伤平面为 T_4，左侧感觉保留至 T_6 皮节，则左侧感觉 ZPP 应记录为 T_6，但运动 ZPP 仍为 T_4。ZPP 中不包括非关键肌。ZPP 不适用于不完全损伤，因此在不完全损伤者的检查表中应记录"N/A"。

（五）脊髓休克的评定

当脊髓与高位中枢离断时，脊髓暂时丧失反射活动能力而进入无反应状态的现象称为脊髓休克。临床上常用是否出现球海绵体反射来判断脊髓休克是否结束，此反射的消失为休克期，反射的再出现表示脊髓休克结束。但需注意的是极少数正常人不出现该反射，圆锥损伤时也不出现该反射。具体检查方法：用戴手套的示指插入肛门，另一手刺激龟头（女性刺激阴蒂），阳性时手指可以明显感觉到肛门外括约肌的收缩。脊髓休克结束的另一指征是损伤平面以下出现感觉、运动或肌肉张力升高与痉挛。

（六）ADL 能力评定

截瘫患者可用改良的 Barthel 指数，四肢瘫患者用四肢瘫功能指数来评定。

（七）功能恢复的预测

对完全性脊髓损伤的患者，根据不同的损伤平面预测其功能恢复情况（表4-5）。

表4-5　损伤平面与功能恢复的关系

节段	不能行走，在轮椅上仍需依赖程度				在轮椅上独立程度		可能步行的程度
	完全依赖	大部分依赖	中度依赖	小部分依赖	基本独立	完全独立	
C_{1-3}	√						
C_4		√					
C_5			√				
C_6				√			
$C_7 \sim T_1$					√		
$T_2 \sim T_5$						√	
$T_6 \sim T_{12}$							√①
$L_1 \sim L_3$							√②
$L_4 \sim S_1$							√③

注：①治疗性步行；②家庭功能性步行；③社区功能性步行。

（八）其他

脊髓损伤的患者，还需进行神经源性膀胱与神经源性直肠的评定、性功能障碍的评定、心肺功能的评定、心理障碍的评定。

四、康复治疗

⇒ 案例引导

　　临床案例　患者，男，18 岁，车祸致四肢瘫20 多天入院，检查为颈5~6椎体骨折伴脱位，脊髓不完全损伤（ASIA 分级 C），已经行手术内固定术。术后患者上肢有部位活动但下肢无活动。目前患者卧床，大小便不能自理。

　　讨论　对于这样的患者如何进行康复治疗？

脊髓损伤的康复治疗包括急性期的康复治疗和恢复期的康复治疗，采用物理治疗、作业治疗、辅助器具、心理治疗等综合康复措施，并需注意及时处理并发症。

（一）康复目标与时机选择

1. 康复目标　脊髓损伤的平面及程度与预后存在较密切的联系，损伤平面越高、程度越重，预后越差；根据脊髓损伤平面与功能预后的关系制订不同的康复目标。

2. 时机选择　患者生命体征和病情基本平稳、脊柱稳定即可开展康复治疗。

（二）康复治疗原则

包括：①早期康复介入；②循序渐进开展康复治疗；③根据患者功能评定结果制订及调整康复治疗计划；④全面的康复。

（三）急性期康复

急性期一般指患者伤后在脊柱外科住院时，当临床抢救告一段落，患者生命体征和病情基本平稳，脊柱稳定即可开始康复训练。急性期主要采取床边训练的方法，主要目的是及时处理并发症、防止废用综合征，为以后的康复治疗创造条件。训练内容包括以下几个方面。

1. 体位摆放　患者卧床时应注意保持肢体处于功能位置。

2. 关节被动运动　对瘫痪肢体进行关节被动运动训练，1～2次/天，每一关节在各轴向活动20次即可，以防止关节挛缩和畸形的发生。

3. 体位变换　对卧床患者应定时变换体位，一般每2小时翻身一次，以防止压疮形成。

4. 早期坐起训练　对脊髓损伤患者脊柱稳定性良好者应早期（伤后/术后1周左右）开始坐位训练，每日2次，每次30分钟。开始时将床头抬高或摇起30°，如无不良反应，则每天将床头升高15°，一直到90°，并维持继续训练。一般情况下，从平卧位到直立位需1周的适应时间，适应时间长短与损伤平面相关。

5. 站立训练　患者经过坐起训练后无体位性低血压等不良反应即可考虑进行站立训练。训练时应保持脊柱的稳定性，佩戴矫形器或腰围训练起立和站立活动。患者站起立床，从倾斜20°开始，角度渐增，8周后达到90°，如有不良反应发生，应及时降低起立床的高度。

6. 呼吸及排痰训练　对颈髓损伤呼吸肌麻痹的患者应训练其腹式呼吸运动，咳嗽、咳痰能力以及进行体位排痰训练，以预防及治疗呼吸系统并发症并促进呼吸功能。

7. 大、小便的处理　脊髓损伤后1～2周多采用留置导尿的方法。每天进水量达到2500～3000ml，并记录出入水量。之后采用间歇清洁导尿术。便秘可用润滑剂、缓泻剂与灌肠等方法处理。

（四）恢复期康复训练

恢复期的康复训练是指患者进入康复医学科住院或门诊后，依患者病情，进行的训练。进入恢复期的时间可早可迟，骨折部位稳定、神经损害或压迫症状稳定、呼吸平稳后即可进入恢复期治疗。

1. 肌力训练　完全性脊髓损伤患者肌力训练的重点是肩和肩胛带的肌肉，特别是背阔肌、上肢肌肉和腹肌。不完全性脊髓损伤患者，应对肌力残留的肌肉一并训练。肌力达3级时，可以采用主动运动；肌力2级时可以采用助力运动、主动运动；肌力1级时只有采用功能性电刺激、被动运动的方式进行训练。肌力训练的目标是使肌力达到3级以上，脊髓损伤患者为了应用轮椅、拐杖或助行器，在卧床、坐位时均要重视训练肩带肌力，包括上肢支撑力训练、肱三头肌和肱二头肌训练和握力训练。

对使用低靠背轮椅者，还需要进行腰背肌的训练。卧位时可采用举重、支撑；坐位时利用支撑架等。

2. **垫上训练** 治疗垫上可进行的训练有：①翻身训练，适用于早期未完全掌握翻身动作技巧的患者继续练习。②牵伸训练，主要牵伸下肢的腘绳肌、内收肌和跟腱。牵伸腘绳肌是为了使患者直腿抬高大于90°，以实现独立长腿坐。牵伸内收肌是为了避免患者因内收肌痉挛而造成会阴部清洁困难。牵伸跟腱是为了防止跟腱挛缩，以利于步行训练。牵伸训练可以帮助患者降低肌肉张力，从而对痉挛有一定的治疗作用。③垫上移动训练。④手膝位负重及移行训练。

3. **坐位训练** 可在垫上及床上进行。坐位可分为长坐位（膝关节伸直）和端坐位（膝关节屈曲90°）。进行坐位训练前患者的躯干需有一定的控制能力，双侧下肢各关节需要一定的活动范围，特别是双侧髋关节活动范围需接近正常。坐位训练可分别在长坐位和端坐位两种姿势下进行。实现长坐才能进行穿裤、袜和鞋的训练。坐位训练还包括坐位静态平衡训练，躯干向前、后、左、右侧以及旋转活动时的动态平衡训练。在坐位平衡训练中，还需逐步从睁眼状态下的平衡训练过渡到闭眼状态下的平衡训练。

4. **转移训练** 转移SCI患者必须掌握的技能，包括帮助转移和独立转移。帮助转移分3人帮助、2人帮助和1人帮助。独立转移则由患者独立完成转移动作。转移训练包括床与轮椅之间的转移、轮椅与坐便器之间的转移、轮椅与汽车之间的转移及轮椅与地之间的转移等。在转移训练时可以借助辅助器具，如滑板等。

5. **步行训练** 步行训练的目标如下。

（1）治疗性步行 佩戴截瘫步行器，借助双腋拐进行短暂步行，一般适合于$T_6 \sim T_{12}$平面损伤的患者。

（2）家庭功能性行走 可在室内行走，但行走距离不能达到900米，一般见于$L_1 \sim L_3$平面损伤的患者。

（3）社区功能性行走 L_4以下平面损伤患者穿戴踝足矫形器，能上下楼，能独立进行日常生活活动，能连续行走900米以上。

完全性脊髓损伤者步行的基本条件是上肢有足够的支撑力和控制力，不完全性脊髓损伤者，则要根据残留肌力的情况确定步行能力。步行训练分为平行杠内步行训练和拐杖步行训练。先在平行杠内练习站立及行走，包括摆至步、摆过步和四点步，逐步过渡到平衡训练和持双拐行走训练。行走训练时要求上体正直，步态稳定，步速均匀。耐力增强之后可以练习跨越障碍、上下台阶、摔倒及摔倒后起立等训练。

6. **轮椅训练** 伤后2~3个月患者脊柱稳定性良好，坐位训练已完成，可独立坐15分钟以上时，开始进行轮椅训练。上肢力量及耐力是良好轮椅操控的前提。轮椅训练包括向前驱动、向后驱动、左右转训练、前轮翘起行走和旋转训练、上斜坡训练和跨越障碍训练、上楼梯训练和下楼梯训练、越过马路镶边石的训练、过狭窄门廊的训练及安全跌倒和重新坐直的训练。注意每坐30分钟，必须用上肢撑起躯干，或侧倾躯干，使臀部离开椅面以减轻压力，避免坐骨结节处发生压疮。

7. **矫形器的使用** 配用适当的下肢步行矫形器为很多截瘫患者站立步行所必需。通常L_3平面以下损伤的患者建议选用踝足步行器，$L_{1\sim3}$平面损伤的患者建议选用膝踝足步行器，$T_{8\sim12}$平面损伤的患者建议选用Walkabout，T_4平面以下损伤的患者可选用往复式截瘫步行器或向心的往复式截瘫步行器。

8. **日常生活活动能力的训练** SCI患者特别是四肢瘫患者，训练日常生活活动能力尤为重要。自理活动，如吃饭、梳洗、上肢穿衣等，在床上可进行时，就应过渡到轮椅上进行。洗澡可在床上或洗澡椅上给予帮助完成，借助一些自助器具有利于动作的完成。环境控制系统及护理机器人可极大地帮助四肢瘫患者生活自理。此外，ADL训练应与手功能训练结合进行。

9. 物理因子的应用 功能性电刺激（fanctionol electrical stimulation，FES）可克服肢体不活动的危害，使肢体产生活动。SCI 后下肢易发生深静脉血栓，电刺激小腿肌肉可降低发生率。FES 可产生下肢功能性活动，如站立和行走。应用超短波、紫外线等物理因子治疗可减轻损伤部位的炎症反应，改善神经功能。

10. 心理治疗 脊髓损伤在精神上给患者带来了难以描述的痛苦，康复工作绝不仅限于功能训练，还要强调患者在心理社会方面的适应，这包括在悲伤的时候提供必要的社会支持和帮助，重塑自身形象，形成新的生活方式和对世界的认识，重新设计未来的计划，帮助患者在社会中找到自己的位置。具体方法参见相关章节的内容。

11. 其他 SCI 患者根据条件和恢复情况，可进行文体训练及职业康复训练。

（五）并发症的处理

脊髓损伤后两种最严重的并发症为压疮并发败血症、尿路感染并发肾功能不全；最危急的情况是自主神经反射亢进。肺部感染、深静脉血栓形成、痉挛、关节挛缩、异位骨化也不少见，因此对并发症的处理很重要。压疮、尿路感染、痉挛的处理见相关章节内容。

1. 自主神经反射亢进 又称自主神经过反射，是脊髓损伤特有的威胁患者生命的严重并发症，多见于 T_6 以上脊髓损伤的患者。主要症状是头痛，主要体征是突发性高血压，其次是脉搏缓慢或加快，有面部潮红、多汗，最重要也是最有效的治疗方法是尽快找出致病因素并尽快处理，大多数患者在去除致病因素后，症状均能立即好转。最常见的致病因素是膀胱及肠道的过度膨胀，故当出现此症时，均应立即检查导尿管是否通畅，膀胱是否过度膨胀，并针对症状和体征立即进行相应的处理。

2. 深静脉血栓 脊髓损伤患者中深静脉血栓的发生率较高。如一侧肢体突然发生肿胀，伴有胀痛、体温升高、肢体局部温度升高，都应考虑下肢深静脉血栓形成。未发现和未处理的深静脉血栓可导致肺栓塞和突然死亡。彩色超声多普勒检查有助于确诊。预防和治疗措施包括卧床休息、抬高患肢。病情允许时应穿着医用弹力袜或缠弹力绷带。应用合适的药物如阿司匹林、丹参、低分子肝素、香豆素衍化物（华法林）等。

3. 异位骨化 异位骨化通常指在软组织中形成骨组织。此症好发于髋关节，其次为膝、肩、肘关节及脊柱，一般发生于伤后 1~4 个月，通常发生在损伤水平以下，局部多有炎症反应，伴全身低热，任何 SCI 患者如有不明原因的低热均应考虑此症。治疗措施有应用消炎止痛药和其他药物、冷敷，若骨化限制关节活动则需手术摘除。

目标检测

1. 简述脊髓损伤患者康复治疗方法。
2. 简述脊髓损伤患者常见的功能障碍及功能评定方法。
3. 简述完全性脊髓损伤患者功能恢复的预测。

（唐智生）

第四节　小儿脑性瘫痪的康复

⇒ 案例引导

　　临床案例　患者，男，6 个月，因发现抬头无力 1 个月就诊。个人史：足月产、顺产、出生体重 3000 克，未发现药物过敏史。既往史：曾患新生儿高胆红素血症，接受蓝光照射。查体：一般情况好，仰卧位表现头后仰，四肢及躯干伸肌张力高，呈轻微角弓反张，眼经常固定视右方，头转向右侧时呈拉弓射箭姿势，俯卧位时四肢及躯干肌张力低下，仰卧位拉起抬头不能，俯卧位抬头出现，出现肘支撑，不吃手，双手握拳，拇指内收，视追物不良，头眼协调不良，注意力转移迟钝，持续时间短，VOJTA 反射 7 项异常。

　　讨论　1. 患者有哪方面功能障碍？

　　　　　2. 应进行哪方面检查和辅助检查、诊断，临床分型是什么？

　　　　　3. 应进行哪方面功能训练？

一、概述

1. 定义　小儿脑性瘫痪简称脑瘫（cerebral palsy，CP），是指出生前至出生后 1 个月内脑发育阶段的非进行性脑损伤所致的综合征。主要表现为运动障碍和姿势异常，可同时伴有智力缺陷、摄食障碍、语言功能障碍、视听觉功能障碍、心理行为异常、癫痫及其他异常等。

脑瘫并不等于智力低下，约有 25% 脑瘫患儿智力正常，但脑瘫如得不到及时和正确的干预，功能障碍会逐渐加重，严重影响儿童生长发育。

2. 流行病学　脑瘫患病率各国报道不一，国内外报道目前脑瘫患病率为 1.4‰ ~ 3.2‰，我国 1 ~ 6 岁脑瘫患病率为 2.46‰。导致脑瘫的高危因素有胎儿宫内窘迫、早产、低体重、窒息、高胆红素血症、低血糖症、营养不良、脑部感染等。

3. 临床分型　痉挛型四肢瘫、痉挛型双瘫、痉挛型偏瘫、不随意运动型、共济失调型、Worster - Drought 综合征、混合型。

二、常见功能障碍

（一）运动发育落后或异常

表现在粗大运动和精细运动两方面，如不能翻身、不能爬、不能抓握、不能穿衣服、不能系扣等。

（二）肌张力异常、反射异常和姿势异常

脑瘫肌张力异常表现为肌张力增高、肌张力降低或肌张力波动（在兴奋或运动时增高，安静时降低）。反射异常主要表现为原始反射延迟消失，保护性反射及平衡反应延迟出现或不出现，可有病理反射阳性；姿势异常表现为静态和动态躯干及四肢的非对称姿势，多与肌张力异常和原始反射延迟消失有关。

（三）心理认知功能障碍

表现为早期对外部环境变化的注意力转移和集中持续时间不足、反应迟钝、感知觉异常，以后逐渐出现学习能力下降、认知障碍等。

（四）学习困难

大约50%的脑瘫患儿存在轻度或中度学习困难，包括阅读困难、计算困难等，严重的学习困难会造成患儿康复进展缓慢。

（五）视听觉异常

约半数的脑瘫患儿存在斜视，主要是控制运动功能的眼部肌肉受累所致。不随意运动型脑瘫常见听觉神经通路损伤，又称为中枢性听力障碍。

（六）语言功能障碍

脑瘫患儿常伴有语言发育迟缓，影响患儿与人交流和情感表达，需要进行语言训练或者使用能够交流的辅助器材。

（七）吞咽功能障碍

脑瘫患儿的吞咽功能障碍，会造成进食困难。严重的脑瘫患儿容易发生呛食，引起吸入性肺炎。

（八）日常生活活动能力障碍

脑瘫患儿的运动功能障碍、心理认知功能障碍以及视听语言功能障碍等都会影响患儿的日常生活活动，很多患儿不能独立完成穿衣、进食、如厕等日常生活，严重影响生活质量。

三、康复评定

脑瘫康复评定强调整体评定，主要以正常儿童整体发育为参照，包括身心两方面进行评定。

1. 一般状况评定　包括营养、免疫力等身体一般情况的了解。

2. 小儿发育水平测试　主要有诊断性量表（表4-6）和筛查量表（表4-7）。

表4-6　小儿发育水平诊断性量表

诊断性量表	适用于
Peabody 运动发育测试	6~72 个月儿童
Gesell 婴儿发育量表	4 周到 3 岁儿童
Gesell 发展量表	4~6 岁儿童
韦克斯勒学前和学龄初期智力量表	4~6.5 岁儿童
韦克斯勒儿童智力量表	6~16 岁儿童

表4-7　小儿发育水平筛查量表

筛查性量表	适用于
丹佛发育筛查量表	0~6 岁儿童
Vojta 反射量表	1 岁以内婴儿

3. 运动功能评定　包括原始反射、姿势性反射、肌力、肌张力、关节活动度、平衡能力、协调能力、步行能力、步态分析、粗大运动功能评定（GMFM）、粗大运动功能分级系统（GMFCS）、精细动作功能评定。评定方法详见第二章相关章节。

4. 其他功能障碍的评定　包括感知觉功能评定，认知、心理、行为能力评定、吞咽功能和言语功能评定。评定方法详见第二章相关章节。

5. 辅助检查和诊断

（1）诊断　主要根据是中枢性运动障碍持续存在、运动和姿势发育异常、肌张力异常、反射异常等临床表现。

（2）辅助检查　头颅影像学检查主要包括 MRI、CT，目的是明确是否存在脑畸形、脑出血、脑积水等问题，脑瘫患儿可能还会有脑皮质发育落后、脑白质软化等问题。值得注意的是影像学检查正常并不意味不是脑瘫，影像学异常也不意味一定就是脑瘫，临床上也有影像学检查脑结构明显异常而小儿发育正常的例子。神经电生理学检查，脑干听觉诱发电位（brainstem auditory evoked potential，BAEP）比较适用于早期诊断脑瘫听力障碍，脑电图（electroencephalogram，EEG）在脑瘫的诊断、治疗、预后判断方面有一定价值。

四、康复治疗

（一）康复目标

改善运动功能和智力状况，提高生活自理能力、社会交往及适应能力等。

（二）康复治疗

1. 脑瘫康复的基本原则　康复方案应根据其功能评定结果、环境因素及患儿的接受能力而定，并充分考虑以下方面的内容。

（1）综合性康复治疗　综合性有两个含义，①指脑瘫在整体评定的基础上，进行多方面的整体康复，如脑瘫患者存在认知功能障碍，不仅会影响注意力，同时也会影响患儿对肢体的认知造成肢体的失认和失用，进而影响患儿粗大运动功能和精细运动功能的发育。因此，对患儿肢体失认及失用康复治疗时，还应同时对注意力障碍进行治疗才能更有效。②指在对某一功能障碍进行康复治疗时要采用多种手段进行。如欲解决伸手抓物中屈腕固定问题，除了牵伸相关痉挛肌肉以外还应考虑使用腕关节支具、肉毒毒素 A 的注射等，有些严重关节畸形的情况可手术介入治疗。

多手段治疗的目的是尽可能地降低干预的难度，减轻患儿的痛苦，提高效率，缩短疗程，尽可能改善患儿功能。

（2）发展变化的观点　在脑瘫康复中应重视患儿正处于快速生长发育阶段的情况，在这个过程中其器官的解剖和功能都在快速变化。对于这个变化的影响应从两个方面去考虑，从正性效应来看，相比较于成人，小儿具有更强的修复能力、代偿能力和脑功能重塑能力。因此，及时、有效地减轻或祛除患儿运动发育和学习能力的不利影响因素，能取得更好的干预效果。从负性效应来看，当患儿器官功能下降或发育障碍时，较成人更易出现继发性损害。

（3）早发现、早干预　大量的流行病学调查结果证实，早发现、早干预可以有效地减少脑瘫发生率和降低脑瘫严重程度。

（4）脑功能重组　脑功能重组的观点是脑瘫康复干预的理论基础。一切干预措施都应该基于这个观点进行设计和开展。

（5）家长积极参与　在康复过程中，家长的参与度对患儿康复效果的重要性不言而喻。家长参与度高既可以有效缓解患儿的恐惧心理，又可以调动患儿的主动性。

（6）治疗趣味化　在脑瘫康复训练的过程中，无论是 PT、OT、ST 都应该尽可能地将训练与游戏相结合，以个人或集体游戏的方式来完成，尽可能让患儿在愉悦的氛围中完成功能训练。这样做符合孩子好奇、爱玩的天性，能提高孩子参与的积极性，提高注意力，改善与人交往的能力。

2. 物理治疗（physical therapy，PT）　包括运动疗法和物理因子疗法。运动疗法目前常用的方法包括 Bobath 疗法、引导式教育、Rood 法、PNF 法等。

（1）Bobath 疗法　该疗法认为脑损伤的运动功能障碍主要表现为异常姿势和异常运动模式，其原因是缺乏对反射性姿势和运动模式的中枢抑制。Bobath 疗法的基本原理是通过反射性抑制异常姿势和运动，促进正常的运动感觉和运动模式。主要的手法包括抑制手技（关键点控制）、促通手技以及刺激本体感受器和体表感受器手技（叩击手技）等（表4-8）。

表4-8 关键点控制的操作

关键点	操作	控制	促通
颈	背屈	屈曲	伸展
	屈曲	伸展	屈曲
肩胛带	回缩	屈曲	伸展
	前方突出	伸展	屈曲
上肢	内旋和内收	伸展	屈曲
	外旋和外展	屈曲	伸展
	外展和拇指外展	屈曲	伸展
骨盆带和下肢	屈曲		髋：外展和外旋
	伸展和外旋		髋：外展
	足趾和背屈		足：背屈

（2）引导式教育 训练者将患儿最迫切需求的某个内容设定为特定任务，通过教育让患儿将这个任务化为自己的追求，激发其主动意识，训练者将这个任务所需的粗大运动、运动感觉和认知、自主动作和技能等问题统一考虑和设计，并分解成按顺序排列的若干单一动作，患儿通过训练者的引导和帮助，逐个掌握每一个单一动作，然后将这些动作串联完成，从而实现这一训练任务。

引导式教育治疗的实施对患儿有一定的要求，对于因智力、言语等不能进行简单沟通者不适合用此法。

引导式教育理论基础是功能障碍者可通过主动学习而获得功能，学习的过程需要受过专门训练的训练者（引导员）的设计、教育、帮助、训练才有可能获得。

（3）物理因子疗法 ①水疗对于亲水的患儿来说不仅能使其身心愉悦，同时也是一个较好的减重运动的环境，温热能有效降低肌肉痉挛，通过水温和压力能增加感觉输入，有利于正确动作的建立和发展；②磁疗有利于调节中枢神经系统的兴奋性；③低频电疗有利于增加患肢肌力或抑制患肢肌张力，建立和发展肢体的活动；④中频电疗能够增加局部感觉输入；⑤蜡疗能缓解疼痛和肌肉痉挛。

3. 作业治疗（occupational therapy，OT） 针对脑瘫患儿的日常生活能力、认知、行为缺陷等问题设计作业活动，发展其认知、学习和精细动作的能力，解决其在生活、学习、社交等方面的困难。重点在于实现日常生活活动自理。

（1）促进正确运动感觉、知觉的发育，促进建立正确的运动模式 脑瘫患儿常伴有异常姿势、异常肌张力、异常反射，导致出现各种错误运动感觉和运动知觉，形成各种错误动作和错误运动模式。应用作业治疗，通过前庭觉、本体觉、触觉、视觉、听觉帮助患儿纠正错误的动作和运动模式，建立正确的运动感觉，发展正确的姿势，包括静态姿势和动态姿势。促进上肢功能的发育；促进头、躯干、上肢、下肢的运动控制和协调动作；促进和改善对自身身体部位、身体和环境关系的认识，对动作的距离、方向、力度的协调能力。

（2）促进日常生活活动发展 将进食、穿脱衣服、洗漱、如厕等日常生活动作的训练和发展感觉、知觉、认知训练结合起来，并与促进上肢功能，尤其是手的认知、使用结合起来。

（3）改善行为异常、促进情绪稳定、发展社会适应力 脑瘫患儿行动范围受限、与人交往能力弱化、与周围环境交流出现障碍，表现出行为异常、情绪不稳定、社会适应力差。在治疗过程中应该重视通过强化各种感觉输入改善其与周围环境的交流能力，通过个体和集体游戏活动等改善其环境因素，促进其发育正性的行为和情绪，促进其社会适应力的发展。

4. 吞咽训练　有相当多的患儿伴有吞咽障碍，其原因多是异常肌张力分布。表现为吸吮无力、易呛咳以及无呛咳的隐匿型吞咽障碍。临床上许多患儿经常出现吞咽障碍－肺炎－高热－使用抗生素－加重前庭功能障碍－加重异常肌张力的恶性循环，同时患儿因为肺炎常常被迫中止康复训练，影响早期康复治疗的效果。因此对脑瘫患儿早期康复训练要充分认识吞咽障碍所带来的影响，重视吞咽训练。

5. 言语、认知训练　脑瘫康复中很多人往往不够重视认知功能障碍在早期康复中的重要性，由于早期是发展认知功能的最好的时机，只要给予重视常常会收到较好的疗效。脑瘫语言障碍主要有构音障碍、语言发育迟缓等。构音障碍主要和异常肌张力分布有关，在构音障碍的训练中针对与构音有关的肌群进行精细训练是必要的，但同时也要注意针对引起异常肌张力分布的全身因素进行治疗，比如中枢性前庭功能障碍等。

6. 音乐治疗　音乐治疗可以平衡身心、调节情绪、改善肢体协调能力，促进患儿的感知、认知和交流能力，同时通过音乐的节律辅助运动训练，能够提高康复的疗效。

7. 康复教育　脑瘫患儿约有50%以上合并不同程度的智力低下，早期接受教育对于改善智力水平非常重要。针对影响患儿接受教育的干扰因素，如运动障碍、心理行为异常等，进行积极的干预治疗也同样重要，并根据患儿的病情、年龄和需求做出统筹安排。

此外，还有辅助器具和矫形器的应用、传统中医康复疗法、药物治疗和手术治疗等。

五、康复预防

1. 一级预防　在母亲孕期积极进行产前检查；新生儿期和婴儿期认真做好儿童保健，尤其对早产儿、低体重儿、新生儿高胆红素血症等有高危因素的高危儿要特别注意异常反射、异常肌张力、生长发育、视觉、听觉等方面专科检查和跟踪观察。

2. 二级预防　有高危因素的高危儿有异常表现者应早发现、早干预。

3. 三级预防　对已有明显表现的脑瘫患儿应全面、积极、规范地进行有效干预，争取减轻残疾程度和残疾范围。

六、康复治疗中的常见问题

1. 癫痫　脑瘫患儿常合并癫痫。癫痫的表现多种多样，有时候非常隐蔽不容易发现，医护人员在对脑瘫患儿的康复过程中要仔细观察，且要教育家长平时多留心观察，有所怀疑时应尽早请专科会诊，明确诊断，规范治疗。伴有癫痫的脑瘫患儿康复训练时要注意适度。

2. 肌肉痉挛　对肌肉痉挛的处理，首先尽量祛除引起痉挛的因素，对小儿来说，尽管存在肌张力异常、姿势异常等现象，但若早期每天针对性进行全关节范围活动、牵伸相应的痉挛肌、通过使用支具保持关节功能位、改善相应区域关节和肌肉的本体感觉和触觉输入，一般都能有效缓解肌痉挛。对于严重影响功能活动的肌痉挛进行 A 型肉毒毒素注射也为目前常用而且有效的方法，该方法相对安全、不良反应少。注射后疗效一般能维持 3 ~ 6 个月，应注意的是，尽量避免单纯为了治疗肌痉挛而注射该药，而应把它作为降低康复治疗难度的一个契机，积极利用药物的疗效期进行有效的康复训练，恢复正确的力线和姿势，增进肢体的运动功能。经过正确、积极治疗后，一般都能改善肌肉痉挛，促进运动功能的恢复。

目标检测

1. 脑瘫有哪些常见功能障碍?
2. 简述脑瘫康复治疗的基本原则。
3. 脑瘫康复评定包括哪些方面?

（谢玉宝）

第五节　周围神经损伤的康复

→ 案例引导

　　临床案例　患者，男，43岁，农民，因右上臂肿痛伴垂腕3周入院。3周前骑自行车时不慎跌倒，右侧上肢支撑着地，当时出现右上臂疼痛，右手腕、手指抬起困难，立即到当地医院就诊。急诊检查X线片提示：右肱骨下端骨折，断端轻度移位。即行骨科处理。因右上肢运动障碍来康复医学科就诊。既往史无特殊。查体：一般情况好，步行入病房，查体合作。头部无畸形，心、肺、腹部无异常，双下肢无浮肿。

　　专科检查：右上臂轻度肿胀，右上臂中下段有压痛，屈肘功能位，右肩关节活动良好，右前臂和右手较左侧稍肿胀，右前臂伸肌张力较左侧低，垂腕屈指，右侧桡神经支配区感觉减退，肱二头肌腱反射减弱，肱三头肌腱反射和桡骨骨膜反射未引出。

　　X线片示：右肱骨下段骨折。骨折对位良好，骨折断端处有骨痂形成，骨折线模糊。

　　临床诊断：右肱骨下段骨折伴桡神经损伤。

　　讨论　1. 患者应进行哪些康复评定?

　　　　　2. 如何进行康复治疗?

一、概述

（一）定义

　　周围神经（peripheral nerve）是指嗅、视神经以外的脑神经和脊神经、自主神经及其神经节。周围神经从功能上分为感觉传入和运动传出两部分，感觉传入神经由脊神经后根、后根神经节及脑感觉神经组成；运动传出神经由脊髓前角及侧角发出的脊神经前根及由脑干运动核发出的脑神经构成。

　　周围神经损伤是由于周围神经丛、神经干或其分支直接或间接受外力作用而发生的损伤。周围神经多为混合神经，损伤后会出现运动障碍、感觉障碍和自主神经障碍。

（二）病因及病理机制

　　引起周围神经损伤常见的原因有牵拉伤、压砸伤、挤压伤、挫伤、撕裂伤、火器伤、切割伤、医源性损伤等。周围神经损伤后，其病理变化取决于损伤的原因及程度。周围神经干具有较强的抗牵拉性，但若急性牵拉达到一定程度可出现神经传导阻滞；再进一步牵拉造成神经形态学改变，会出现轴突和束膜变性或断裂。神经压迫导致轴索内轴浆运输障碍以及神经缺血出现神经内水肿而影响神经束内血液供应。神经断裂后，断裂远端的神经在 3～4 天内发生华勒变性（Wallerian degeneration），随之出现轴突变性（axonal degeneration）和节段性脱髓鞘（segmental degeneration）等改变。

⊕ 知识链接

Sunderland 如何分类?

Ⅰ度　神经失用，轴突连续性存在，可有节段性脱髓鞘，轴突传导丧失。神经损伤远端不出现华勒变性，功能可于 3～4 周内获得完全恢复。

Ⅱ度　轴突中断，轴突与髓鞘受损，神经内膜组织未受损。神经损伤远端出现华勒变性，神经可自行恢复，神经再生的速度 1～2mm/ 天，恢复时间取决于轴突损伤处至支配区器官的距离。

Ⅲ度　神经束内神经纤维损伤，轴突、髓鞘、神经内膜损伤，但神经束膜完整、正常。神经虽可自行恢复，但神经内膜发生不同程度纤维化，神经纤维数量有所减少，神经功能不能完全恢复。

Ⅳ度　神经束损伤断裂，轴突、神经内膜、神经束膜损伤，仅神经外膜完整，神经干的连续性仅靠神经外膜维持。神经损伤广泛，只有很少的轴突能到达神经末梢，神经功能基本丧失，需手术进行修复。

Ⅴ度　神经干损伤断裂，神经束与神经外膜均断裂，神经干完全破坏失去连续性。断端两端完全分离，神经功能完全丧失，需手术修复。

（三）分类

按 Seddon 方法将周围神经损伤的程度分为三类。

1. 神经失用（neurapraxia）　神经轴突和神经膜均完整，神经传导功能暂时丧失，一般可在 6 个月内完全恢复。

2. 神经轴突断裂（axonotmesis）　神经内膜和神经髓鞘完整，神经轴突部分或完全断裂，损伤的远端发生华勒变性。但由于神经内膜完整，轴突自损伤部位向远端再生，再生速度较慢，恢复需要的时间较长。

3. 神经断裂（neurotmesis）　神经干完全离断，神经失去连续性，损伤的远端发生华勒变性，需要手术修复，术后神经功能可能恢复或部分恢复。

二、常见功能障碍

周围神经是由运动、感觉和自主神经纤维组成的混合神经。因此，周围神经损伤后，临床上表现为不同程度的运动、感觉以及自主神经功能障碍，主要表现如下。

1. 运动功能障碍　表现为弛缓性瘫痪、肌张力降低、肌肉萎缩。

2. 感觉障碍　包括主观感觉障碍和客观感觉障碍。客观感觉障碍表现为深浅感觉减退或消失、过敏、过度及倒错；主观感觉障碍是没有任何外界刺激的情况下表现出感觉异常、自发疼痛等症状。

3. 反射障碍　腱反射均减弱或消失。

4. 自主神经功能障碍　局部皮肤发红或发绀，皮肤温度升高或降低，无汗、少汗或多汗，指（趾）甲粗糙、变脆等。

5. 日常生活活动能力障碍　上肢、下肢神经损伤导致运动、感觉障碍会不同程度地影响进食、个人卫生、家务活动、写字以及行走困难、步态异常等日常生活活动中某些功能性活动能力。

三、康复评定

周围神经损伤后应详细询问病史及体格检查，结合必要的电生理检查，初步判定神经受损的部位和程度。必须进行康复评定，判断神经损伤后功能障碍的程度、疗效和预后。

（一）运动功能评定

1. 常规康复评定　包括肌力评定、肌张力评定、关节活动范围测定、步态评定、人体形态评定。评定方法详见第二章康复评定相关内容。

2. 运动功能恢复等级评定　由英国医学研究会（British Medical Research Council，BMRC）提出，将神经损伤后的运动功能恢复分为六级，简单易行，是评定运动功能恢复最常用的方法（表4－9）。

表4－9　周围神经损伤后运动功能恢复等级

恢复等级	评定标准
0 级（M0）	肌肉无收缩
1 级（M1）	近端肌肉可见收缩
2 级（M2）	近、远端肌肉均可见收缩
3 级（M3）	所有重要肌肉能抗阻力收缩
4 级（M4）	能进行所有运动，包括独立的和协同的运动
5 级（M5）	完全正常

（二）感觉功能评定

1. 浅感觉、深感觉及复合感觉的检查　检查时，应要求被检者闭目，并避免暗示，双侧对照检查。（详见第二章康复评定章节）

2. 感觉功能恢复评定　采用 BMRC 的神经损伤后的感觉功能恢复分级评定表（表4－10）。

表4－10　周围神经损伤后感觉功能恢复等级

恢复等级	评定标准
0 级（S0）	感觉无恢复
1 级（S1）	支配区皮肤深感觉恢复
2 级（S2）	支配区浅感觉和触觉部分恢复
3 级（S3）	皮肤痛觉和触觉恢复，且感觉过敏消失
4 级（S3$^+$）	感觉达到 S_3 水平外，两点辨别觉部分恢复
5 级（S4）	完全恢复

（三）反射检查

需患者充分合作，进行双侧对比检查。常用的反射有肱二头肌反射、肱三头肌反射、桡骨骨膜反射、膝反射、踝反射等。

（四）自主神经检查

常用发汗试验，包括淀粉－碘试验、茚三酮试验。

（五）神经干叩击试验

周围神经损伤后，近侧断端可出现再生的无髓鞘的神经纤维，外界的叩击可诱发其分布区疼痛、放射痛等疼痛过敏现象，即神经干叩击试验（Tinel 征）阳性。该试验对神经损伤的诊断及神经再生的进程判断有较大意义。

（六）日常生活活动能力评定

多采用改良的 Barthel 指数评价或独立生活能力量表评定。（详见第二章康复评定章节）

（七）电生理检查

对周围神经损伤，电生理检查对判断周围神经损伤的部位、范围、程度、性质和预后等具有重要意义。常用的方法有以下几种。

1. 肌电图检查　通过检查神经支配肌肉，判断神经失用、轴索断裂或神经断裂和神经有无再生的情况。由于神经损伤后失神经表现在损伤后 3 周左右才出现，所以最好在伤后 3 周进行检查。

2. 神经传导速度的测定　确定损伤神经的传导速度、动作电位幅度和末梢潜伏期，明确受损神经部位。

3. 直流感应电检查法　应用间断直流电和感应电刺激神经、肌肉，根据阈值的变化和肌肉收缩反应状况，判断神经肌肉的功能状态。（详见第二章康复评定章节）

4. 强度–时间曲线检查　通过时值测定和曲线描记判断肌肉为完全或部分失神经支配，还是正常神经支配，可反应神经是否再生。（详见第二章康复评定章节）

5. 体感诱发电位检查　对于靠近中枢部位的损伤，常规肌电图难以查出，体感诱发电位（somatosensory evoked potential，SEP）可对病变进行定量评估，对传导通路进行定位测定。

四、康复治疗

康复治疗的目的是防治并发症，预防与治疗肌肉肌腱挛缩、关节僵硬，防止肌肉萎缩，增强肌力，恢复运动与感觉功能，最终恢复患者的日常生活和工作能力，提高生活质量。康复治疗应早期介入，根据神经损伤的不同时期进行有针对性的治疗。

（一）早期康复

早期一般为发病后 5 ~ 10 天。

1. 康复目标　消除炎症、水肿，减少对神经的损害，预防关节挛缩的发生，为神经再生做好准备。

2. 病因治疗　去除致病因素，减轻对神经的进一步损伤，如为神经压迫或断裂，可手术减压或修复。

3. 康复手段

（1）药物治疗　可应用皮质类固醇减轻神经局部水肿、粘连，缓解神经受压，促进神经恢复，B 族维生素可促进神经髓鞘恢复。疼痛明显者可使用止痛剂，如布洛芬、卡马西平等药物。

（2）保持功能位　预防关节挛缩，保留受累部位关节最实用的功能。可应用矫形器、石膏托，甚至毛巾等将损伤部位及神经所支配的关节保持在功能位的姿势上。如桡神经损伤垂腕时将腕关节固定于背伸 20° ~ 30° 功能位，腓总神经损伤垂足时，将踝关节固定于 90° 功能位等。

（3）主被动运动　受累的肌肉肌力 0 ~ 1 级时应进行被动运动。被动运动主要是为保持关节活动度，防止关节挛缩变形，保持肌肉的生理长度和张力，改善局部血液循环。应注意：①在无痛的范围内进行；②在关节可动的范围内进行，不能过度牵拉受累肌肉；③运动速度要慢；④周围神经和肌腱缝合术后，要在充分固定后进行。受累肌肉肌力 2 ~ 3 级时，应进行助力运动。肌力在 3 级以上，要进行主动运动，根据关节是否制动，采取等长运动或等张运动。注意运动量不宜过大。

（4）物理因子治疗　应用超短波、微波、蜡疗、红外线等疗法，可以消除炎症，改善血液循环，促进水肿吸收，缓解疼痛，并有利于神经再生。有条件可用水疗法。治疗时注意温度控制要适宜，避免烫伤发生。

（5）受累部位的保护　由于神经损伤后感觉障碍，容易出现继发性外伤，应对受累部位加强保护，如戴手套，穿袜子等。如出现外伤，应积极处理，促进伤口尽快愈合。

（二）恢复期康复

早期炎症水肿消退后，即进入恢复期，早期的治疗措施仍可有选择性地继续使用。

1. 康复目标　主要是防止肌肉萎缩，促进神经再生，增强肌力及促进感觉功能恢复。

2. 康复手段

（1）药物治疗　应用维生素 B_1、B_6、B_{12} 及神经生长因子等神经营养药物，有利于损伤神经的再生。

（2）物理因子治疗　周围神经损伤后，肌肉失神经支配出现瘫痪，肌肉在失神经支配的第一个月，肌肉萎缩最快，应及早进行神经肌肉电刺激疗法，以保持肌肉质量，迎接神经恢复的再支配，要避免因为患者感觉障碍而盲目调整治疗的强度发生皮肤烧伤。可继续应用超短波、微波、蜡疗、红外线等疗法，以及直流电碘离子导入、磁疗、超声波、音频电疗法等治疗，促进神经的再生。

（3）肌力训练　受累神经支配的肌肉肌力 0~1 级时，进行被动运动、传递神经冲动训练。受累神经支配的肌肉肌力 2~3 级时，进行助力运动、主动运动及器械性训练，注意控制训练量不宜过大，以免肌肉疲劳。随着肌力的增加，逐渐减少助力，增加主动运动。受累神经支配的肌肉肌力 3 级以上时，可进行抗阻训练，争取肌力的最大恢复。同时进行速度、耐力、灵活性、协调性与平衡性的专门训练。

（4）作业治疗　根据神经损伤后功能障碍的部位和程度，以及肌力及耐力的评估结果，结合患者的年龄、性别、文化程度、职业以及个体的需求和个人爱好等，选择适宜的作业活动，进行有关的作业治疗。包括日常生活活动、工作生产及休闲娱乐活动。如上肢可进行木工、编织、打字、套圈、绘画及拧螺丝等操作；下肢可进行脚踏缝纫机、自行车等练习。治疗中应注意避免由于感觉障碍而引起损伤部位皮肤机械摩擦性损伤。

（5）促进感觉功能训练　周围神经损伤后，出现的感觉障碍主要有局部麻木、疼痛，感觉过敏，感觉减退或缺失。不同的症状应采取不同的治疗方法。①局部麻木、疼痛者，可采用药物治疗、交感神经节封闭治疗及物理因子治疗；②感觉过敏者，可采用脱敏疗法；③感觉减退或缺失者，需采用感觉重建训练法进行训练，可让肢体触摸或抓捏各种大小、不同形状和质地的物品来进行训练。刺激强度循序渐进，先在直视下进行，后闭眼时练习。

（6）矫形器的应用　周围神经损伤后，所支配的肌肉肌力减弱或消失，肢体不能保持功能位，可应用矫形器预防、矫正挛缩畸形，可帮助瘫痪的肢体完成某些功能性活动。注意矫形器重量宜轻，尺寸合适，避免对感觉丧失部位的压迫。

（7）心理治疗　周围神经损伤患者常伴有心理障碍，需对患者进行针对性的心理康复治疗及健康教育。使患者能够发挥主观能动性，积极主动参与康复治疗。

（8）手术治疗　对保守治疗无效而又适合或需要手术治疗的患者，应及时手术治疗。

（9）中国传统康复治疗　中药、针灸及推拿治疗，对镇痛及促进神经功能的恢复有其独特的作用。

目标检测

1. 简述周围神经损伤常见的功能障碍。
2. 简述周围神经损伤的康复评定内容。
3. 简述周围神经损伤早期及恢复期康复目标。
4. 简述周围神经损伤早期具体治疗措施。

（陈　颖）

第六节　帕金森病的康复

帕金森病是一种进行性神经系统退行性疾病，到目前为止该病的确切病因仍不明，尚无有效的预防方法，病情一般进行性加重，致残率较高，疾病后期多因严重并发症而致死。目前帕金森病的主要治疗是采用药物治疗或手术治疗，但都不能阻止病情的发展。研究证实现代康复治疗在药物或手术的基础上能有效改善帕金森病的症状，使患者得到科学、规范、有效的康复治疗，这不仅可提高患者的生存质量，延长生命，也能减轻患者家属的护理负担和经济负担。

一、概述

1. 基本概念　帕金森病（parkinson's disease，PD）又称震颤麻痹（paralysis agitans，shaking palsy），1817 年由 Parkinson 首先描述，是一种常见的中年以上的黑质和黑质纹状体通路上的变性疾病，临床特征为静止性震颤、肌强直、运动减少和姿势与平衡障碍等。

帕金森病按病因分类可分为原发性帕金森病、继发性帕金森综合征和出现在不同神经系统疾病中的症状性帕金森综合征三种。

帕金森病是由于中脑黑质的多巴胺能神经元退化、变性，使通过黑质纹状体束、作用于纹状体的神经递质多巴胺（DA）减少。主要病理改变为光镜下黑质多巴胺能神经元大量变性丢失，残留的神经元胞浆中有路易小体（Lewy body）形成。

2. 流行病学情况　据统计，60 岁以上人群中患病率为 1000/10 万，并随年龄增长而增高，男性略多于女性。国外报道发病 1~5 年后，致残率为 25%；5~9 年时达 66%；10~14 年时超过 80%。帕金森病越来越受到医学界的重视，且成为康复领域中的重要内容之一。

二、常见功能障碍

1. 运动功能障碍　帕金森病起病缓慢，症状常自一侧肢体（可以是单个上肢或下肢）开始，早期患者双侧肢体症状不对称，极少数患者起病可能为头颈、躯干部位。

（1）**静止性震颤**　震颤是首发症状，多由一侧上肢远端开始，而 15% 的患者在病程中可无震颤，虽然静止性震颤是帕金森病较特有的表现，多数患者在活动中也有震颤。典型的静止性震颤为非意向性，常在患者静止或休息状态时出现，应激状态下或情绪紧张时加重，随意运动或疲劳时减轻，睡眠或麻醉状态时消失。开始发生在手和足，以后扩散到整个肢体，并随着肢体的运动而减少。典型的震颤是

"搓丸样"动作，远端较近端重，震颤节律为 4~6Hz，幅度稍粗大。有些患者在随意运动中虽伴随震颤，但其与脑性震颤不同，它并不造成功能受限，且可以在活动中被克服而不影响活动的完成。但本病的震颤会影响患者动作的整体效果和美观，使患者丧失双手的协调性、手操控物件的能力与手的灵活性。

（2）肌僵直 僵直可引起患者主观上的全身僵硬和紧张，这也是帕金森病患者的常见主诉，但是患者的主诉与强直程度之间并不一定平行。僵直限制了帕金森病患者的活动程度，在早期即出现明显的笨拙，患者心理上有残疾感；后期，患者全身肌肉的僵硬成为主要的问题，逐渐出现木僵甚至植物状态。由于面部、颈部、四肢、躯干的肌肉均发生强直，故患者表现一种特殊姿势：面部表情少、头部前倾、躯干俯屈、前臂内收、肘关节屈曲、腕关节和掌指关节呈屈曲但指间关节伸展、拇指对掌、髋及膝关节略屈曲。快速被动屈伸肘关节，有"齿轮"样牵拉感，意味着牵拉过程中活动有多次细微停顿，是基底节病变肌肉强直的特有体征。由于肌肉强直的持续存在，限制了关节的活动，而引起关节、肌肉的挛缩。挛缩的进一步发展会影响患者的姿势维持、下肢负重行走和上肢功能活动，导致躯干、肢体的畸形，从而加重患者的功能障碍程度。

（3）运动迟缓 最主要的运动障碍是主动运动减少，各种动作缓慢及运动困难。出现躯干的旋转、分节转动的困难、执行连续性运动时发生困难，并不能随意控制运动速度。运动缓慢的特征表现为活动缓慢、犹豫不决，动作一旦启动又不能立即停止，活动中的伴随动作减少，动作完成缓慢。患者在从坐位转换至站位的活动中可表现出动作缓慢，不会挪动下肢及将身体重心向前转移，一旦站起，身体呈向前弯曲状，类似于"猿人"站姿。身体的转动往往不伴随躯干的转动。由于各种动作缓慢及运动困难加上肌张力增高，常产生帕金森病特有的征象：①小字征，因手指、腕、臂强直，产生写字强直，字迹不整齐，字越写越少；②冻结足，起步困难，足底似乎被冻结在地面上，不能迅速跨步向前；③手指精细动作困难，如扣纽扣、穿衣等；④面具脸，面部运动的减少使患者表情刻板，双眼常凝视，瞬眼少。

（4）行走障碍 患者站立时呈屈曲姿势：头前倾，躯干前屈，上臂内收，肘关节屈曲，指关节伸展，拇指和小指轻度对掌，髋、膝关节微弯曲。可出现拖行步态，并随着步行的继续而逐渐加剧。由于运动缓慢，患者表现出启动迈步困难、犹豫不决，或一旦启动，即呈现快速、小碎步的慌张步态，行走时头和躯干前倾而不能自控，上肢无摆动，下肢的髋、膝、踝关节的屈伸动作减少，足蹬地力量减弱，骨盆横向移动及骨盆与躯干之间的转动也明显减少，使步幅降低，容易跌倒。且难以立即停止及拐弯，拐弯时连续小步原地踏步，头、躯干及下肢呈同一纵轴线一起旋转；随着病情的加重，行走障碍将进一步加重，行走时步幅逐渐缩短，臂不能同步摇摆，颈和胸部的弯曲加重，步态更加不稳，容易跌倒和损伤。最终患者会丧失行走能力。

（5）平衡功能障碍 主要表现为易跌倒，患者由于运动缓慢、困难而表现出动作减少、身体重心转换困难及慌张步态；由于丧失调正反应而出现姿势不稳；由于平衡反应障碍对直立、行走、转身的稳定性的影响，加之躯干、肢体屈肌、强直导致的"猿人"样站姿及姿势反射调节受损等，而导致姿势不稳，甚至跌倒。

2. 言语障碍 由于帕金森病肌肉的强直和协调功能异常等，多数患者逐渐出现以构音障碍为主的言语功能障碍，常出现语言混浊、缺乏语调、节奏单调等。

3. 吞咽障碍 病变累及到舌肌及咽喉肌时会出现吞咽困难。

4. 认知功能障碍 帕金森病患者还可以出现记忆力障碍、空间定向能力丧失；集中力和注意力缺乏、信息处理能力低下等。

5. 自主神经功能障碍 可以表现为多汗、皮肤油腻、皮肤发红及外括约肌功能异常。

6. 心理障碍 患者的神经心理障碍主要表现为丧失自信，表达无用和无望感，以及因为逐渐增加的残疾而出现抑郁、对社会活动缺乏兴趣，甚至有自杀倾向。

7. 其他 有的患者还会出现骨质疏松、体位性低血压、压疮、营养不良、下肢静脉回流不畅、循环障碍、心排出量减少及心动过速、肺活量明显降低或运动时呼吸急促等情形。

三、康复评定

（一）身体功能评定

身体功能评定包括肌力、肌张力、关节活动度、平衡能力、步行能力、吞咽功能、构音功能等。

1. 肌力评定 通常采用手法肌力检查法来判断肌肉的力量。

2. 肌张力评定 大多采用 Ashworth 痉挛量表或改良 Ashworth 痉挛量表来评定。

3. 关节活动范围测量 关节活动范围（ROM）是指关节运动时所通过的运动弧。关节活动范围测量即是测量远端骨所移动的度数，而不是两骨之间所构成的夹角。测量所使用的仪器设备通常为：通用量角器、电子量角器、指关节测量器等。

4. 平衡能力评定 平衡评定有多种方法，目前临床主要采用观察法及功能性评定法。

（1）观察法　1851 年 Romberg 制定的 Romberg 检查法，以及观察患者在活动状态下能否保持平衡，如坐或站立时移动身体、在不同条件下行走，包括脚跟碰脚趾行走、足跟行走、足尖行走、走直线、侧方走、倒退走、走圆圈及绕过障碍物行走等方法。

（2）功能性评定　即量表评定法，目前国外临床上常用的平衡量表主要有 Berg 平衡量表（Berg balance scale，BBS）、Tinnetti 量表（performande-oriented assessment of mobility）、"站起-走"、计时测试（the timed "up and go" test）及功能性前伸（functional reach）、跌倒危险指数（fall risk index）等。

5. 步行能力评定 临床对步行能力评定常采用步态分析，步态分析是利用力学概念和已掌握的人体解剖、生理学知识对人体行走功能的状态进行客观的定性和（或）定量分析，可以为康复治疗提供有益的指导。临床上分析多用观察法和测量法。

（1）观察法　让患者按习惯的方式来回行走，还可以让患者作变速行走、慢速、快速、随意放松步行、转身行走、上下楼梯或斜坡、绕过障碍物、坐下和站起、原地踏步或原地站立、闭眼站立等，观察者从不同方向（正、背、侧面）观察，注意全身姿势和下肢各关节的活动，通过观察了解患者步态有无异常。

（2）测量法　是一种简单定量的方法。常用足印法。即用滑石粉或墨水使患者行走时能在规定走道上或地面铺的纸上留下足印。测试距离至少 6 米，每侧足不少于 3 个连续足印，以便分析左右两侧各步态参数。

（3）步行能力评定　是一种相对精细的和半定量评定，常用 Hoffer 步行能力分级（表 4-11）、Holden 步行功能分类（表 4-12）。

表 4-11　Hoffer 步行能力分级

	分级	评定标准
I	不能步行（nonambulator）	完全不能步行
II	非功能性步行 （nonfunctional ambulator）	借助于膝-踝-足矫形器（KAFO）、手杖等能在室内行走，又称治疗性步行

续表

分级		评定标准
Ⅲ	家庭性步行 （household ambulator）	借助于踝 - 足矫形器（AFO）、手杖等能在室内行走自如，但在室外不能长时间行走
Ⅳ	社区性步行 （community ambulator）	借助于 AFO、手杖或独立可在室外和社区内行走、散步、去公园、去诊所、购物等活动，但时间不能持久，如需要离开社区长时间步行仍需坐轮椅

表 4 - 12　Holden 步行功能分类

级别	表现
0 级：无功能	患者不能走，需要轮椅或 2 人协助才能走
Ⅰ级：需大量持续性的帮助	需使用双拐或需要 1 个人连续不断地搀扶才能行走或保持平衡
Ⅱ级：需少量帮助	能行走但平衡不佳，不安全，需 1 人在旁给予持续或间断的接触身体的帮助或需使用膝 - 踝 - 足矫形器（KAFO）、踝 - 足矫形器（AFO）、单拐、手杖等以保持平衡和保证安全
Ⅲ级：需监护或语言指导	能行走，但不正常或不够安全，需 1 人监护或用语言指导，但不接触身体
Ⅳ级：平地上独立	在平地上能独立行走，但在上下斜坡、在不平的地面上行走或上下楼梯时仍有困难，需他人帮助或监护
Ⅴ级：完全独立	在任何地方都能独立行走

6. 吞咽功能评定　临床上多用反复唾液吞咽测试、饮水试验及现代吞咽造影录像等检查。

（1）反复唾液吞咽测试（repetitive saliva swallowing test，RSST）　由才藤荣一提出，是一种评定由吞咽反射诱发吞咽功能的方法。患者取坐位或半卧位，检查者将手指放在患者的喉结及舌骨处，让患者尽量快速反复吞咽。通过手指确认随着吞咽运动，喉结和舌骨越过手指向前上方移动然后再复位，观察在 30 秒内患者吞咽的次数和活动幅度。正常吞咽时喉可上下移动 2cm，越过手指。口腔干燥患者无法吞咽时，可在舌面上注入约 1ml 水后再让其吞咽。高龄患者 30 秒内完成 3 次即可。对于患者因意识障碍或认知障碍不能听从指令的，反复唾液吞咽测试执行起来有一定的困难，这时可在口腔和咽部用棉棒蘸冰水做冷刺激，观察吞咽的情况和吞咽启动所需要的时间。

（2）饮水试验　由洼田俊夫提出，方法是患者坐位，像平常一样喝下 30ml 的温水，然后观察和记录饮水时间、有无呛咳、饮水状况等（表 4 - 13）。

表 4 - 13　饮水试验分级及判断标准

分级	判断标准
Ⅰ级　可一次喝完，无呛咳	正常：Ⅰ级，5 秒内喝完
Ⅱ级　分两次以上喝完，无呛咳	可疑：Ⅰ级，喝水时间超过 5 秒；Ⅱ级
Ⅲ级　能一次喝完，但有呛咳	异常：Ⅲ、Ⅳ、Ⅴ级
Ⅳ级　分两次以上喝完，且有呛咳	
Ⅴ级　常常呛住，难以全部喝完	

（3）现代吞咽造影录像检查　包括电视荧光放射吞咽功能检查、电视内镜吞咽功能检查及其他检查。

7. 构音障碍的评定　采用中国康复研究中心评定法，评定有无构音障碍及其种类和程度。

（二）日常生活活动能力评定

常用评定量表为 Barthel 指数（BI）和功能独立性评定（FIM）。Barthel 指数评定内容包括大便控制、小便控制、修饰、入厕、进食、转移、步行、穿衣、上下楼梯及洗澡，共 10 项。总分为 100 分，得分越高，独立性越好，依赖性越小。FM量表包括6个方面18项内容，即自理活动6项、括约肌控制2项、转移3项、行走2项、交流2项及社会认知3项。每项最高得7分，最低得1分，总分最高为126分，最低18分，得分越高，独立水平越好，反之越差。

（三）认知功能评定

1. 简明精神状态检查法（mini - mental state examination，MMSE） 共30道测试题，分别初步检查患者的定向能力中的时间定向、空间定向，语言能力中复述、命名，理解指令，表达能力，记忆能力中的瞬间记忆、短时记忆，心算能力和结构模仿能力，满分30分。按文化程度设定标准：文盲≥17分，小学文化程度≥20分，中学及以上文化程度≥24分，若低于标准分数考虑患者存在认知功能障碍，需做进一步检查。

2. Rivermead 行为记忆测试（Rivermead behavioral memory test，RBMT） 是一个侧重于日常记忆能力的测验，主要检测患者对具体行为的记忆能力。患者在此项行为记忆能力测验中的表现，可帮助治疗师了解患者在日常生活中因记忆力受损所带来的影响。

3. 韦氏成人智力量表（Wechsler intelligence scale） 测试内容包括语言量表（verbal scale，VS）和操作量表（performance scale，PS）两部分，共11个分测验。

（四）心理功能评定

采用抑郁量表和焦虑量表进行评定。

1. 抑郁量表 常用汉密尔顿抑郁量表（Hamilton depression scale，HAMD）及抑郁自评量表（self - rating depressionscle，SDS）。

2. 焦虑量表 常用汉密尔顿抑郁量表（Hamilton anxiety scale，HAMA）及焦虑自评量表（self - rating anxietyscale，SAS）。

（五）综合评定

1. 韦氏帕金森病评定法 从帕金森病患者的手运动障碍、肌强直、姿势、上肢伴随运动、步态、震颤、面部表情、坐位起立、言语、生活、自理能力等十项表现进行评分。评定标准分为0~3分，0为正常，1为轻度，2为中度，3为重度。总分评估为把每项累加分，0~10分轻度，11~20分为中度，21~30分为重度。

2. Yahr 分期法 是目前国际上较通用的帕金森病病情程度分级评定法，它根据功能障碍水平和能力障碍水平来综合评定（其中Ⅰ、Ⅱ级为日常生活能力一期，日常生活无需帮助；Ⅲ、Ⅳ级为日常生活能力二期，日常生活需部分帮助；Ⅴ级为日常生活能力三期，需全面帮助）。具体内容见表4-14。

表4-14 Yahr 分期评定法

分期	日常生活能力	分级	临床表现
一期	正常生活不需帮助	Ⅱ级	仅一侧障碍.障碍不明显，相当于韦氏表总评0分
		Ⅰ级	两侧肢体或躯干障碍，但无平衡障碍，相当于韦氏表总评1~9分
二期	正常生活需部分帮助	Ⅲ级	出现姿势反射障碍的早期症状，身体功能稍受限，仍能从事某种程度工作，日常生活有轻重度障碍，相当于量表总评10~19分
		Ⅳ级	病情全面发展，功能障碍严重。虽能勉强行走、站立，但日常生活有严重障碍，相当于量表总评20~28分
三期	需全面帮助	Ⅴ级	障碍严重，不能穿衣、进食、站立、行走，无人帮助则卧床或在轮椅上生活，相与于量表总评29~30分

四、康复治疗

（一）康复治疗原则及目标

康复治疗原则：在药物治疗的基础上，加强自我管理和参与，最大限度地延缓疾病进展，改善各种功能障碍，提高功能独立性和整体适应性，尽可能减少继发性障碍和各种并发症，改善 ADL，最终改善 PD 患者的生活质量。

康复治疗应因人而异，需根据 PD 患者疾病严重程度及存在的各种功能障碍类型和程度，制定个体化康复目标和针对性康复治疗措施。

康复治疗目标：对于早期患者，以自我管理和促进积极主动的生活方式为主，鼓励参加体育运动，如健走、太极拳、瑜伽和舞蹈等，适度进行有氧训练、抗阻训练以及双重任务训练，改善体能，减少白天静坐，推迟活动受限的发生。

对于中期患者，以进行主动功能训练，维持或提高活动能力和预防跌倒为主，尤其是平衡、步态和上肢功能活动训练；可采用心理提示、外部提示和认知运动策略。

对于晚期患者，以维持心肺等重要器官功能为主，同时避免压疮、关节挛缩和静脉血栓等并发症，及时进行床上或轮椅上的体位变换，以及辅助下的主动运动训练。

（二）康复治疗方法

1. 躯体运动功能的康复

（1）基本康复训练方法

1）放松训练　常用深呼吸法和想象放松法。进行有节奏的躯干旋转和推拿按摩等方法。可改善僵硬的肌群。

2）关节活动范围训练　进行躯干与四肢各个关节全范围的主动或被动活动，重点是屈曲肌群的牵伸和胸廓的扩张运动。要注意避免过度牵拉及疼痛。

3）肌力训练　重点训练核心肌群及四肢近端肌群。可利用手法和器械进行渐进式抗阻训练。

4）姿势训练　重点为躯干屈曲姿势的矫正，如借助姿势镜进行抗重力伸展训练。

5）平衡训练　包括坐位和立位下三级平衡（一级静态平衡、二级自动态平衡和三级他动态平衡）训练，可通过重心的高低、支撑面大小和睁闭眼等调整训练难度；也可以借助平衡板、平衡垫和平衡仪进行训练。

6）步态训练　重点在于矫正躯干前倾姿势，改善由于追赶身体重心所致的慌张步态。建议患者行走时抬头挺胸，足跟先着地，可借助姿势镜进行原地高抬腿踏步和双上肢摆臂训练，改善上下肢协调性。可通过增大步幅、增快步速、跨越障碍物、绕障碍行走和变换行走方向等方法调整步行训练难度。

7）转移训练　包括床上翻身和平移、床边坐起、坐位起立和床椅转移等训练。晚期患者应在床上定时翻身，可进行床椅间体位变换训练。

8）手功能活动训练　重点进行够取、抓握和操控物体训练，提高活动的速度、稳定性、协调性和准确性。如用不同大小、形状、重量和材质的杯子（纸杯和玻璃杯等）喝水，使用各种餐具和扣纽扣等。

（2）特异性康复训练方法

1）双重任务训练　通常为步行的同时进行另一项运动或认知任务训练，如行走时举着一个盛满水的杯子（步行与携带双重任务），或边走边说出以"发"字开头的词语（行走与言语流畅性双重任务）。在疾病早期，PD 患者在双重任务中仅有轻微障碍，应鼓励进行双重任务训练，通过逐渐增加训练难度，提高同时执行双重或若干任务的技能；在中晚期，双重任务常明显影响活动或任务质量，应尽量避免或减少双重任务，使其专注于执行当前的活动或操作任务。

2）运动策略　包括心理提示、外部提示和认知运动三种策略，训练时强调任务特异性，最适合在PD患者活动受限的场合进行训练，最好是在该场合，或尽可能模仿该场合。

3）心理提示策略训练　要求将注意力有意识地集中于当前任务，以改善运动表现。如要求患者学会步行时要想着迈大步，转弯时要转大弯，写作时写大字。

4）外部提示策略训练　利用视觉、听觉、本体觉或触觉等外部提示，可帮助患者启动运动或促使运动继续进行，有助于改善起步困难和冻结步态。听觉提示可以是节奏感强的进行曲、节拍器或口令等；视觉提示主要为类似斑马线的线条、人行道的瓷砖或地板图案等；本体觉提示通常为振动腕带的有节奏振动。

5）认知运动策略训练　又称复杂运动序列训练，是指通过将复杂运动分解成多个简单步骤，让患者集中注意力按顺序逐步完成这些动作，以改善复杂动作的执行困难，尤其是转移能力。通过指导和示范进行针对性训练，鼓励患者在开始运动或完成任务前，通过运动想象和内心演练来预演这些步骤。

2. 言语功能训练　重点针对言语产出的呼吸系统（腹式和胸式呼吸）、发声系统（声带和喉）和调音系统（唇、舌、齿、下颌和软腭等）进行训练，改善音强、音调和音质以及言语清晰度。

3. 吞咽功能康复　目的在于改善吞咽肌肉运动的速度和协调性，加强吞咽器官的感知能力，以便安全、充分、独立摄取足够的营养和水分，并改善流涎。对流涎明显的患者，提醒充分闭合口唇和增加吞咽唾液的频率，重度流涎可采用唾液腺肉毒毒素注射方法。对吞咽障碍较重且有明显误吸风险或摄食不足的患者，应尽早使用管饲，短期可以鼻胃管喂养，长期建议经皮内镜下胃造瘘喂养。

4. 认知功能康复　目的在于提高个体认知水平、代偿认知损害或发展适应性方法，以提高生活自理能力。主要方法包括认知训练、认知刺激和运动训练等。认知训练主要进行注意、执行和视空间等功能训练，将训练内容与日常生活工作任务相结合可更好地促进认知功能改善。

5. 情绪康复　常用认知行为疗法，通过改变思维/信念和行为来改变不良认知，达到消除不良情绪和行为的效果。其中合理情绪行为疗法通过改变不合理的信念，达到改变和控制情绪及行为的效果。

6. 神经调控治疗　脑深部电刺激（deep brain stimulation，DBS）可改善PD运动症状、部分非运动症状及运动并发症，是目前PD神经调控治疗的主要手段，具体适应证及靶点选择详见中国帕金森病脑深部电刺激疗法专家共识。

无创性神经调控技术主要包括重复经颅磁刺激（repeated transcranial magnetic stimulation，rTMS）和经颅直流电刺激（transcranial direct current stimulation，tDCS），可改善运动迟缓和冻结步态，改善异动症，改善言语清晰度；改善工作记忆和执行功能等认知障碍；缓解抑郁等情绪障碍、疼痛和失眠等。生物反馈训练，包括肌电、呼吸、皮阻、心率变异性等多项生理指标的生物反馈训练，可改善肌肉僵硬、失眠、情绪障碍等；盆底肌生物反馈训练可改善二便障碍和性功能。

7. 家居环境改造及辅助器具使用　使用辅助器具、适应性工具和环境改造可以弥补患者认知和运动方面的困难，减少跌倒次数，提高完成各种操作和任务的质量，使家庭生活更独立、更安全，也可以减轻照料者的负担，使护理工作变得省力。如重新安排房间里的家具，创建一个畅通无阻的行走和转弯路线；或提高床/椅/沙发的高度，垫高马桶，方便患者转移。

目标检测

1. 帕金森病的主要功能障碍有哪些？
2. 康复医学中对帕金森病常用评定和治疗方法有哪些？

（王俊华）

第五章　运动系统疾病的康复

📖 学习目标

1. **掌握**　骨性膝关节炎、四肢骨折、人工髋关节置换术后的常见功能障碍、康复原则及康复评定和康复程序；脊柱侧凸矫形器适配的原则；软组织损伤的评定；软组织损伤早期的康复处理；异位骨化的评定。

2. **熟悉**　关节骨折、手外伤、颈椎病、肩周炎、腰椎间盘突出症的常见功能障碍及康复措施；颈椎病、腰椎间盘突出症分型和预防；软组织损伤的康复治疗；异位骨化的治疗。

3. **了解**　异位骨化、风湿性关节炎、肩袖损伤、脊柱侧凸、人工膝关节置换术后康复治疗的手段和康复原则。

4. 学会常见骨关节及运动系统疾病的康复评定和康复治疗知识和操作；具备常见骨关节及运动系统疾病的康复评定和治疗的能力。

第一节　关节炎的康复

一、骨关节炎的康复

（一）概述

骨关节炎（osteoarthritis，OA）是以关节软骨退变、破坏及伴有相邻软骨下骨板病变、关节边缘骨质增生、骨赘形成为特点，导致关节功能受损的慢性、进行性关节疾病。OA 主要影响负重大、活动多的关节，如膝关节、髋关节、脊柱关节和手关节。

OA 根据有无局部和（或）全身性致病因素可分为原发性和继发性两类。原发性 OA 是指用目前已有的检查方法尚不能查出发病原因的 OA，临床多见于中老年人群；继发性 OA 是指有明确发病原因的 OA，如由关节创伤、关节发育不良、代谢性疾病等引起的 OA，临床多见于中青年人群。原发性 OA 又分为局部性 OA 与全身性 OA 两种。

OA 的病因迄今为止尚不明确。目前认为 OA 是一种由多种因素引起的疾病，包括一般性因素、遗传性因素、机械损伤性因素和免疫学因素等。

关于 OA 发病机制的假说，研究较多的有：①机械损伤学说；②软骨免疫机制学说；③细胞因子失衡学说。

OA 的病理改变可见于关节软骨、软骨下骨、滑膜和关节囊。关节软骨的变性是 OA 最基本的病理改变，也是 OA 最早期的病理改变。

（二）常见功能障碍与临床特点

OA 的临床特点是起病缓慢，早期常无明显主观症状，当病情发展到一定阶段时，会出现关节疼痛、僵硬、肿胀、膨大，活动时响声等症状和体征。OA 大多数情况下为单个或少数几个关节发病，表现为非对称性多关节 OA。

1. 关节疼痛 常为 OA 首发症状，通常局限于受累关节，多为定位不明确的深部疼痛，呈钝性、弥漫性或关节酸胀感。疾病早期，疼痛多在关节过度使用或活动后会出现，休息后减轻。

2. 关节僵硬 多发生于晨起或关节较长时间处于静息状态后，程度一般较轻，可在逐渐活动关节 15~30 分钟后缓解。

3. 关节肿大变形 关节的外形变化，尤其手部的变形肿大更受患者关注。

4. 关节无力、活动障碍 OA 晚期出现关节无力，关节活动障碍，其程度与受累关节的功能、数量，病变持续时间，病变严重程度等因素有关。

5. 实验室检查 OA 无特异的实验室指标。血常规、红细胞沉降率、蛋白电泳多正常，C 反应蛋白不高。类风湿因子和自身抗体阴性。

6. 影像学检查 X 线片是常规检查，其典型表现为受累非对称性关节间隙狭窄，软骨下骨质硬化和（或）囊性变，关节边缘增生和骨赘形成或伴有不同程度的关节积液，部分关节内可见游离体。CT 常能显示 X 线检查不能显示的一些关节重叠结构。MRI 可显示早期软骨病变，半月板、韧带等关节结构的异常，有利于 OA 的早期诊断。

（三）OA 的诊断

根据患者的症状、体征、实验室与影像学检查，诊断 OA 并不困难，但诊断原发性 OA，必须排除各种继发性 OA。国际上一般只把具有临床症状的患者才诊断为 OA，仅有影像学改变而无症状者，通常称为影像学 OA。目前，国内多采用美国风湿病学会 1995 年修订的诊断标准（表 5-1 和表 5-2）。

表 5-1 手关节 OA 诊断标准（临床标准）

序号	标准
1	近 1 个月大多数时间有手关节疼痛、发酸、发僵
2	10 个指间关节中，骨性膨大关节≥2 个
3	掌指关节肿胀≤2 个
4	远端指间关节骨性膨大 >2 个
5	10 个指间关节中有 1 个或 1 个以上畸形 满足 1+2+3+4 条或 1+2+3+5 条，可诊断为手关节 OA

注：10 个指间关节为双侧第 2、3 指远端指间关节及近端指间关节和双侧第 1 腕掌关节。

表 5-2 膝关节 OA 诊断标准

标准	项目
临床标准	1. 近 1 个月大多数时间有膝关节膝痛 2. 关节活动时有骨摩擦音 3. 晨僵≤30 分钟 4. 年龄≥38 岁 5. 膝检查有骨性膨大 满足 1+2+3+4 条或 1+2+5 条或 1+4+5 者，可诊断为膝关节 OA
临床加放射学标准	1. 进 1 个月大多数时间有膝关节痛 2. X 线片示关节边缘骨赘 3. 关节液检查符合骨关节炎 4. 年龄≥40 岁 5. 晨僵≤30 分钟 6. 有骨摩擦声 满足 1+2 条或 1+3+5+6 条或 1+4+5+6 条者，可诊断为膝 OA

（四）康复评定

骨关节炎发病后常呈持续缓慢发展，病情较严重的患者除疼痛外还可见肌肉萎缩、肌无力、关节活动受限和关节畸形，并出现日常生活活动障碍，甚至不能步行或卧床不起。进而患者日常生活自理困难，社会生活参与受限。

1. 疼痛评定 临床可采用视觉模拟评分指数（visual analogous score or scale，VAS）进行评定，详见本书相关章节。

2. 肢体围度和关节周径的测量 主要了解患肢和患病关节周围的肌肉有无萎缩，患病关节有无肿胀或膨大，详见本书相关章节。

3. 肌力评定 采用徒手肌力评定法对患肢和受累关节周围肌群的肌力进行检测。膝关节 OA 主要检测股四头肌和股二头肌、半腱肌、半膜肌的肌力，手关节 OA 可选择性进行掌指关节、近端指间关节、远端指间关节等屈伸有关肌肉的肌力或握力测定。

4. 关节活动度测量 评定目的在于了解受累关节的关节活动受限程度，进而判断是否对日常生活活动产生影响，详见本书相关章节。

5. 日常生活活动能力评定 OA 患者日常生活活动能力评定可采用关节功能障碍对 ADL 影响的评定。亦可利用 Stewart 设计的量表对 OA 患者的躯体活动能力进行评定。

（五）康复治疗

1. 康复治疗的目标

（1）减轻或消除关节疼痛，阻止和延缓疾病的进展。

（2）保护关节，减轻受累关节的负荷。

（3）恢复关节功能，改善关节活动度、增强肌力和全身耐力。

（4）改善步态和步行能力。

（5）改善日常生活活动能力，提高生活质量。

2. 康复治疗的原则

（1）治疗应以非药物康复治疗为主 非药物康复治疗是药物治疗和手术治疗的基础。初次就诊的 OA 患者应首选非药物康复治疗。

（2）因人而异 治疗应结合患者自身情况，如年龄、性别、体重、危险因素、文化程度以及病变部位等选择适合的治疗方案。

3. 康复治疗措施和方法

（1）减轻关节负荷，调整和限制活动量 OA 患者肿痛明显时，应调整和限制活动量，减轻关节负荷。可适当卧床休息，减少每日活动量，把活动量调整到关节能耐受的范围。下肢负重关节受累（如髋关节 OA、膝关节 OA），则应避免跑、跳等剧烈活动形式；避免持续屈膝作业，少做屈膝运动；减少每次步行的距离和时间，使髋、膝关节避免负荷过重和过度使用。

（2）物理因子治疗 常用治疗方法有以下几种。

1）温热疗法 可使局部温度升高、血液循环加快、促进炎症消除及组织愈合和解痉止痛。在临床主要用于减轻 OA 患者关节的疼痛和缓解肌肉痉挛。常用的方法有红外线、热敷、局部温水浴、中药熏蒸和石蜡疗法等。其中，石蜡疗法除有温热作用外还具有机械作用，有助于关节消肿。手足部位的 OA，可采用浸蜡法；其他部位可采用刷蜡法或蜡饼法。

2）高频电疗法 具有消炎止痛、促进关节腔积液吸收、缓解肌肉痉挛等作用。常用的有超短波、短波和微波疗法。当 OA 处于急性炎症阶段，患者关节肿痛、关节腔有积液，此时主要针对关节炎症，利用其非热效应抑制急性炎症，促进关节积液的吸收，可采用无热量超短波或脉冲短波 8 ~ 15 分钟；当 OA 处于慢性炎症阶段，关节腔无积液，可利用其热效应深且均匀的特点改善局部血液循环和营养代谢、消除慢性炎症和水肿、缓解痉挛和止痛，常用微热量超短波或连续短波 12 ~ 15 分钟。

3）中、低频电疗法　主要针对慢性炎症、粘连、肌萎缩和关节僵硬患者。常用的方法有：调制中频电疗法（兼具中、低频电疗的作用）、干扰电疗法（作用深，为内生低频调制的中频电流）、等幅中频电疗法（作用较深，具有改善血液、淋巴循环、促进修复、松解粘连作用）、低频电疗（100～50Hz，具有促进血液循环，促进炎症吸收，缓解疼痛的作用；50～25Hz，具有刺激神经、肌肉，防止肌萎缩的作用）。

4）超声波疗法　慢性 OA 患者关节周围软组织粘连、挛缩，可利用超声波的机械作用和温热作用来松解粘连、缓解肌肉痉挛和改善局部代谢。常用的频率为 1～5MHz，强度为 0.5～1.5W/cm²。

5）电磁疗法　对 OA 患者关节肿胀、疼痛有效。常用磁场强度（磁通量密度，mT）为低强度磁场（20～100mT）到中强度磁场（100～200mT），每次 20 分钟，1～2 日 1 次。15～20 次为 1 疗程。

6）体外冲击波技术　主要利用其机械应力效应、空化效应、压电效应以及代谢激活效应。已用于关节软组织病变及 OA 的治疗并获得临床疗效。亦有用于 OA 骨赘治疗的报道。

（3）运动疗法　运动疗法是 OA 康复治疗计划的重要组成部分，对增强肌力和全身耐力，保持或恢复关节活动范围，改善关节功能及预防和减轻骨质疏松具有重要作用。通常 OA 患者在其关节疼痛经药物、物理因子等治疗减轻或缓解后即可采用运动疗法治疗。

常见运动疗法的形式有主动运动、助力运动、抗阻运动（包括等张运动、等长运动、等速运动等）、伸展运动（伸展关节周围的肌肉和肌腱）、全身性耐力运动（有氧运动）、被动运动等。

OA 患者采用运动疗法应遵循以下原则。

1）因人而异　即要体现个体化原则。不同的患者、不同部位的 OA 和不同严重程度的 OA 要区别对待，因人而异，有针对性地制订运动计划（包括运动形式和运动量）。

2）主动运动为主、被动运动为辅　由于被动运动不能使骨关节获得足够的应力和负荷，故 OA 患者应以主动运动为主、被动运动为辅。但急性期 OA，进行被动运动有助于改善局部血液循环，保持关节活动范围，防止肌肉萎缩和关节挛缩。

3）循序渐进 OA　患者开始时常不能耐受大运动量训练，应遵循循序渐进原则，从小运动量开始，逐渐增加运动的强度和时间。

4）持之以恒　运动疗法效果的获得和巩固，均需要 OA 患者持之以恒地练习。

5）舒适、无痛　OA 患者通常在上午 10 点左右进行运动较为舒适，也较少疲劳，运动前 1 小时服用止痛药对减轻运动时疼痛是有作用的。总之，舒适、无痛的原则是获得良好运动效果的重要因素，也是增加运动依从性的重要因素。

（4）关节松动技术　OA 急性期，当关节肿胀、疼痛明显时可采用Ⅰ、Ⅱ级手法；OA 慢性期伴有关节僵硬和关节周围组织粘连、挛缩时可采用Ⅲ、Ⅳ级手法。

（5）辅助工具的使用

1）矫形器　OA 患者应用矫形器可减轻疼痛、解除关节负荷、恢复关节对线和改善关节功能。如：软式膝矫形器、软式脊柱矫形器、踝－足矫形器等。

2）助行器　手杖、拐杖、步行器适用于髋或膝关节 OA 患者，可减轻因下肢负重、步行引起的关节疼痛。轮椅适用于髋、膝负重时疼痛剧烈，不能行走的患者。

3）生活自助具　对于手部 OA 患者，如腕掌关节 OA、掌指关节 OA、远侧和近侧指间关节 OA 患者，借助长柄取物器（reacher）、穿袜或穿鞋自助具等均会给日常生活带来便利。对于严重髋关节 OA 和膝关节 OA 患者，当疼痛、关节活动和伸肌萎缩均存在时，使用可以升降和转移患者的装置是有益的。

（6）药物治疗　可使用具有消炎镇痛作用的外用乳胶剂、膏剂、贴剂等，如双氯芬酸二乙胺盐乳胶剂、布洛芬乳膏、辣椒碱软骨、麝香镇痛膏等。非甾体类抗炎药（NSAIDs）适用于使用对乙酰氨基酚等止痛药无效或有关节炎症的患者。目前临床常用的有布洛芬、萘普生、双氯芬酸钠、奥沙普秦、萘丁美酮、美洛昔康、昔布类（塞来昔布、罗非昔布等）。当 OA 患者伴有滑膜炎，出现关节腔积液，且采用全身治疗效果不好时，可进行类固醇关节腔内注射治疗。但用该法治疗 OA 仍存在争议。

（7）手术治疗　尽管大多数 OA 病例采用上述非手术治疗能够获得良好临床疗效，但仍有少数 OA 病例无明显疗效，且存在明显的疼痛和关节功能障碍。对该类患者，采用手术治疗，可取得较好的疗效。目前治疗 OA 的手术方法很多，关节部分置换术或全关节置换术用得越来越多。一般手术年龄建议在 65 岁以后。

（8）健康教育　告知患者，在关节肿痛明显时，应调整和限制活动量，减轻关节负荷，避免各种使 OA 病情加重的不利因素，调整生活方式，如超重的中老年人应控制饮食、适当运动和减重，以免下肢关节负荷过重；对儿童的各种关节畸形应及时矫正；保护受累关节，避免长久站立、爬楼梯和蹲位、跪位等不良姿势。

二、类风湿关节炎的康复

（一）概述

类风湿关节炎（rheumatoid arthritis，RA）是一种常见的慢性全身性炎症疾患，以侵犯全身多个关节为主要特征，病因不明，但免疫因素起主要作用。主要病理变化为关节滑膜的炎症，细胞浸润，血管翳形成，关节软骨及骨组织受损及关节外病变。

（二）常见功能障碍与临床特点

1. 特点　隐匿发病是 RA 主要的发病特点，占 60% ~ 70%，一般于数周或数月内逐渐起病，表现为全身不适，后出现多关节疼痛、肿胀，在发病早期常难以诊断。

2. 基本病变　类风湿关节炎的基本病变是滑膜炎症，主要累及有滑膜覆盖的外周关节，病变常呈对称性。受累关节的分布以腕、手、膝、足最为常见，其中以掌指关节和近侧指间关节受累多见，而末节指间关节很少发病。其次为踝、肘、肩关节、颈椎的寰枢关节、下颌关节亦可受累，而脊柱关节和骶髂关节少见。

3. 症状

（1）缓慢起病，乏力、关节晨僵、纳差、体重减轻及低热等。

（2）常以近端指间关节、掌指关节及腕关节为主的对称性、多关节、小关节肿痛、活动受限、指关节呈梭形肿胀，晚期可畸形。

（3）晨僵持续时间常与病情活动程度一致。

4. 体征

（1）关节隆起部位单个或多个数毫米至数厘米大小的类风湿结节，持续数月至数年。

（2）部分患者病情活动时有胸膜炎、间质性肺炎、心包炎、浅表淋巴结肿大、肝脾大等。

5. 实验室检查

（1）中轻度贫血，活动期血沉加快。

（2）血清免疫球蛋白增高，抗核抗体 10% ~ 20% 阳性，类风湿因子 80% 阳性，C - 反应蛋白增高。

（3）滑液半透明或不透明、黄色、黏度差、细胞数为每毫升（5 ~ 10）万、中性粒细胞占 50% ~ 90%、类风湿因子阳性，有时可见类风湿细胞。

6. 影像学检查　主要为 X 线检查。

（1）早期关节周围软组织肿胀、骨质疏松。

（2）后期关节软骨破坏、侵蚀、关节间隙狭窄、强直和畸形。

（三）诊断

类风湿关节炎诊断标准见表5-3。

表5-3　类风湿关节炎诊断标准

标准	定义
1. 晨僵	关节内及其周围的晨僵在获得最大改善前持续≥1小时
2. ≥3处的关节炎	可观察到至少同时3处以上有软组织的肿胀或积液（注意不为单独的骨生长过大），14个观察的关节区为左、右近侧指间关节、掌指关节、腕、肘、膝、踝和跖趾关节等关节
3. 手关节关节炎	在腕、掌指关节或近侧指间关节上至少有一个关节区肿胀
4. 对称性关节炎	标准2中关节双侧同名关节同时受累（近侧指间关节、掌指关节双侧受累，跖趾关节可以不是绝对对称）
5. 风湿结节	可观察到骨突起处、伸肌表面或在近关节处的皮下结节
6. 血清类风湿因子	血清类风湿因子阳性（对照组<5%阳性的任何方法）
7. 放射影像改变	手－腕后前位的RA影像学改变最典型，包括破坏或不太模糊的骨局灶性脱钙

*若患者7项标准中至少有4项，则为RA；标准1~4必须持续在6周以上。

（四）康复评定

1. 关节活动范围的评定　见本书相关章节。

2. 肌力评定　主要评定手部肌力，多采用握力计法，因手的小关节畸形，可改用血压计法测定握力。

3. 疼痛的评定　除了可进行目测类比法（VAS）、简化McGill疼痛问卷和压力测痛法等疼痛评定外，尚有专门针对RA关节压痛而设计的各种关节指数评定方法。例如：Ritchie关节指数。

4. 功能障碍及其严重程度的评定　有关RA功能障碍评定的量表较多，其中应用较多的是类风湿性关节炎功能指数（表5-4）。

表5-4　类风湿性关节炎功能指数

指数	活动项目
Ⅰ级	日常活动不受任何限制，能完成日常一般活动（生活自理*、职业活动**、业余活动***）
Ⅱ级	能完成一般生活自理活动和职业活动，但业余活动受限制
Ⅲ级	能完成一般生活自理活动，但职业活动和业余活动受限制
Ⅳ级	一般生活自理活动、职业活动和业余活动均受限制

*一般生活自理项目包括穿衣、进食、洗澡、梳妆、修饰和如厕等。
**职业活动包括工作、学习、家务活动。
***业余活动包括娱乐（消遣性）和（或）闲暇活动；职业活动和业余活动与患者的愿望、年龄、性别有一定关系。

（五）康复治疗

治疗类风湿关节炎的药物和方法众多，但是尚无特效的治疗方法。对于所有的治疗方法来说，其目的是减轻疼痛、抑制炎症，防止骨、软骨的破坏，改善功能。欲达到此目标，需要将康复治疗、药物治疗和外科治疗有机结合起来。其中康复治疗侧重于帮助患者控制疼痛、维持或改善肌力、耐力和关节活动度，预防或矫正畸形，保持ADL能力的独立性，达到最大可能的正常生活。

1. 急性期　治疗目的是减轻疾病症状和改善患者的全身健康状况。急性期患者常有全身体质功能的紊乱，若不治疗，病情会加剧。因此这时期减轻患者痛苦和予以舒适使其产生自信比全力进行康复锻炼更为重要。急性期康复治疗的要素是休息、药物、支具和受罹关节的轻微运动。

（1）休息　当患者患有多发性关节炎时应完全卧床休息。但是卧床休息时间要适度，不可过长，并且采取正确的卧床姿势。床应该结实，床中部不能下垂凹陷。双脚支撑于床端的垫板上，以防足下垂畸形。膝下不宜垫枕，只有在晚上才允许头垫枕。在白天要采取固定的仰卧姿势，用少量枕头保持脊柱良好的姿势。

（2）支具治疗　支具治疗可以消肿止痛，其效果优于任何一种其他的方法。支具作用是保护及固定急性炎性组织，其最终目的是保存一个既可活动又具有功能的关节。支具应每天卸去一次，以施行适度锻炼，预防关节僵硬的发生。

（3）药物治疗　治疗本病的药物可分为两大类。第一类是非特异性的对症治疗药，包括激素类药物和非甾体类抗炎药物。第二类是缓解病程的药物，服用较长时间后，可影响病变的活动性及其发展。

（4）轻微的关节活动　当患者感到舒适，炎症关节用支具固定时，应该考虑关节功能的恢复。鼓励患者在极小的帮助下进行主动活动。

2. 亚急性期　此期的特点是关节情况似乎已经稳定，但过度的关节活动会引起关节炎症状的忽然发作。该期治疗重点是维持全身健康状况，防止疾病加剧及纠正畸形。

（1）适度休息和运动　患者仍需卧床休息，但其时间应逐渐减少。白天逐步减少支具固定的时间，最后支具仅在晚上使用。

当患者可以主动练习时，可按下列程序进行：①患者卧床进行肌肉等长收缩练习和主动加助运动练习；②患者坐位继续锻炼并逐步增加锻炼时间；③站立位训练，重点是平衡练习；④在扶车或他人支持下进行走路练习，也可以使用轮椅代步；⑤使用拐杖练习行走。

（2）作业治疗　对日常生活自理能力较差的患者，鼓励其尽量完成日常生活活动训练，如进食、取物、倒水、饮水、梳洗、拧毛巾、穿脱上衣和裤子、解扣、开关抽屉、开关水龙头、坐、站、移动、下蹲、步行、上下楼梯、出入浴池等训练。

（3）矫形器　支具、拐杖、轮椅等的应用能减轻关节畸形发展，缓解疼痛，消肿，防止由于关节不稳定而进一步受损。

为了帮助下床活动，可用拐杖或助步器以减轻下肢负荷，如装有把柄以减少对手、腕、肘、肩的负重。

3. 慢性期　在关节炎急性期，若没有采取预防措施，大多数患者会产生关节和肢体的挛缩。此期治疗重点应采用理疗来缓解肌肉痉挛和疼痛，并以此改善关节及其周围组织的血液与淋巴循环，以减轻组织的退行性变，尽可能增加关节活动范围和肌力、耐力及身体协调平衡能力。

（1）物理因子治疗　常用温热疗法。①全身温热：如湿包裹法、温泉疗法、蒸汽浴、砂浴、泥疗等；②局部温热疗法：如热袋、温浴、蜡疗、红外线、高频电疗法等。

（2）水疗法　常用矿泉浴、盐水浴、硫化氢浴等。急性活动期患者及发热者不宜作全身水疗。

（3）增加肌力和关节活动度练习　增加关节活动度锻炼与控制这种运动的肌肉力量的锻炼同时进行。在患者锻炼前，可先进行热疗，以使肌肉等软组织松弛和增加患部的血液供应。热疗的方法有石蜡浴、旋涡浴及热透法等。

目标检测

1. 骨关节炎、类风湿关节炎常见的功能障碍有哪些？

2. 骨关节炎康复目标是什么？

3. 类风湿关节炎急性期怎样进行康复治疗？

（张长杰）

第二节　骨折的康复

一、概述

骨折是临床常见的创伤，在日常和战时都很常见，骨折发生后如处理不当，患者的功能障碍发生率高，致残率也高。

1. 骨折临床特征　①疼痛与压痛。骨折发生后均有不同程度的疼痛与压痛。②局部肿胀。骨折时骨组织或周围软组织血管破裂出血，局部肿胀，有些还会出现瘀斑，血肿的部位及大小对判断骨折的部位及严重程度很有帮助。③畸形。骨折移位大者可出现肢体畸形，这是由于骨折断端移位较大造成的。如两断端重叠移位可出现短缩畸形，骨折远端由于失去正常的骨连续性在重力作用和肌肉牵拉作用下，可出现旋转畸形和成角畸形。④功能障碍。骨折后由于疼痛、肌肉反射性痉挛、肌肉失去骨应有的杠杆作用，特别是合并有神经损伤时，会丧失正常功能。⑤异常活动及骨擦音。在检查或移动患肢时会出现异常活动及骨折断端摩擦的骨擦音，而且畸形会更加明显，这是骨折的重要表现。⑥X线检查。X线检查是确定骨折部位、程度及骨折类型的可靠方法。

2. 骨折临床处理原则　骨折临床处理的三大原则是复位、固定和康复治疗。这三者是有机结合、互相配合的过程，不能截然划分。骨折复位是骨折治疗的基础。复位后需要固定，只有固定牢靠，才能保持骨折不再移位，并有利于骨折的愈合，有利于功能的恢复，因此，固定是骨折治疗的关键。骨折治疗不仅要求愈合坚固，恢复原有解剖形态及力学性能，而且要求患者早日恢复功能，重返社会，所以康复治疗是患者恢复功能的保证。

早期正确的康复治疗可促进骨关节损伤的愈合，缩短疗程，减少粘连和避免肌肉萎缩，增进关节活动范围，促进伤肢运动功能的恢复。

二、康复评定

（一）评定内容

1. 骨折对位对线、骨痂形成情况检查　了解是否有延迟愈合或不愈合，有无假关节、畸形愈合，有无感染、血管神经损伤、骨化性肌炎等。

2. 关节活动范围测定　见本书相关章节。

3. 肌力评定　见本书相关章节。

4. 肢体长度及周径测量　骨折后，肢体的长度和周径可能发生变化，测量肢体长度和周径是必要的。

5. 步态分析　见本书相关章节。

6. 本体感觉功能评定　见本书相关章节。

7. ADL 能力评定　对上肢骨折患者重点评定生活自理能力情况，例如穿衣、洗漱、清洁卫生、进餐、写字等。下肢骨折患者重点评定步行、负重等功能。常用 Barthel 指数量表或改良 Barthel 指数量表。

（二）骨折愈合的评定标准

1. 时间　骨折愈合的时间因患者年龄、体质不同而异，并与骨折的部位密切相关，表 5-5 所列的各部位骨折愈合时间，为临床观察后经统计分析所得，仅供参考。

表 5-5　成人常见骨折临床愈合时间

上肢	时间	下肢	时间
锁骨骨折	1~2 个月	股骨颈骨折	3~6 个月
肱骨外科颈骨折	1~1.5 个月	股骨粗隆间骨折	2~3 个月
肱骨干骨折	1~2 个月	股骨干骨折	3~3.5 个月
肱骨髁上骨折	1~1.5 个月	胫腓骨骨折	2.5~3 个月
尺桡骨干骨折	2~3 个月	踝部骨折	1.5~2.5 个月
桡骨下端骨折	1~1.5 个月	距骨骨折	1~1.5 个月
掌指骨骨折	3~4 周	脊柱椎体压缩骨折	1.5~2.5 个月

2. 临床愈合标准　①骨折断端局部无压痛。②局部无纵向叩击痛。③骨折断端无异常活动（主动或被动）。④X 线片显示骨折线模糊，有连续性骨痂通过骨折断端骨折线。⑤外固定解除后，肢体能达到以下要求：上肢，向前伸手持重 1kg 达 1 分钟；下肢，不扶拐在平地连续行走 3 分钟，并不少于 30 步。⑥连续观察 2 周，骨折断端不发生畸形。

3. 骨性愈合标准　①具备上述临床愈合的所有条件；②X 线片显示骨痂通过骨折线，骨折线消失或接近消失，皮质骨界限消失。

三、康复治疗

（一）四肢骨折

1. 作用　骨折愈合是骨连续性的恢复，最后完全恢复原有骨结构和性能，是骨再生（bone regeneration）的过程。从组织学和生理学的变化来看，骨折愈合可分 6 期，即撞击期、诱导期、炎症期、软骨痂期、硬骨痂期及重建期。但是长时间制动会造成患者的心血管、呼吸、消化、泌尿等系统的功能下降和固定肢体的肿胀、肌肉萎缩、肌力和耐力下降、组织粘连、关节囊挛缩、关节僵硬等许多并发症。如果患者长期卧床可产生焦虑、抑郁、对疼痛耐受力下降、失眠等反应，严重者可出现幻觉和注意力及定向障碍。

康复治疗的作用是协调骨折长期固定与运动之间的矛盾，预防或减少上述并发症的发生，控制或减轻组织肿胀，减轻肌肉萎缩，防止关节粘连僵硬，促进骨折愈合，有利于患者的功能恢复，并早日重返社会。

2. 方法　根据骨折愈合过程，康复治疗可分为早期和后期两个阶段。

（1）**早期**　常指骨折复位与固定后，骨折部位仅有纤维性连接。肿胀和疼痛是骨折复位固定后最主要的症状和体征，持续性肿胀是骨折后致残的最主要原因。康复目标主要是消肿止痛，为达此目标，要及早开始康复治疗。

1）主动运动：是消除水肿的最有效、最可行和花费最少的方法。主动运动有助于静脉和淋巴回流。

①伤肢近端与远端未被固定的关节，需行各个方向的全范围运动，一天数次，以保持各关节活动度，防止其挛缩。尽可能进行主动运动和抗阻运动，以防止肌萎缩及改善患肢血液循环。有困难时，可进行助力运动或被动运动。在上肢应特别注意肩外展及外旋，掌指关节屈曲及拇外展；在下肢则注意踝背伸运动。中老年人关节挛缩倾向很大，更应特别注意。

②骨折固定部位进行该部位肌肉有节奏的等长收缩练习，以防止废用性肌萎缩，并使骨折端挤压而有利于骨折愈合。无痛时可逐渐增加用力程度，每次收缩持续 5 秒钟，每次练习收缩 20 次，每天进行 3~4 次。开始时，可嘱患者在健侧肢体试行练习，以检验肌肉收缩情况。肌肉的等长收缩可以促进骨

折端紧密接触，克服分离趋势，并借助外固定物的三点杠杆作用所产生的反作用，维持骨折复位后的位置，防止侧方移位及成角。

③对健肢与躯干应尽可能维持其正常活动，可能时应尽早起床。必须卧床的患者，尤其是年老体弱者，应每日做床上保健操，以改善全身情况，防止压疮、呼吸系统疾患等并发症。

2）患肢抬高：有助于肿胀消退，为了使抬高肢体收效，肢体的远端必须高于近端，近端要高于心脏平面。

3）物理因子治疗：能改善肢体血液循环、消炎、消肿、减轻疼痛、减少粘连、防止肌肉萎缩以及促进骨折愈合。

①温热疗法：传导热疗（如蜡疗）、辐射热疗（如红外线、光浴）均可应用。

②超短波疗法或低频磁疗，可使成骨再生区代谢过程加强，纤维细胞和成骨细胞提早出现。对软组织较薄部位的骨折（如手、足部骨折）更适合用低频磁场治疗，而深部骨折适用于超短波治疗。此法可在石膏外进行，但有金属钢板内固定时禁用。

③音频电或超声波治疗，可减少瘢痕与粘连，促进骨痂生长。

（2）后期　通常指骨折达到临床愈合。康复目标主要是消除残存肿胀，软化和牵伸挛缩的纤维组织，增加关节活动范围和肌力，重新训练肌肉的协调性和灵巧性。治疗方法主要是通过运动疗法，促进肢体运动功能的恢复。若基本运动功能恢复不全，影响日常生活活动能力时需进行 ADL 训练和步行功能训练。以适当的物理因子疗法做辅助，装配矫形器、拐杖、手杖、轮椅等作为必要的功能替代工具。

1）恢复关节活动度　①主动运动：受累关节进行各运动轴方向的主动运动，轻柔牵伸挛缩、粘连的组织。运动时应遵守循序渐进的原则，运动幅度逐渐增大。每个动作重复多遍，每日数次。②助力运动和被动运动：刚去除外固定的患者可先采用主动助力运动，以后随着关节活动范围的增加而相应减少助力。对组织挛缩、粘连严重者，可使用被动运动，但被动运动方向与范围应符合解剖及生理功能。动作应平稳、缓和、有节奏，以不引起明显疼痛为宜。③关节松动术（mobilization）：对僵硬的关节，可配合热疗进行手法松动。治疗师一手固定关节近端，另一手握住关节远端，在轻度牵引下，按其远端需要的方向（前/后、内/外、外展/内收、旋前/旋后）松动。使组成关节的骨端能在关节囊和韧带等软组织的弹性范围内发生移动。如手掌指关节可有被动的前/后滑动、侧向滑动、外展内收和旋前/旋后滑动。对于中度或重度关节挛缩者，可在运动与牵引的间歇期，配合使用夹板，以减少纤维组织的回缩，维持治疗效果。随着关节活动范围的逐渐增加，夹板的形状和角度也作相应的调整。④关节功能牵引：轻度的关节活动度障碍经过主动、助力及被动运动练习，可以逐步消除。存在较牢固的关节挛缩粘连时，作关节功能牵引，特别是加热牵引，可能是目前最有效的方法。

关节活动度练习前作适当的热疗也可增强练习的效果。治疗中宜经常作关节活动度检查，以观察疗效。进步不明显时需考虑改进治疗方法。最后如关节活动度停止进步，应根据实际功能恢复程度采取相应对策，如对日常生活及工作无明显妨碍时，可结束康复治疗。

2）恢复肌力　逐步增加肌肉训练强度，引起肌肉的适度疲劳。骨折时，如不伴有周围神经损伤或特别严重的肌肉损伤，伤区肌力常在 3 级以上，则肌力练习应以抗阻练习为主，可以按渐进抗阻练习的原则作等长、等张练习或等速练习。等张、等速练习的运动幅度随关节活动度的恢复而加大。肌力练习应在无痛的运动范围内进行，若关节内有损伤或其他原因所致运动达一定幅度时有疼痛，则应减小运动幅度。受累的肌肉应按关节运动方向依次进行练习，并达到肌力与健侧相等或相差 <10% 为止。肌力的恢复为运动功能的恢复准备了必要条件，同时亦可恢复关节的稳定性，防止关节继发退行性变，这对下肢负重关节尤为重要。

3）物理因子治疗　局部紫外线照射，可促进钙质沉积与镇痛。红外线、蜡疗可作为手法治疗前的辅助治疗，具有促进血液循环，软化纤维瘢痕组织的作用。音频电、超声波疗法可软化瘢痕、松解粘连。局部按摩对促进血液循环、松解粘连有较好作用。治疗结束后冷敷 15～20 分钟有利于消肿止痛。

4）恢复 ADL 能力及工作能力　可采用作业治疗和职业前训练，改善动作技能与技巧，增强体能，从而恢复至患者伤前的 ADL 及工作能力。

5）平衡及协调功能练习　应逐步增加动作的复杂性、精确性以及速度的练习与恢复静态、动态平衡及防止倾倒的练习。在下肢骨折后如肌力及平衡协调功能恢复不佳，是引起踝关节扭伤或跌倒引起再次骨折及其他损伤的重要原因，对老年人威胁更大，需特别注意。

（二）关节内骨折

常遗留严重的关节功能障碍，为减轻障碍程度，在固定 2～3 周后，如有可能应每日短时取下外固定装置，在保护下进行受损关节不负重的主动运动，并逐步增加关节活动范围，运动后继续维持固定。这样可促进关节软骨的修复，利用相应关节面的研磨塑形并减少关节内的粘连。每次运动 6～10 回，每天进行 1～2 次。如有可靠的内固定，术后 1～2 天开始连续关节被动治疗仪治疗，可获良好效果。

（三）常见骨折的康复

1. 肱骨干骨折　骨折整复以后，使用长臂管型石膏固定（起于腋窝皱襞，止于掌指关节近端）于肘关节屈曲 90°、前臂中立位，用颈腕吊带悬吊于胸前，胸侧壁应置衬垫以利于远骨折端外展，固定 8～10 周。肱骨干中下 1/3 骨折易合并桡神经损伤。肱骨中段骨折不愈合率较高，应定期复查 X 线片，若骨折断端出现分离现象，应及时矫正。早期多做伸指、握拳、耸肩活动，避免患者在直立位练习肩外展，预防发生肩关节和肘关节僵硬，特别是老年患者。

2. 肱骨髁上骨折　常发生于儿童，预后良好，但常容易合并血管神经损伤及肘内翻畸形。伸展型骨折复位后，石膏托固定患肢 90° 肘屈曲功能位 4～6 周；屈曲型则固定于肘关节伸直位。治疗中应严密观察有无血运障碍，其早期表现为剧痛、桡动脉搏动消失、皮肤苍白、麻木及感觉异常，若处理不及时，可发生前臂肌肉缺血性坏死，造成严重残疾。外固定解除后，主动做肘关节屈伸练习，伸直型骨折主要练习屈肘位的肌肉等张收缩，屈曲型骨折主要练习伸肘位肌肉等张收缩。禁止暴力被动屈伸活动，以避免骨化性肌炎的发生。

3. 尺桡骨干双骨折　治疗较为复杂，预后差。稳定性骨折经复位后，石膏固定时间一般为 8～10 周，并根据临床愈合程度而决定拆除时间，切勿过早。不稳定性骨折需手术切开复位内固定。外固定期间或骨折尚未愈合前，不宜进行前臂旋转练习。外固定解除后可逐步进行主动前臂旋转和腕关节屈伸练习。

4. 股骨干骨折　治疗中易出现各种并发症，可影响下肢负重及活动。康复重点是预防膝关节伸膝装置粘连，应尽早开始股四头肌肌力练习和膝关节功能练习。在骨折未愈合前，禁止做直腿抬高运动。术后次日即可开始股四头肌等长收缩和踝关节主动活动和髌骨被动活动。

股骨骨折畸形愈合：其股骨干骨折成角畸形 >15°、旋转畸形 >20°，或缩短畸形 >2.5cm，均应手术矫正。

5. 胫腓骨干骨折　治疗目的要求恢复小腿长度以及纠正骨折断端间成角与旋转移位，以免影响日后膝、踝关节的负重功能和发生创伤性关节炎。为了保证下肢的功能不受影响，成人的患肢缩短应该 <1cm，成角畸形应该 <15°，两骨折端对位至少应在 2/3 以上。膝关节保持伸直中立位，防止旋转。骨折固定后开始踝关节伸屈练习和股四头肌肌力练习。避免平卧位练习直腿抬高，或者屈膝位练习主动伸膝，否则会产生骨折端剪力、成角、扭转应力，从而影响骨折愈合。根据骨折愈合程度，可扶双拐逐渐分级负重练习。

目标检测

1. 骨折常见的功能障碍有哪些?

2. 怎样改善和恢复关节活动范围?

3. 股骨干骨折怎样进行康复治疗?

（张长杰）

第三节　手外伤的康复

一、概述

手外伤康复是在手外科的诊断和处理的基础上，针对手功能障碍的各种因素，例如瘢痕、挛缩、粘连、肿胀、关节僵硬、肌萎缩、感觉丧失或异常等，采取相应的物理因子疗法、运动疗法、作业疗法以及手夹板、辅助器具等手段，使伤手恢复最大限度的功能，以适应每日日常生活活动、工作和学习的需要。

大多数手外伤需要手术处理，精湛的手术为手功能恢复创造了条件，欲达到手术预期目标，必须进行早期康复，康复是功能恢复的保证。

在正常情况下，当手在不用任何力量时，手的内在肌和外在肌张力处于相对平衡状态，这种手的自然位置称"手的休息位"。手的休息位姿势是：腕关节背伸 10°～15°，并有轻度尺偏；手指的掌指关节及指间关节呈半屈曲状态，从示指到小指，越向尺侧屈曲越多，各指尖端指向舟骨结节；拇指轻度外展，指腹接近或触及示指远节指间关节的桡侧。无论在手损伤的诊断上、畸形的矫正时或是在肌腱修复手术中，都需要用"手的休息位"这一概念作参考。

手的另一个重要姿势是手的"功能位"，手在这个位置上能够很快地做出不同的动作。手的功能位是：腕背伸 20°～25°；拇指处于外展对掌位，掌指及指间关节微屈；其他手指略为分开，掌指关节及近端指间关节半屈曲，远侧指间关节微屈曲。了解手的功能位对处理手外伤，特别是骨折固定和包扎时有用途，包扎固定伤手应尽可能使手处于功能位，否则将会影响手的功能恢复。

二、常见功能障碍及康复评定

（一）常见功能障碍与临床特征

1. 症状　都有外伤史，临床表现为手部疼痛、局部肿胀、畸形（如成角畸形、缺如）等。

2. 体征　手部压痛或叩击痛、异常活动或骨擦音、运动障碍或感觉异常、肌萎缩、关节僵硬等。

3. 辅助诊断　①骨关节损伤需 X 线摄片检查。②肌肉麻痹需做电生理检查。

（二）康复评定

1. 触诊　可以感觉皮肤的温度、弹性、软组织质地，检查皮肤毛细血管反应，判断手指的血液循环情况。

2. 关节活动度测量　使用量角器分别测量手指的掌指关节（metacarpophalangeal joint，MP）、近侧指间关节（proximal interphalangeal joint，PIP）和远侧指间关节（distal interphalangeal joint，DIP）的主动及被动活动范围。

一般临床测量关节总主动活动度（total active movement，TAM），作为一种肌腱功能评定的方法，其优点是较全面地反映手指肌腱功能情况，也可以对比手术前后的主动、被动活动情况，实用价值大，其缺点是测量及计算方法稍烦琐。测量方法是用 MP 关节、PIP 关节、DIP 关节的主动屈曲角度之和减去各主动伸直受限角度之和，即为 TAM。

$$屈曲角度（MP + PIP + DIP）- 伸直受限角度（MP + PIP + DIP）= TAM$$

3. 肌力评定 检查方法有徒手肌力检查，握力计、捏力计检查。①手的握力；②拇指分别与示、中、环、小指的捏力；③拇指与示、中指同时的捏力；④拇指与示指桡侧的侧捏力。

4. 感觉测试

（1）手指触觉、痛觉、温度觉和实体觉测定。

（2）两点辨别试验 正常人手指末节掌侧皮肤的两点区分试验距离为 2~3mm，中节 4~5mm，近节为 5~6mm。本试验是神经修复后，常采用的检查方法。两点辨别试验的距离越小，越接近正常值范围，说明该神经的感觉恢复越好。

（3）Moberg 拾物试验 检查用具有纸盒，9 种常用日常小物件如钥匙、硬币、火柴盒、安全别针、螺帽、螺栓、纽扣和秒表等。让患者在睁眼下，用手拣拾物品，并放入木盒内，每次只能拣拾一件，用秒表记录患者完成操作所花费的时间。然后，让患者在闭眼下重复上述动作，并记录时间。假如患者的拇指、示指、中指感觉减退或正中神经分布区皮肤感觉障碍，在闭目下，很难完成该试验。

5. 肢体体积测量 测量仪包括：一个有排水口的大容器及量杯。测量时，将肢体浸入容器中，容器中有水平停止杆。使肢体进入容器中的一定位置。排出的水从排水口流出。用量杯计算出排水的体积，此即为肢体的体积。可测量双侧肢体，进行对比。

6. 灵巧性、协调性的测试 测试方法有许多种，常用的有 3 种标准测试方法：①Jebson 手功能测试；②明尼苏达操作等级测试（MRMT）；③Purdue 钉板测试（the purdue pegboard test）。这三种测试的基本原理相同，即令受试者将物品从某一位置转移到另一位置，并记录完成操作的时间。手灵巧性、协调性有赖于感觉和运动的健全，也与视觉等其他感觉灵敏度有关。

7. 电生理检查 肌肉麻痹需进行肌电图及神经传导速度检查。

8. ADL 能力评定 详见本书第二章相关内容。

9. 手功能损伤程度评定 参照美国《永久病损评定指南》。

三、康复治疗

（一）手外伤常见问题的处理

因上肢创伤或疾病导致手功能障碍的常见原因有肿胀、疼痛与过敏、关节僵硬、肌力下降等。这些问题如果在早期给予预防或及时处理，往往不难解决，会达到事半功倍的效果。

1. 水肿 无论是创伤或炎症都会引起组织水肿。皮下组织、筋膜间隙、肌肉间筋膜和腱鞘、关节囊等都会浸于浆液素性渗出液内。如果渗出液不及时清除，将会机化造成上述组织的粘连、僵硬。因此，水肿必须尽快清除，否则将会出现恶性循环。如果水肿在早期得到控制，使之降至最低程度，就能很快恢复活动。

水肿预防及处理方法：①抬高患肢，肢体远端应高于近端，近端应高于心脏水平线以上；②手夹板固定患肢，固定范围一般不包括掌指关节，使指间关节和掌指关节能主动活动；③主动运动；④一旦已形成慢性水肿，则需采用压力治疗，如弹力手套、弹力绷带、气压治疗仪等；⑤物理因子治疗，如短波、超声波、音频电疗法等。

2. 疼痛与过敏 手内的神经末梢非常丰富，而且位于体表，加上腕管较紧，所以痛觉较显著。滑膜、腱鞘和骨膜也都有神经末梢，任何刺激必然会产生剧烈疼痛。这些疼痛与损伤程度不一定呈正比，同时还可出现血管运动紊乱、骨质疏松、肌萎缩、关节僵硬等，严重者称之为反射性交感神经营养不良综合征（RSD）。

处理方法：①早期诊断；②患侧部位用夹板固定；③抬高患肢，控制水肿；④肢体正常部位应主动活动；⑤肢体固定部位可作肌肉等长收缩练习；⑥可选用镇静剂；⑦检查有否神经卡压，如腕管的正中神经；⑧可用经皮神经电刺激（TENS），或早期作星状结节阻滞术。

3. 关节僵硬 关节挛缩的起因是水肿，随之而来的是活动消失。当韧带松弛和水肿后，即发生纤维素沉积，韧带缩短、挛缩。最难处理的问题是掌指关节过伸和近端指间关节屈曲挛缩畸形。

处理方法：①应及早开始活动，控制水肿；②对于轻度挛缩可采取主动运动、主动助动及被动运动练习；③动力型手夹板牵引，被动屈曲掌指关节及被动伸直近端指间关节；④重度挛缩畸形应采用手术治疗，如关节囊松解或侧副韧带切除。

4. 肌力和耐力下降 许多日常生活活动有赖于强度和耐力的综合，所以康复不仅要恢复强度，而且还要增加手的耐力，减少疲劳度。

处理方法：①主动运动练习；②进行性抗阻运动练习。

5. 手的灵活及协调性训练 通过治疗性作业活动，如圆柱状物的抓握，拇指侧捏和对掌、指间关节伸展、手指内收、外展等活动改善手的灵活性和协调性。

（二）肌腱修复术后康复

手部肌腱的分区：目前，国内外通用的手部肌腱分区是把手的屈指肌腱分为 5 个区（表 5-6），将伸指肌腱划分为 8 个区（表 5-7），伸拇肌腱划分为 6 个区。

表 5-6　屈指肌腱各区的起止点

分区	手指	拇指
I	远侧指间关节近端至肌腱止点	拇指近节中部至肌腱止点
II	鞘管起始部至远侧指间关节近端	鞘管部
III	手掌部	大鱼际部
IV	腕管区	腕管区
V	肌肉肌腱交界处至腕管近侧缘	肌肉肌腱交界处至腕管近侧缘

表 5-7　伸指肌腱各区的起止点

分区	手指	拇指
I	远侧指间关节部	指间关节背侧
II	中节指骨部	近节指骨部
III	近侧指间关节部	掌指关节背侧
IV	近节指骨部	第 1 掌骨部
V	掌指关节部	腕横韧带部
VI	手背部	腕及前臂部
VII	腕背横韧带部	
VIII	前臂远端	

传统上，II 区屈肌腱损伤最难处理，由于指屈浅、深肌腱在同一腱鞘内，肌腱损伤后特别容易粘

连。屈肌腱修复的理论是早期活动，特别强调在Ⅱ区修复后的早期活动的重要性。

（1）手术后用背侧石膏托或低温热塑材料制作夹板固定伤手，维持腕屈曲20°~30°，MP关节屈曲45°~60°；指间关节伸直位。将橡皮筋一端用胶固定于指甲，其另一端通过掌心的滑车后用别针固定在前臂屈侧的敷料上。

（2）手术后1~2天开始早期活动，利用橡皮筋牵引被动屈曲指间关节。在夹板范围内，主动伸指间关节。此期间禁止主动屈曲指间关节及被动伸指间关节。为了防止PIP关节屈曲挛缩，应该维持PIP关节充分伸直位。在练习间隙及夜间用橡皮筋固定PIP，在夹板内保持伸直位。从手术后开始至4周，在夹板内进行单个手指的被动屈曲/伸直练习。第4周，允许伤指主动屈曲。

如屈肌腱滑动好（关节屈曲ROM＞正常值的75%），则提示术后瘢痕较轻，需要继续使用夹板保护1.5周，假如肌腱滑动范围小，提示术后瘢痕粘连较重，则去除夹板，进行主动运动练习。包括单个手指、指屈浅和深肌腱的练习，钩指、握拳等。

（三）周围神经修复术后康复

近年来，实验和临床都证实，周围神经断裂后，断裂神经的远端能分泌释放一种媒介物质（扩散因子），这种媒介物可以吸引、引导近端再生的神经纤维定向生长。

神经纤维的再生速度为每天1~2mm。但是由于断裂的神经纤维修复后，神经本身要经过瓦勒变性过程，神经缝合端有个愈合过程，再生的神经纤维有穿越断端间愈合瘢痕过程，再生神经纤维到达终末结构也有一个生长成熟过程。因此，从神经修复到恢复功能计算，平均每天只能按1mm计算。

康复目的：主要是教会患者自我保护及代偿能力。例如：皮肤干燥、伤口愈合能力降低，应教会患者每天清洁皮肤、护理皮肤的方法，维持皮肤的柔软及弹性。经常检查皮肤有无压痛及过度使用皮肤的炎症。瘫痪或肌力微弱的肌肉应该避免过分牵拉或挛缩。被动关节运动范围训练时，应防止过牵；选择保护性夹板，预防姿势性挛缩等。

在不同的阶段，康复治疗的内容不同。

1. 正中神经损伤

（1）修复术后，腕关节屈曲位固定3周，随后逐渐伸展腕关节至正常位（4~6周）。

（2）主动活动训练。

（3）用视觉来保护感觉丧失区。

（4）日常生活辅助器具使用，例如，佩戴对指夹板，预防第1指蹼挛缩；并提供对指抓握功能。

（5）感觉再训练是周围神经损伤患者整体康复程序的一个组成部分。它能使患者在功能性感觉恢复中发挥最大的潜能。

2. 尺神经损伤的康复处理

（1）佩戴MP关节阻挡夹板，预防环、小指爪形指畸形。

（2）用视觉代偿、保护手尺侧缘皮肤感觉丧失区。

（3）对神经无恢复者，可考虑重建内在肌功能手术。

3. 桡神经损伤的康复处理

（1）使用腕关节固定夹板，维持腕关节伸直、掌指关节伸直、拇指外展位，预防伸肌过牵，协助手的抓握、放松功能。

（2）通过活动对肌肉进行训练，如抓握和松弛动作。

（3）必要时，可施行伸腕、伸拇、伸指功能重建手术。

目标检测

1. 手外伤怎样进行感觉检查？
2. 手外伤关节僵硬有哪些康复方法？
3. 尺神经损伤的康复处理有哪些？

（张长杰）

第四节　颈椎病的康复

⇒ 案例引导

　　临床案例　患者，男，58岁，大学教师。反复后颈部胀痛不适5年，再发半月余，伴有头晕、心慌、血压升高、腹泻、双手掌出汗。头后伸时头晕、心慌加重。无上肢疼痛及麻木，足无踩棉花样感，无腹痛，无外伤史，小便无异常。查体：血压153/98mmHg，脉搏90次/分，双上肢皮肤颜色无异常，双侧后颈部肌紧张，左侧中、后斜角肌肌紧张并压痛，双手掌潮湿。颈椎活动度：后伸100°，左右旋转300°，余正常。臂丛神经牵拉试验（−），转颈试验（−）。双上肢腱反射正常。颈椎X线片示：颈椎曲度变直，$C_{5\sim6}$间隙变窄，$C_{5,6}$椎体前缘增生，相应椎体钩突增生，以C_6为显著。MRI示：$C_{5\sim6}$椎间盘变性，膨出。生化检查无异常。

　　讨论　1. 此患者是什么类型颈椎病？
　　　　　　2. 如何进行康复治疗？

一、概述

（一）定义

　　颈椎病是指因颈椎间盘的退变、颈椎骨质增生、韧带变性增厚、钙化等刺激或压迫其相关神经、血管、肌肉、脊髓等所引起的一系列临床综合征。

　　第二届全国颈椎病专题座谈会明确了颈椎病定义，即颈椎椎间盘退行性改变及其继发病理改变累及其周围组织结构（神经根、脊髓、椎动脉、交感神经等），并出现与影像学改变相应的临床表现的疾病。仅有颈椎的退行性改变而无临床表现者则称为颈椎退行性改变。

　　颈椎病的发病率为20%以上。好发年龄在30~50岁，男女发病率无明显差别。随着电脑的普及，空调的广泛使用，人们屈颈和遭受风寒湿的机会不断增加，造成颈椎病的患病率不断上升，且发病年龄有年轻化的趋势。

（二）危险因素

　　1. 头颈部外伤　运动性损伤、交通事故、生活与工作中的意外、医源性等因素占颈椎病的发病因素的50%。

　　2. 颈部肌肉的劳损　卧具的选择不恰当（如枕头的高度、床垫的软硬）、卧姿的不正确（如俯卧睡眠）；长时间的低头工作；长期精神紧张等均可以致颈部肌肉的血供不良。

3. 颈部组织的退变 椎间盘髓核脱水、纤维环破裂退变致椎间盘突出、椎间隙变窄，椎体缘骨质增生、钩突变尖挤压周围神经、血管，椎管内韧带钙化、肥厚等。

4. 血管因素 椎管内、外血管动力学的异常导致椎－基底动脉供血不足及减少或中断脊髓的血供，诱发脊髓缺血。

5. 其他因素 颈椎的先天性畸形、咽喉部的炎症等。

（三）分型

颈椎病根据其受累组织和结构的不同，将其分为软组织型（颈型）、神经根型、椎动脉型、脊髓型、交感神经型。两种以上类型同时存在，称为混合型。

二、常见功能障碍

1. 疼痛 是由于肌紧张致颈部肌缺血，退变组织压迫，炎性物质对神经、脊髓的刺激等造成的。颈部、肩部、上肢均可出现疼痛。

2. 运动功能障碍 神经根或脊髓受压导致相应支配区的肌力下降，肌张力异常，肌萎缩。肢体的协调能力下降，步态不稳、易摔倒等。椎－基底动脉供血不足导致平衡中枢功能下降而出现平衡能力减弱。颈椎各组织的退变，引起颈椎的活动度发生改变。

3. 感觉和反射功能障碍 椎间盘退变、骨质增生、韧带变性增厚压迫脊神经或脊髓可出现深浅感觉功能及腱反射异常。

4. 心理功能障碍 颈椎病是一个慢性过程，常造成患者的心理状态的改变，易出现焦虑、抑郁等。

5. 个体生活质量下降 运动功能、感觉等的障碍、心理功能障碍导致日常生活活动能力的下降。

三、康复评定

（一）颈椎病专项评定

1. 颈椎稳定性的评定 多采用放射学颈椎不稳评定方法（图 5－1）。颈椎动力位 X 线片测量法只用于测量椎体位移。包括上颈椎不稳的评定和下颈椎不稳的评定。

颈椎节段性不稳定（椎间成角）测量方法：$a_1 + a_2 > 11°$ 视为不稳 ［图 5－1（a）］。颈椎节段性不稳定（椎间滑移）测量方法：$b_1 + b_2 \geq 3mm$ 视为不稳 ［图 5－1（b）］。

2. 脊髓型颈椎病的功能评定 常采用日本骨科学会（JOA）评定法，共 17 分，分值越低表示功能越差，用于评定手术前后、康复治疗效果。

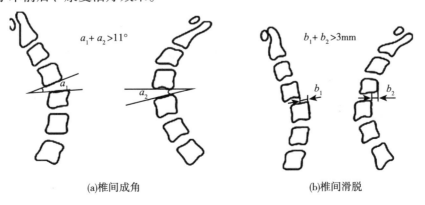

(a)椎间成角   (b)椎间滑脱

图 5－1 颈椎不稳评定方法

（二）肌力的评定

①颈部肌力的评定，徒手肌力测试（MMT）使用非常普遍。颈椎多功能评估训练系统能够精确地测量出患者颈部前屈后伸、左右侧屈等方向的最大肌肉力量，能提供精确、客观的检查结果，有效地减少误差。②肢体肌力的评测。③握力的评测。（详见第二章康复评定相关内容）

（三）其他常规康复评定

疼痛的评定、心理功能评定、ADL 的评定、颈椎活动度的评定、感觉功能的评定、步态功能评定、平衡功能的评定、肌张力的评定。（详见第二章康复评定相关内容）

四、康复治疗

颈椎病的治疗分为非手术治疗、微创治疗、手术治疗。大部分患者经非手术治疗效果良好，微创治疗无效或病情严重需要手术治疗。

（一）康复目标及康复时机选择

1. 康复目标 缓解疼痛及神经的压迫症状。

2. 康复时机 一经确诊且无手术指征即刻开始康复治疗；需要强调的是颈椎病的治疗必须坚持综合治疗、充分治疗、系统治疗的原则，这样才能保证疗效的持久性。

（二）非手术治疗

90% ~95% 的患者经过非手术治疗获得痊愈或缓解。非手术治疗主要采用多种康复治疗手段综合性疗法。治疗应按分型进行。

1. 软组织型颈椎病 该型主要以颈部疼痛为主要症状，影像学检查可正常或颈椎生理曲度改变或椎间隙轻度狭窄，少有骨赘形成。

（1）中医传统治疗 宜疏风解表、散寒通络为主，常用桂枝加葛根汤或葛根汤。局部可用止痛擦剂或贴膏、针灸、推拿。

（2）药物治疗 以非甾体抗炎药及肌肉松弛剂为主。疼痛严重者可局部药物注射。

（3）物理因子治疗 ①直流电药物离子导入疗法；②动态干扰电疗法；③高频电疗法，超短波、微波疗法；④蜡疗；⑤磁疗；⑥红外线疗法；⑦冲击波治疗。

（4）牵引治疗 是治疗颈椎病常用而疗效肯定的方法。有助于解除颈部肌肉痉挛，使肌肉放松、缓解疼痛；改善或恢复颈椎的正常生理曲度；调整小关节的异常，使关节嵌顿的滑膜或关节突关节的错位得到复位。

（5）手法治疗 是治疗的重要手段之一。对颈椎相关肌肉、软组织进行松解、理顺，缓解痉挛、减轻疼痛。应强调的是，手法治疗必须由训练有素的专业医务人员进行。

（6）运动疗法 对颈肩背部等相关肌肉进行训练。达到稳定颈椎、改善椎间关节功能、增强颈椎活动度，减少神经刺激、减轻肌肉痉挛，消除疼痛，矫正不良姿势。改善脊柱稳定肌的协调性。坚持运动疗法可促进机体适应代偿能力，达到巩固疗效、减少复发的目的。

积极而彻底地治疗软组织型颈椎病对控制其发展成其他类型颈椎病至关重要，应高度重视。

2. 神经根型颈椎病

（1）牵引治疗 扩大椎间孔、椎间隙，解除神经根的刺激和压迫。牵引治疗是神经根型颈椎病的首选治疗方法之一。①牵引方式，可以采用连续牵引，也可用间歇牵引或两者结合。②牵引角度，上颈段牵引角度采用 0° ~10°；下颈段牵引角度采用 15° ~30° 之间。③牵引重量，间歇牵引重量为自身体重的 10% ~20%；连续牵引重量一般以 6kg 开始，逐渐增加到疼痛、麻木症状减轻或消失为止。但通常不超过 15kg。④注意牵引的禁忌证。

（2）物理因子治疗　①直流电药物离子导入疗法；②动态干扰电疗法；③高频电疗法：超短波、微波疗法；④神经肌肉电刺激疗法。

（3）药物治疗　非甾体抗炎药及肌肉松弛剂、镇痛剂、脱水药、营养神经药物。

（4）中医传统康复治疗　辨证施治，应用中药、针灸、推拿治疗。

（5）运动疗法　增强肌力及脊旁肌的协调性训练，如徒手肌力训练、悬吊训练、颈部操练习等。

（6）微创疗法　射频、等离子、激光、臭氧等。

3. 椎动脉型颈椎病

（1）牵引治疗　略。

（2）物理因子治疗　①磁疗；②高频电疗法、超短波、微波疗法；③直流电药物离子导入疗法；④蜡疗；⑤半导体、氦氖激光星状神经节照射。

（3）西药　扩张血管、肌肉松弛剂和非甾体抗炎药、抗抑郁药、调节自主神经药等。

（4）中医传统治疗　辨证施治，应用中药、针灸、推拿治疗。

（5）运动疗法　同神经根型颈椎病。

4. 交感神经型颈椎病

（1）西药　调节自主神经药物，营养神经药物为主；抗抑郁药。

（2）物理因子治疗　①磁疗；②高频电疗法、超短波、微波疗法；③直流电药物离子导入疗法；④半导体、氦氖激光星状神经节照射。

（3）放松疗法　如音乐疗法等。

（4）中医传统康复治疗　此型症状较多，根据病情辨证施治，如针灸、推拿、气功等。

（5）微创疗法　略。

5. 脊髓型颈椎病　脊髓型颈椎病的治疗较为复杂，应视具体情况分别施治。

（1）牵引治疗　牵引重量应以小重量开始，一般以 3kg 开始，视病情逐渐增加。治疗期间应严密观察病情的变化，以确定是否继续牵引治疗。

（2）物理因子治疗　①磁疗；②高频电疗法、超短波、微波疗法；③直流电药物离子导入疗法；④经颅磁刺激疗法。

（3）西药　营养神经药物为主，辅以扩张血管、肌肉松弛剂等。

（4）运动疗法　①牵伸运动；②增强肌力训练；③降低肌张力治疗；④平衡与协调性训练；⑤感觉刺激治疗；⑥步行训练等。

（5）矫形支具应用　如颈托、颈围等。

（6）中医传统康复治疗　①肌张力增高，胸腰有束带感者，用复元活血汤。②下肢无力、肌肉萎缩者，地黄饮子合圣愈汤。③针灸等。

（三）微创手术治疗

对反复发作经非手术治疗效果不理想者，有适应证时可行微创手术治疗。微创手术治疗包括椎间盘射频热凝治疗、宝石激光消融术、臭氧髓核消融术、激光、针刀技术、胶原酶颈椎间盘核溶解术等。

（四）外科手术治疗

脊髓型颈椎病经非手术治疗无效且病情逐渐加重者应当积极手术治疗；神经根型颈椎病症状重、影响患者生活和工作、出现肌肉运动障碍者可考虑手术治疗。经保守治疗无效或疗效不巩固、反复发作的其他类型颈椎病，可考虑外科手术治疗。

（五）注意事项

①治疗期间应密切观察病情变化，在一些类型的颈椎病治疗过程，所采用的治疗手段，如牵引、手法及运动治疗中出现不良反应，必须立即停止治疗，同时采取必要的处理。②脊髓型颈椎病禁用旋转斜扳手法。③牵引治疗必须有专人负责，以便病情的观察和处理。

五、预防

颈椎病的发生与发展是一个缓慢的过程，随着年龄的增长，颈椎间盘的退行性变不可避免。一些因素和不良的生活习惯可以加速这一过程，因此，避免有害因素的影响对预防颈椎病的发生和发展显得极为重要。

（一）颈部的保健

1. 青少年期的保健 青少年时期是学习知识重要年龄段。长时间低头看书、学习对颈椎及颈部肌肉造成极大的伤害，使得颈椎病的始发年龄趋于年轻化。为防止颈椎病的发生应从中小学乃至大学积极地宣教颈部的保健知识，教育学生重视颈椎健康，树立科学、健康学习的理念，从源头阻止颈椎病的发生。

2. 加强身体锻炼 根据自身的情况选择锻炼的项目。预防颈椎病重点加强颈肩背肌肉等长抗阻收缩锻炼。增强协调性训练，减少跌倒风险。

3. 培养良好的生活和工作习惯 避免长时间低头的姿势，如看书、写字、作画，用手机、电脑等。应该工作学习 1 小时左右后改变一会体位，活动一下颈部、肩和上肢，放松这些部位的肌肉。

选择合适的卧具，枕头不能过高或过低，一般成年人的枕高仰卧位为 8～10cm。床垫不能过软，避免背部肌肉长时间受到牵拉。

4. 避免颈部损伤 乘车注意行车安全，系好安全带是非常必要的，尽量避免在行车过程中睡觉，以免在急刹车过程因松弛的颈部肌肉保护颈椎的能力下降而致颈椎损伤。体育锻炼一定在开始运动前充分地进行准备活动，使肌肉的应急能力得以提升。在颈肩臂出现疼痛不适，在进行颈部手法治疗时，尽量少用对颈椎的旋转斜扳手法，以免造成椎间盘的损伤。

5. 注意颈部保暖 尤其在冬季户外活动时，应做好颈部的保暖措施，避免寒湿侵及机体。在夏季避免电风扇、空调直接吹颈部，或在凉枕上睡觉。

（二）学习了解颈椎病的相关知识

了解引发颈椎病的危险因素，并尽可能地避免。学习一些有关颈椎病发病过程的知识，消除恐惧悲观心理，同时颈部不适时避免过度治疗，减少医源性损伤。需要强调的是软组织型颈椎病必须积极地治疗，使颈部初期的病理变化尽可能地转归正常。软组织型颈椎病的治疗不是一治便好，颈椎曲度的改变要恢复到正常需要一个相对较长的治疗时间，必须对此有心理准备。

目标检测

1. 颈椎病常见功能障碍有哪些？

2. 为什么说软组织型颈椎病的防治至关重要？

3. 脊髓型颈椎病如何进行康复治疗？

（杨少华）

第五节　肩部疾病的康复

一、肩关节周围炎的康复

(一) 概述

1. 定义　肩关节周围炎简称肩周炎，俗称凝肩、冻结肩、五十肩。是指肩关节周围肌肉、肌腱、滑囊以及关节囊的慢性损伤性炎症。因关节内、外粘连，以活动时疼痛、功能障碍为主要临床特点。

肩关节周围炎的病因至今不清楚，可能与下列原因有关：①肩部原因；②肩外原因。

2. 病理变化　肩关节周围炎的病理变化比较复杂、广泛，主要表现为关节囊、滑囊、肱二头肌腱、肩袖、喙肩韧带等退行性变。早期组织学改变为充血、水肿、炎性渗出及炎细胞浸润，继之出现组织纤维化。随着退变的进展，纤维化逐渐加重，发生粘连，使组织硬化和缩短，失去弹性，极大地限制了肩关节的活动。

3. 临床表现

(1) 疼痛　①急性期，主要表现为肩关节周围的疼痛。疼痛剧烈，夜间加重，甚至因此而影响睡眠。②冻结期，患者疼痛症状减轻，但压痛范围仍较为广泛。由疼痛期肌肉保护性痉挛造成的关节功能受限已发展到关节挛缩性功能障碍，肩关节功能活动严重受限，肩关节周围软组织广泛粘连，挛缩，呈"冻结"状态。各方向的活动范围明显缩小，以外展、内旋、上举等最为显著，甚至影响日常生活，如梳理头发、穿脱衣服、举臂抬物等动作均有一定程度的困难。③恢复期，疼痛逐渐消减，随着日常生活、劳动及各种治疗措施的进行，肩关节的活动范围逐渐增加，肩关节周围关节囊等软组织的挛缩、粘连逐渐消除，大多数患者的肩关节功能恢复到正常或接近正常。

(2) 运动功能障碍　由疼痛期肌肉保护性痉挛造成的关节功能受限已发展到关节挛缩性功能障碍，各方向的活动范围明显缩小，以外展、内旋、上举等最为显著。肩关节功能活动严重受限，肩关节周围软组织广泛粘连、挛缩导致肌肉萎缩。

(3) ADL 能力下降　疼痛及关节活动障碍影响日常生活，如梳理头发、穿脱衣服、举臂抬物等动作均有一定程度的困难。

(二) 康复评定

1. 肩关节活动度的评定　肩关节的活动度评定通常采用量角器测量患者肩关节的屈、伸、外展、内旋和外旋等活动度。正常肩关节的活动度：前屈 $0°\sim180°$，后伸 $0°\sim50°$，外展 $0°\sim180°$，内旋 $0°\sim80°$，外旋 $0°\sim80°$。

2. 肩关节功能评定　根据患者肩疼痛 (P)、ROM (R)、ADL (A)、肌力 (M) 及关节局部形态 (F) 等 5 个方面进行综合评定，总分 (T) 为 100 分。P：患者自觉疼痛的程度和是否影响活动评分，最高 30 分；R：患侧肩关节 ROM 的大小评分，最高 25 分；A：穿上衣、梳头、翻衣领、系围裙、使用手纸、擦对侧腋窝及系腰带 7 项日常生活活动评分，最高 5 分，共 35 分；M：Lovette 6 级分类法对肩关节五大肌群 (前屈、外展、后伸、外旋及内旋肌群) 的肌力进行综合评分，最高 5 分；F：肩关节有无脱位、畸形、假关节形成及其程度进行评分，最高 5 分。其中 P、R 及 A 的总分占 90%，M 及 F 总分占 10%。在治疗前后分别进行测评，分值愈高，肩关节功能愈好。

(三) 康复治疗

因肩周炎的主要临床特点为肩关节疼痛和僵硬，所以康复治疗的目的主要为缓解疼痛和恢复关节活动度。

1. 早期或急性期 本期康复目标是缓解疼痛，避免粘连，增加关节活动度。早期或急性期缓解疼痛的康复手段主要包括以下几项。

（1）一般治疗 全身休息，局部制动，肩部保暖，防受风寒，以达到改善局部血液循环和解除肌肉紧张的目的。

（2）药物治疗 肩周炎早期因疼痛影响生活和工作，可以适当口服非甾体类药物，如美罗昔康、塞来昔布等；肌肉痉挛明显者可用肌肉松弛剂；疼痛严重明显影响睡眠的，可适量用地西泮等镇静药物。

（3）物理治疗 物理治疗方法是应用于肩周炎治疗的普遍方法，具有解除痉挛、消除炎症、改善局部血液循环、分解粘连等作用。临床应用表明，在肩周炎早期，应用物理治疗不仅能缓解症状，而且还能延缓病变的发展或缩短病程。可采用超短波、中频电疗、超声波、热疗等治疗方法。

超短波治疗可使肩关节局部中分子和离子剧烈振动、摩擦，表皮和深部组织都能均匀受热，治疗部位体温升高，增加组织的新陈代谢，促进神经和血管的恢复，消炎止痛，解除粘连。选用治疗剂量为：微热量至温热量，每次 15～20 分钟，每日 1 次一疗程，10～15 次。

中频电有镇痛作用和明显的促进血液循环作用，可选用电脑中频、干扰电治疗，电极并置/对置于患肩痛点或痛点周围。

超声波治疗可消炎、止痛，松解粘连。选 1～2 个痛点处，应用 1.5W/cm^2，每点 8 分钟，每日 1 次。此外可选用蜡饼局部热敷或红外线局部照射等。

（4）运动疗法

1）"摆动"运动 身体前屈，躯干与地面平行，手臂自然下垂，首先做前后方向摆动，完成肩关节的前屈、后伸运动，待适应无疼痛后增加左右摆动，完成肩关节的外展、内收运动，最后增加环转运动，一般每个方向 20～30 次为 1 组。疼痛明显时在健手的保护下完成摆的动作。

2）"耸肩"运动 双臂自然下垂身体两侧，双肩向上耸起，于最高位置保持 5 秒，放松为 1 次，反复进行，每次 5 分钟，每日 2～3 次，如有疼痛可用健手托住患侧肘部保护，在不增加疼痛的前提下完成。

3）"扩胸"运动 双臂自然下垂身体两侧，双肩向后做扩胸运动，于最大位置保持 5 秒，放松为 1 次，反复进行，每次 5 分钟，每日 2～3 次，如有疼痛可用健手托住患侧肘部保护，在不增加疼痛的前提下完成。

4）"含胸"运动 双臂自然下垂身体两侧，双肩向前做含胸运动，于最大位置保持 5 秒，放松为 1 次，反复进行，每次 5 分钟，每日 2～3 次，如有疼痛可用健手托住患侧肘部保护，在不增加疼痛的前提下完成。

（5）局部注射 疼痛严重，痛点明显、局限者，可用强的松龙混悬液和利多卡因注射液做痛点封闭注射，每周 1 次，共 2～3 次。多数人主张用等量强的松龙混悬液和利多卡因注射液做多痛点及关节腔注射，如冈上肌腱附着点、肱二头肌腱鞘、肩峰下滑囊前外侧部、小圆肌部位的后关节囊以及盂肱关节腔等。注射后即可进行轻微的关节活动。

2. 中末期或慢性期 本期康复目标是以继续增加关节活动度为主，增强肌力，恢复上肢的运动功能。具体方法如下。

（1）运动疗法

1）增加关节活动度训练

A. 肩前屈运动 ①仰卧位，屈肘，上肢向上移动过头顶部，至感到疼痛处保持并轻轻振动 1～2 分钟为 1 次，3～5 次/组，1～2 次/日。并逐渐增加被动活动角度。另一种方法，仰卧位或坐位，伸肘，上肢向上提举，至感到疼痛处保持并轻轻振动 1~2 分钟为 1 次，3~5 次/组，1~2 次/日。并逐渐增加被动活动角度。②患者面对墙壁站立，用患侧手指沿墙缓缓向上爬动，使上肢尽量高举，到最大限度，在墙上作一记号，然后再徐徐向下回原处，反复进行，逐渐增加高度。

B. 肩外展运动　①仰卧位或坐位，健手握住患侧肘部，使肩关节前屈 90°，不得耸肩，沿水平方向外展，至感到疼痛处保持 2~3 分钟，待疼痛减轻后继续加大角度，至最大角度为 1 次，3~5 次/组，1~2 次/日。并逐渐增加被动活动角度。②患侧靠墙站立，上肢外展，沿墙壁手指向上方爬行到最大限度，在墙上作一记号，然后再徐徐向下回原处，反复进行，逐渐增加高度。③左右手各向左右伸直平抬、手心向下成飞翔势，上下扇动。

C. 肩后伸运动　仰卧位，双手抓握体操棒，患侧上肢在床边自然下垂，至感到疼痛处保持 2~3 分钟，待疼痛减轻后继续加大角度，至最大角度为 1 次，3~5 次/组，1~2 次/日。并逐渐增加被动活动角度。体操棒保护患侧关节不至于后伸过快。

D. 手摸后背　坐位或站立位，身体保持伸直，双手背后，健侧手抓握患侧手腕，向上拉，使患侧手尽量接触对侧肩胛骨。注意不能弯腰，此练习可增加肩关节的后伸、内旋、内收活动度。

E. 肩关节环形运动　患者站立，患臂自然下垂，肘部伸直，患臂由前向上向后划圈，幅度由小到大，反复数遍。

2）强化肌力训练

A. 肩前屈力量训练　站位或坐位，躯干伸直，早期肌力较差可以在屈肘 90°位，上肢前抬起至无痛角度，不能耸肩，至最高位置保持 10 秒为 1 次，力量增强后肘关节伸直位练习，同时手握一定负荷进行，20~30 次/组，组间休息 30 秒，4 组连续练习，2~3 次/日。

B. 肩外展力量训练　方法基本同上，上肢外展练习。

C. 肩外旋力量训练　一弹性橡皮筋一端固定，手拉橡皮筋向外侧用力牵拉皮筋，至最大程度保持 10 秒为 1 次，20~30 次/组，组间休息 30 秒，4 组连续练习，2~3 次/日。

D. 肩内旋力量训练　方法基本同上。手拉橡皮筋向内侧用力牵拉皮筋，使手接近身体。

3）关节松动术　是治疗肩关节周围炎疼痛及活动受限的一种有效实用的手法。其针对性强，见效快，患者痛苦小，容易接受。根据 Maitland 手法分级对早期疼痛为主者，采用 Ⅰ~Ⅱ 级手法；病程较长以关节活动障碍为主者，采用 Ⅲ~Ⅳ 级手法。针对不同方向的运动障碍，分别应用分离、长轴牵引、外展向足侧滑动、前后向滑动和后前向滑动等手法进行治疗。

以上手法可根据患者具体的病情不同选用每天 1 次，每次 30~40 分钟，5 次为 1 个疗程，共 3 个疗程。操作中需注意手法柔软有节律，尽量使患者感到舒适，观察患者反应调整强度。

（2）物理因子治疗　此期物理因子治疗应用主要是在运动治疗之前先进行局部热疗，可明显提高运动治疗的效果。常用的物理治疗方法有局部热敷、红外线局部照射、蜡疗、高频透热治疗、中频电疗、冲击波疗法等，可视病情选择。运动治疗结束后可选择冰敷，缓解局部的肿胀疼痛。

（3）手术治疗　对于一些比较难治的肩周炎和一些对生活质量要求较高的患者，国际上学术界重点推荐采用关节镜技术松解粘连、僵硬的"肩周炎"。肩周炎关节镜下松解术具有简单、快速、有效的特点，主要包括肩袖间隙的粘连松解、盂肱上韧带、喙肱韧带、肩胛下肌腱的松解。术后对于缓解肩周炎的疼痛和恢复关节活动度，具有明显疗效。因而，关节镜下松解术对于非手术治疗无效的肩周炎病例，是一种良好的治疗手段。

二、肩袖损伤的康复

（一）概述

肩袖又称腱袖或旋转袖，由肩胛下肌、冈上肌、冈下肌及小圆肌组成。肌腱止于肱骨大小结节及部分外侧颈部，是覆盖于肩关节前上后方的袖状组织。肩袖的功能除使肱骨活动外，又起韧带作用，将肱骨头与肩胛盂紧密地结合在一起，起到悬吊肱骨、稳定肱骨头和协助三角肌外展上臂的作用。

肩袖损伤统指肩袖肌腱的损伤及继发的肩峰下滑囊炎，其中冈上肌腱在肩外展外旋时易受肩峰碾压而受损、变性及断裂。肩袖损伤多见于标枪、手榴弹、排球、体操及举重等项目的运动员。

肩袖损伤的病因：①肩部慢性撞击性损伤，多见于中老年患者，肩袖组织因长期遭受到肩峰撞击、磨损，肩袖局部血液循环障碍，进而肩袖肌腱发生退变。②创伤，运动时过度转肩或外展，肩袖肌腱可因突然过度的牵拉而损伤破裂。③医源性原因，如肩部手法治疗时力量过大而损伤肩袖肌腱。

临床表现：肩袖损伤的临床表现主要为肩袖创伤性肌腱炎和肩袖肌腱的断裂。主要症状是伤后肩痛，呈撕裂样痛、肩上举痛、外展痛、内外旋痛及抗阻痛。临床特征是 60°～120°疼痛弧征阳性，即肩主动或被动外展至 60°～120°时疼痛，外旋时疼痛加重，外展超过 120°时疼痛减轻或消失。肩峰前外缘压痛，肱骨大结节压痛。

（二）康复评定

通常进行肌力、关节活动度、肢体围度、上肢功能、下肢功能、步态、平衡和协调功能及日常生活活动能力等的评定。

1. 肌力评定　肩袖损伤可选择性检测肩关节外展、内旋或外旋肌肉或肌群的肌力。

2. 关节活动度测定　关节活动度测定是肌腱损伤后关节功能检查中最常用的评定项目之一。关节活动度测定的目的在于了解受累关节的关节活动受限程度，进而判断是否对日常生活活动产生影响。

3. 肢体围度的测量　主要了解肌腱损伤后患肢的肌肉有无萎缩。

4. 上肢功能评定　可采用 JOA 肩关节疾患治疗成绩判定标准进行评定。详见表 5–8。

表 5–8　JOA 肩关节疾患治疗成绩判定标准

指标	分数
Ⅰ. 疼痛（30 分）	
1. 无	30
2. 压痛或仅在运动、重体力劳动时出现疼痛	25
3. 日常生活轻微疼痛	20
4. 中等程度可以忍受的疼痛（使用镇静药，有时夜间痛）	10
5. 高度疼痛（活动受限，夜间经常痛）	5
6. 因为疼痛而完全不能活动	0
Ⅱ. 功能（20 分）	
1. 综合功能（10 分）	
外展肌力的强度	
正常	5
优	4
良	3
可	2
差	1
零	0

续表

指标	分数
耐力（在肘伸展位内举直1kg的哑铃保持水平的时间）	
10 秒以上	5
3 秒以上	3
2 秒以上	1
不能	0
2. 日常生活动作（10 分）	
梳头	1
系带子	1
手摸嘴	1
睡眠时压着患处	1
取上衣侧面口袋的东西	1
用手摸对侧眼	1
能关或拉开门	1
用手取头上的东西	1
能大小便	1
穿上衣	1
（如果有其他不能做的动作各减 1 分）	
Ⅲ. 活动度（主动运动，坐位进行）（30 分）	
1. 上举（15 分）	
150°以上	15
120°以上	12
90°以上	9
60°以上	6
30°以上	3
0°	0
2. 外旋（9 分）	
60°以上	9
30°以上	6
0°以上	3
−20°以上	1
−20°以下	0
3. 旋转运动（6 分）	
T_{12} 以上	6
L_5 以上	4
臀部	2
臀部以下	0
Ⅳ. X 线评定（5 分）	
1. 正常	5
2. 中度变化或半脱位	3
3. 重度变化或脱位	1
Ⅴ. 关节稳定性（15 分）	
1. 正常	15
2. 轻度不稳定或有要脱臼的不稳定感	10
3. 重度不稳定或既往有半脱位状态	5
4. 既往有脱臼	0

5. ADL 能力评定　肩袖损伤患者，其日常生活活动可受到不同程度的影响。目前临床常用的 ADL 评定量表主要有 Barthel 指数和改良 Barthel 指数量表。

（三）康复治疗

轻度和中度肩袖损伤多采用非手术治疗，急性肩袖损伤按 PRICE 常规处理，局部制动常采用石膏或支架将肩关节固定在外展、前屈、外旋位 3 ~ 4 周，在疼痛许可的情况下应尽早开始肩关节主动功能练习，重点加强三角肌肌力练习，但局部应减少损伤动作的练习。疼痛明显者，予以消炎镇痛药和缓解肌肉痉挛的药物，如短期缓释服用布络芬每次 0.3 ~ 0.6g，每日 2 次；复方氯唑沙宗每次 2 片，每日 3 次。同时配合理疗。痛点局限者，可予皮质激素加普鲁卡因或利多卡因痛点注射。

重度肩袖损伤（肩袖肌腱完全断裂）或部分肩袖肌腱断裂而症状严重疼痛持续者，应争取早期手术，伤后 3 周内手术效果最好。手术原则是切除撕裂口边缘的坏死腱性组织，恢复肩袖解剖连续性，恢复肩峰下滑动，将断端缝合固定于原位凿的骨槽中，同时做肩峰成型术。术后的固定方法，一是压迫包扎后用肩的外展夹板固定 3 ~ 4 周，以后再开始做三角巾悬吊的弯腰肩的回旋运动；另一种是术后压迫包扎随即用三角巾悬吊，尽早开始做托肘弯腰肩的回旋运动。术后 4 ~ 6 周后开始进行肩袖肌群的渐进抗阻练习。可辅以按摩、理疗。一般 6 个月左右能恢复满意的肩关节运动。

肩袖肌腱断裂术后的康复可采用北京大学第三医院运动医学研究所的肩袖撕裂修补术后的康复程序。

1. 早期（手术后 0 ~ 6 周）　为保护期。

康复目的：减轻疼痛及关节肿胀、早期肌力练习、早期关节活动度练习，以避免粘连及肌肉萎缩。

术后即刻至术后 3 周应予三角巾舒适体位悬吊保护，不应负重及过分用力。否则将影响组织愈合及功能恢复。该期康复程序如下。

（1）手术当天　麻醉消退后，患侧手臂下垫枕，活动手指和腕关节。

（2）术后 1 天　进行"张手握拳"练习（缓慢用力张开手掌，保持 2 秒，再用力握拳保持 2 秒，反复进行），鼓励在不增加疼痛情况下尽可能多做。

（3）术后 3 天　由医生决定开始进行：①"摆动"练习（体前屈至上身与地面平行，在三角巾和健侧手的保护下摆动手臂，首先是前后方向的摆动，适应和基本无痛后可增加左右侧向的摆动，最后增加绕环（划圈）动作，每个方向 20 ~ 30 次/组，1 ~ 2 组/日，练习后即刻冰敷）；②"耸肩"练习（健侧手托住患侧肘部，在不增加肩部疼痛的前提下，向上耸肩，至最高位置保持 5 秒，然后放松，反复进行，5 分钟/组，1 组/小时）；③"扩胸"练习（健侧手托住患侧肘部，在不增加肩部疼痛的前提下，双肩向后做扩胸动作，于最大位置保持 5 秒，然后放松，反复进行，5 分钟/组，1 组/小时）；④"含胸"练习（健侧手托住患侧肘部，在不增加肩部疼痛的前提下，双肩向前做含胸动作，于最大位置保持 5 秒，然后放松，反复进行，5 分钟/组，1 组/小时）。

（4）术后 1 周　开始进行肘关节主动运动练习（保护下去除三角巾，主动、缓慢、用力全范围屈伸肘关节，20 ~ 30 次/组，2 组/日，练习后马上戴三角巾保护）和肩关节被动关节活动度练习：①肩关节前屈，平卧，去除三角巾保护，患侧肢体完全放松，健侧手紧握患侧肘部，由健侧手用力经体侧沿垂直方向向上举起患侧手臂，至感到疼痛处停止 2 ~ 3 分钟，待疼痛减轻后继续加大角度。该动作不得反复进行；②肩关节外展，姿势及要求同前，在体侧沿水平方向外展患侧手臂；③肩关节外旋，平卧，屈肘 90°，患侧肢体完全放松，由健侧手握紧患侧手腕，在体前沿垂直方向向外推患侧小臂，至感到疼痛处停止 2 ~ 3 分钟，待疼痛减轻后继续加大角度，最大可至小臂垂直于床面。该动作也不得反复进行。

（5）术后 2 ~ 3 周 可进行：①手臂前抬练习（先屈肘 90°，无耸肩情况下，手臂体前抬起至无痛角度，于最高位置保持 2 分钟，休息 5 秒，连续 10 次为 1 组，2 ~ 3 组/日。力量增强后可伸肘位进行手臂前抬练习）。②手臂体侧抬起练习（无耸肩情况下，手臂体侧抬起至无痛角度，于最高位置保持 2 分钟，休息 5 秒，连续 10 次为 1 组，2 ~ 3 组/日）。③"耸肩"练习（手臂自然下垂于体侧，进行"耸肩"练习，30 次/组，组间休息 30 秒，连续进行 2 ~ 4 组。力量加强后可提重物进行）。④屈伸肘关节练习（在不增加肩部疼痛的前提下，主动、缓慢地进行屈伸肘关节练习，30 次/组，组间休息 30 秒，连续进行 2 ~ 4 组）。

（6）术后 3 ~ 6 周 除继续进行以上练习、肩外展 45°位外旋/内旋练习外，还应进行肌力练习：①站或坐位，患侧手臂伸直，手握一弹性皮筋一端，皮筋另一端固定于某处，向前、外侧及后方用力牵拉皮筋。可通过皮筋的松紧调节阻力的大小，在不增加肩部疼痛的前提下，30 次/组，组间休息 30 秒，连续进行 2 ~ 4 组。②站或坐位，患侧手臂屈肘 90°，同法握皮筋向内、外侧用力牵拉皮筋，要求同上。

2. 中期（7 ~ 12 周） 康复目标为无痛全范围关节活动、改善肌力、增加功能活动、减少残余疼痛。

（1）术后 7 ~ 10 周 继续并加强关节活动度练习。肩关节前屈练习（前屈至 170° ~ 180°，接近上举的角度）；肩外展 90°位内/外旋练习（外旋到 75° ~ 90°；内旋到 75° ~ 85°）；肩 0°屈肘 90°位外旋练习（外旋至 30° ~ 40°）；8 ~ 10 周基本达到全范围活动。

（2）术后 10 ~ 12 周 开始强化肌力，进行各方向抗阻肌力练习，并逐渐增加负荷。以绝对力量的练习为主。选用中等负荷（完成 20 次动作即感疲劳的负荷量），20 次/组，连续练习 2 ~ 4 组，组间休息 60 秒，至疲劳为止。

3. 后期（13 ~ 26 周） 康复目标为保持全范围无痛活动、强化肩部力量、改善神经肌肉控制、逐渐恢复各项功能活动。

（1）哑铃等进行肩关节和上肢抗阻肌力练习。

（2）不可参加对抗性训练。

（3）18 ~ 21 周开始间断体育活动。

（4）21 ~ 26 周继续活动度及力量练习。

（5）进行肌力检查，决定可否恢复运动或体力劳动。

目标检测

1. 肩关节周围炎关节受限的特点是什么？

2. 肩袖损伤特征性诊断是什么？如何评定？

3. 如何进行肩关节周围炎的运动治疗？

（张长杰）

第六节　腰椎间盘突出症的康复

⇒ 案例引导

临床案例　患者，男，43岁，既往史无特殊。3天前搬重物后出现腰痛，伴右下肢放射痛，站立、行走、咳嗽时加重，平卧休息后减轻，无双下肢无力，无大小便障碍。体格检查：疼痛步态，腰椎向左侧弯，$L_{4\sim5}$ 棘间及棘突旁压痛，放射至右下肢，右直腿抬高试验 40°，加强试验（+），右小腿外侧痛觉减退，右侧跛趾背伸肌力减弱，腱反射正常，未引出病理征。

入院诊断及治疗：腰椎间盘突出症。腰椎正侧位 X 线片提示 $L_{4\sim5}$ 椎间隙变窄，腰椎 CT 检查提示 $L_{4\sim5}$ 椎间盘右旁中央突出，压迫神经根。入院后卧床休息，起床时腰围保护，予脱水、消炎、止痛治疗，行腰椎牵引，腰部磁疗、微波治疗，腰及右下肢干扰电治疗。患者腰腿痛症状逐渐减轻。

讨论　本病例主要存在哪几种功能障碍？

一、概述

（一）概念

腰椎间盘突出症（lumbar disc herniation，LDH）是由腰椎间盘退行性改变或外力作用引起腰椎间盘内、外压力平衡失调所致腰椎间盘纤维环破裂、髓核突出，压迫了腰椎相应水平的一侧或双侧神经根、马尾神经所致的一系列临床症状和体征。腰椎间盘突出好发于 $L_{4\sim5}$ 和 $L_5\sim S_1$ 椎间盘。

（二）分型

临床上常采用髓核病理变化的影像学表现将腰椎间盘突出分为退变型、膨出型、突出型、脱出型（分为后纵韧带下型及后纵韧带后型）和游离型。

二、常见功能障碍

1. 疼痛　可出现不同程度及性质的疼痛。

2. 感觉功能障碍　可以出现浅感觉及深感觉障碍。

3. 运动功能障碍　关节活动受限、肌力减退、肌张力减弱。

4. 心理障碍　慢性疼痛而导致抑郁、焦虑、烦躁等心理变化。

5. 大小便障碍及性功能障碍　椎间盘脱出或脱出游离可出现。

6. 日常生活活动能力障碍　包括日常生活自理、行走、坐、站立等方面。

三、康复评定

（一）脊柱功能的评定

1. 腰椎活动度评定　可用量角器测量腰椎前屈、后伸、左右侧屈及旋转的活动度；也可以测量直立位弯腰时双手指尖能接触到下肢的最低部位来做简易评估。

2. 脊柱稳定性评定　临床常使用过伸过屈动态 X 线检查，与邻近的椎体 Cobb 角超过 15°或移位超过 3mm 诊断脊柱椎体不稳定。

（二）电生理评定

电生理检查（肌电图、神经传导速度与诱发电位）可确定神经损害的范围及程度，观察治疗效果。

（三）日常生活活动能力的评定

常采用日本矫形外科学会（JOA）腰背痛评分、Oswestry 功能障碍指数问卷表或 Roland – Morris 功能障碍问卷表，评估腰腿痛对日常生活的影响。

（四）相关功能障碍评定

包括疼痛的评定、感觉功能的评定、肌张力评定、心理评定。（详见第二章康复评定相关内容）。

四、康复治疗

腰椎间盘突出症的治疗分为非手术、微创手术、手术治疗。

（一）康复目标及康复时机的选择

1. 康复目标　缓解腰腿疼痛症状，提高日常生活活动能力及社会参与水平，提高腰椎稳定性，预防复发。

2. 康复时机的选择　急性期卧床休息时即早期进行腰背肌肉等长收缩运动训练，配合物理因子治疗；恢复期应积极进行运动疗法，以提高腰背肌肉的肌力及张力，纠正异常生物力线，维持脊柱的正常生物力学。

（二）康复治疗原则

腰椎间盘突出症的康复治疗以保守治疗为主，经系统规范的非手术治疗效果不佳时考虑手术治疗；髓核脱出、出现马尾神经压迫症状、双下肢无力、双下肢肌肉萎缩者需及早考虑手术治疗。

（三）急性期

康复目标：缓解疼痛，减少局部炎性反应为主。保持腰椎及下肢关节活动度，避免关节挛缩，预防肌肉萎缩。

1. 卧床休息　卧硬板床休息 3 日，持续时间以不超过 7 日为宜，症状减轻后应加强腰背肌锻炼，佩戴腰围保护下起床活动，逐渐恢复正常活动量。

2. 药物治疗　可用脱水治疗，服用非甾体类消炎止痛药物；用糖皮质激素加利多卡因做骶管内或硬膜外注射或神经孔内注射。

3. 物理因子治疗

（1）腰椎牵引治疗　急性期疼痛剧烈者一般不宜行牵引治疗，待疼痛减轻后可开始牵引治疗。根据牵引力的大小和作用时间的长短，可将腰椎牵引分为慢速牵引和快速牵引。①慢速牵引，采用骨盆牵引，最佳牵引力应为体重的 60% ~ 70%，牵引的重量不应低于体重的 25%，每次牵引的时间为 20 ~ 30 分钟，每天 1 次，10 天为 1 疗程。②快速牵引，特点是定牵引距离而不定牵引重量，牵引时间为 1 ~ 3 秒，若需再次牵引，一般间隔 7 天。牵引后多需卧床休息。

（2）高频电疗　①超短波，板状场容电极腰腹对置，对伴有坐骨神经痛的患者采用腰 – 患肢小腿并置，微热量。②微波治疗，微热量或温热量，每天 1 次，10 次为 1 疗程。

（3）磁疗法　脉冲动磁疗法，每次 20 ~ 30 分钟，每天 1 次，10 次为 1 疗程。

（4）中频电疗　调制中频、干扰电疗法等，每次15~20分钟，每天1次，10次为1疗程。

（5）红外线　以腰部疼痛区为中心照射，每次30分钟，每天1次，10次为1疗程。

（6）石蜡疗法　每天1次，10次为1疗程。

4. 中医传统疗法　包括推拿、按摩、针灸治疗，手法治疗需根据症状、体征及影像学检查情况分别施治；以肌松类手法，可按先下肢后腰骶、先健侧后患侧、先周围后患处痛点的顺序，循序渐进，轻柔缓和。

5. 矫形器应用　症状初步缓解时，短期内使用腰围可便于早期活动，使用时间不宜超过3~4周。

6. 注射疗法

（1）骶裂孔注射疗法　将维生素B_1、维生素B_{12}、利多卡因注射液、糖皮质激素和0.9%氯化钠注射液等混合药液经骶裂孔注射至硬膜外腔，药液在骶管内上行至患部神经根发挥治疗作用，注射用量为30~50ml，3~5天为1疗程。

（2）腰大肌肌间沟注射法　用药同上，20ml于腰大肌肌间沟内注射。

7. 运动疗法　疼痛减轻后即开始进行腰背腹肌的功能锻炼，预防废用性肌萎缩及骨质疏松。

（1）五点支撑法　仰卧位，用头、双肘及双足跟着床，使臀部离床，腹部前凸如拱桥，稍倾放下，重复进行。

（2）三点支撑法　在前法锻炼的基础上，待腰背稍有力量后改为三点支撑法。仰卧位，双手抱头，用头和双足跟支撑身体抬起臀部。

（3）飞燕式　俯卧位，双手后伸置臀部，以腹部为支撑点，胸部和双下肢同时抬起离床，如飞燕，然后放松。

（四）恢复期

康复目标：增加肌力及关节活动范围，提高腰椎稳定性；改善工作环境，预防疾病复发。

1. 物理因子治疗

（1）腰椎牵引治疗　快速牵引或慢速牵引。快速牵引2~3次，慢速牵引20~30次，症状无缓解者，建议改用其他方法治疗。

（2）其他方法　红外线、干扰电疗、超短波、微波、激光、蜡疗、生物反馈疗法、痉挛肌电刺激、神经肌肉电刺激等物理因子治疗，以降低肌张力，防止肌肉萎缩，改善血液循环，促进肢体功能恢复。

2. 推拿疗法　恢复期疼痛缓解者，继续肌松类手法后可施以牵引、整复类手法。

3. 西方手法治疗　以Maitland的脊柱关节松动和Mckenzie脊柱力学治疗法最为常用。

Maitland松动术的主要手法有脊柱中央后前按压、脊柱中央后前按压并右侧屈、脊柱中央后前按压并左侧屈、横向推压棘突、腰椎旋转、纵向运动、腰椎屈曲、直腿抬高和腰椎牵引等。

Mckenzie在脊柱力学诊断治疗中将脊柱疾患分为姿势综合征、功能不良综合征和椎间盘移位综合征。治疗原则：①姿势不良综合征需纠正姿势；②功能不良综合征出现力学变形时需用屈曲或伸展原则；③椎间盘后方移位时，若伸展可使疼痛向心化或减轻，则用伸展原则；椎间盘前方移位时，若屈曲使疼痛向心化或减轻，则用屈曲原则；神经根粘连时用屈曲原则。

4. 微创手术治疗　微创手术治疗包括椎间盘射频靶点热凝治疗、臭氧髓核消融术、宝石激光消融术、激光针刀技术、胶原酶椎间盘髓核溶解术等。

⊕ **知识链接**

射频热凝技术

射频热凝技术属于微创治疗方法，根据临床需要由医生控制仪器发出的刺激或热凝电流的大小，选用不同直径、长短和形状的穿刺电极针，形成计划性的精确局限热凝灶。在过去的30余年中，神经射频热凝技术已安全有效地用于治疗三叉神经痛、脊椎小关节痛、骶髂关节痛和其他神经源性疼痛，取得了丰富的实践经验。神经射频热凝技术可用于对保守治疗无效、不能应用药物或不能耐受药物治疗、不能手术或不愿接受手术治疗的慢性疼痛患者。

5. 运动疗法　恢复期患者应积极地进行运动训练，以加强肌力，特别是脊柱及骨盆稳定肌群的训练为重点，起到稳定脊柱和纠正脊柱异常力线的作用，达到预防复发的目的。

（1）脊柱前屈练习　身体直立双腿分开，两足同肩宽，以髋关节为轴，上体尽量前倾，双手可扶于腰两侧，也可自然下垂，使手向地面接近。做1~2分钟，还原，重复3~5次。

（2）脊柱后伸练习　准备姿势同上，双手托扶于臀部或腰间，上体尽量伸展后倾，并可轻轻震颤，以加大伸展程度。维持1~2分钟后还原，重复3~5次。

（3）脊柱侧弯练习　准备姿势同上，上体以腰为轴，先向左侧弯曲，还原中立，再向右侧弯曲，重复进行并可逐步增大练习幅度，重复6~8次。

（4）弓步行走　右脚向前迈一大步，膝关节弯曲，角度大于90°，左腿在后绷直；然后迈左腿成左弓步，左右腿交替向前行走，上体直立，挺胸抬头，自然摆臀。每次练习5~10分钟，每天2次。

（5）后伸腿练习　双手扶住床头或桌边，挺胸抬头，双腿伸直交替后伸摆动，要求摆动幅度逐渐增大，每次3~5分钟，每天1~2次。

（6）提髋练习　仰卧位，左髋及下肢尽量向身体下方送出，同时右髋右腿尽量向上牵引，使髋骶关节做大幅度的上下扭动，左右交替，重复1~8次。

（7）蹬足练习　仰卧位，右髋、右膝关节屈曲，膝关节尽量接近胸部，足背勾紧，然后足跟用力向斜上方蹬出，蹬出后将大小腿肌肉收缩紧张一下，约5秒。最后放下还原，左右腿交替进行，每侧下肢做20~30次。

（8）伸腰练习　身体直立，两腿分开，两足同肩宽，双手上举或扶腰，身体做后伸动作，逐渐增加幅度，活动主要在腰部而不是髋部。重复8~10次，动作要缓慢，自然呼吸不要闭气，适应后可逐渐增加练习次数。

（9）悬吊牵腰练习　两手悬扶在门框或横杠上，高度以足尖刚能触地为宜，使身体呈半悬垂状，然后身体用力，使臀部左右绕环交替进行。疲劳时可稍事休息，重复进行3~5次。

五、预防

（一）危险因素

1. 外伤　长期反复的外力造成轻微损害，加重椎间盘退变的进程。

2. 过度负重　从事重体力劳动和举重运动等常因过度负荷造成椎间盘早期退变。

3. 长期震动　驾驶员在工作中，长期处于坐位及颠簸状态，腰椎间盘承受的压力较大。如此长期反复的椎间盘压力增高，可加速椎间盘的退变或突出。

4. 不良体位的影响　人在更换各种体位时，要求脊椎及椎间盘应随时承受各种不同的外来压力，如超出其承受能力或未能适应外力的传导，则可遭受外伤或累积性损伤。

5. 脊柱的畸形　先天性及继发性脊柱畸形患者，由于椎间盘不仅不等宽，并且常存在扭转，这使得纤维环所承受的压力不一，而容易加速椎间盘的退化。

（二）工作、生活习惯

对于腰椎间盘突出症，除了积极采取各种各样的治疗方法外，更重要的是预防。因此，要求我们注意平时的站姿、坐姿、劳动姿势，以及睡眠姿势等的合理性，纠正不良姿势和习惯。

1. 床的选择　选择木板床，并在床板上铺厚度适当、软硬适宜的褥子或海绵床垫。选购或自制符合生理要求的枕头。

2. 坐姿　保持正确的坐姿及站立姿势，采取正确的行走姿势。

3. 搬运重物　在弯腰搬提重物时，将身体向重物尽量靠拢，然后屈膝、屈髋，再用双手持物，伸膝伸髋，重物即可被搬起。在搬移重物时，要注意使双膝处于半屈曲状态，使物体尽量接近身体，则可减少腰背肌的负担，减少损伤的机会。

4. 驾驶　开车时应把座位适当地移向方向盘，使方向盘在不影响转向的情况下尽量靠近胸前，同时靠背后倾角度以 100° 为宜，并调整座位与方向盘之间的高度。需尽量避免连续开车超过 1 小时。

5. 体育活动　在进行体育运动之前，要有充分的准备活动，运动量应由小到大，循序渐进，腰部损伤应及时、正确治疗。在腰伤未愈的情况下切不可继续训练。

6. 工作　在工作中要注意经常调整身体的姿势，适当休息变化体位，站起来活动活动腰部，这样可以避免腰痛。

（三）运动项目的选择

1. 游泳运动　游泳是增强腰背肌功能较好的运动方式，应注意正确的游泳姿势，水温不宜过低。

2. 退步走　适宜于腰椎间盘突出症恢复期，以向后退步连续进行为主要动作，可以锻炼腰、臀、腿部肌肉。

3. 悬垂锻炼　可利用门槛或单杆进行，注意放松腰背及下肢，使重力自然下垂，达到牵引腰椎的目的。

4. 爬行运动　爬行的运动方法为：双手、双膝着地，头部自然上抬，腰部自然下垂，爬行长度为 20 米左右。

5. 太极拳　可增强心肺耐力及下肢肌力，可选择其中某些动作反复练习。

目标检测

1. 腰椎间盘突出症的主要物理治疗方法有哪些？
2. 腰椎间盘突出症恢复期患者如何进行运动疗法？
3. 简述腰椎间盘突出症进行牵引治疗的目的及方法。

（唐智生）

第七节　脊柱侧凸的康复

一、概述

（一）定义

脊柱侧凸（scoliosis）是指脊柱在三维空间上发生的结构和形态畸形，正常人的脊柱从背面或前面看是直的，也就是说从枕骨结节到骶骨棘的所有脊柱棘突成一条直线，如果脊柱向左或向右偏离了这条中轴线，并超过 10°（Cobb 角≥10°），即称为脊柱侧凸。

严重脊柱侧凸是指冠状面上 Cobb 角≥90°，常合并较严重的后凸畸形、明显的脊柱旋转、胸廓畸形改变和肺功能损害。

（二）分类

脊柱侧凸按照病因可以分为功能性或器质性两种，或称非结构性和结构性者。特发性脊柱侧凸最常见，约占总数的 80%，发病原因不清楚，所以称之为特发性脊柱侧凸。

二、常见功能障碍

1. 人体形态改变　早期畸形不明显，常不引起注意。生长发育期，侧凸畸形发展迅速，可出现身高不及同龄人，双肩不等高，胸廓不对称。侧凸畸形严重者可出现剃刀背畸形。

2. 心肺功能障碍　侧凸畸形严重者影响心肺发育，出现心肺功能障碍，出现神经系统牵拉或压迫的相应症状。

3. 运动功能障碍　脊柱活动功能障碍以及肌力改变。

4. ADL 能力障碍　由于心肺功能受到影响，活动耐力下降，肌力发生变化可导致 ADL 能力下降。

三、康复评定

康复评定项目与体格检查有绝大部分类似，但康复评定更侧重患者脊柱侧凸畸形所导致功能障碍对患者日常生活活动能力的影响。

1. 身体形态检查　形态学测量包括：①双肩高度差异；②双侧髂前上棘高度差异；③侧凸角度最大的棘突偏离中线的距离；④臀纹偏离中线的距离；⑤双侧肩胛骨高度的差异；⑥双侧季肋角与髂骨间的距离；⑦双下肢长度。

2. 脊柱功能评定　包括脊柱活动度评定及脊柱侧凸的特殊测量。

（1）脊柱活动度评定　测量颈、胸、腰椎前屈、后伸、侧屈及旋转活动度。

（2）脊柱侧凸的特殊测量

侧凸角度测量：脊柱侧凸的严重程度多通过对侧凸角度的测量得以评估，用于测量的 X 线片为脊柱标准全长的正位相。包括 Cobb 角测量法和 Ferguson 法。

脊柱侧凸旋转角度测量：通常采用 Nash - Moe 法，在正位 X 线片上确定顶椎位置，将顶椎凸侧半个椎体平均分为 3 格，根据凸侧椎弓根的位置将其分为 5°。

脊柱柔韧度：柔韧度指反向弯曲后侧凸矫正的程度，柔韧度大则矫正程度高，可通过拍摄仰卧位脊柱侧屈相来了解脊柱柔韧度，从而估计可矫正的程度。

骨成熟度评定：骨成熟度的评定直接关系到治疗方法的选择，也有助于确定保守治疗持续的时间。

⊕ **知识链接**

Risser 征

最常用的骨成熟度评价方法是观察髂骨髂嵴骨骺的生长情况。髂嵴骨化呈阶段性，其骨骺自髂前上棘到髂后上棘依次出现。Risser 将髂嵴分成四部来分阶段描述骨成熟度，即 Risser 征。判断标准为：①髂嵴骨骺未出现为 0°；②外侧 25% 以内出现骨骺为 1°；③50% 以内出现为 2°；④75% 以内出现为 3°；⑤75% 以上出现为 4°，但骨骺未与髂嵴融合；⑥全部融合为 5°。Risser 指数为 5 时，表示脊柱生长发育已结束。

3. 肌力评定　应用徒手肌力测定或测力计法测量双侧背肌、腹肌肌力及四肢肌力。（详见第二章康复评定相关内容）。

4. 神经系统功能评定　对疑有脊髓和神经受压的患者，应详细评定患者的感觉、肌张力、深浅反射、病理反射及有无肌无力以及鞍区感觉运动功能，确定有无脊髓及神经损伤并判定神经损伤的程度。

5. ADL 能力评定　常用 Barthel 指数进行评估，详见第二章康复评定相关内容。

四、康复治疗

非手术治疗的康复治疗包括支具疗法、运动疗法、物理因子疗法、牵引疗法等。

青少年特发性脊柱侧凸治疗原则：①Cobb 角小于 25° 应严密观察，同时予以相应的康复治疗。若每年进展大于 5° 且 Cobb 角大于 25°，应行支具治疗。②胸椎侧凸 Cobb 角在 25°~40° 之间行支具治疗。③胸段 Cobb 角大于 40°、胸腰段、腰段侧凸 Cobb 角大于 35°，支具治疗；每年加重大于 6°，行手术治疗。

（一）支具治疗

根据侧凸程度不同，可以应用牵引力为主的支具，有些需要应用以压力为主或两者合并使用，其合力的效果更好，从而可选择应用不同类型的支具。

1. 支具的选用　①Cobb 角为 20°~40°，且骨骼未发育成熟以前的特发性脊柱侧凸患者；②Cobb 角 >40° 需手术者，在术前穿戴支具可用于防止畸形进一步发展，为手术创造条件。

2. 穿戴要求　①初始穿戴时，应从第 1 天穿 2~3 小时，逐渐增加穿戴时间，1 周左右穿戴适应并调整到位后，则每天至少穿戴 23 小时；②初始穿戴 1 个月后复查，进行调整；以后每 3~6 个月复查 1 次，密切观察，随时调整，一直穿戴到骨龄成熟；③何时停用支具是一件非常重要的事。可逐渐减少穿戴时间，同时 X 线片检查，观察脊柱变化。若确定无变化，方可脱下支具，但还要坚持治疗性锻炼。一般女孩穿到 18 岁，男孩穿到 20 岁。

（二）运动疗法

运动疗法是脊柱侧凸常用的有效康复治疗方法之一，可以帮助改善侧方畸形和脊椎的旋转。运动疗法种类繁多，通过运动疗法可增强躯干肌力量和脊椎的稳定性，减少肌肉筋膜对脊柱三个平面活动的限制，改善呼吸肌控制能力，增加肺容量，加强协调性、脊柱的本体感受和运动控制，在功能位上建立新的正确的姿势模式，从而达到改善脊柱畸形，减少侧凸进展，延迟手术治疗时间的目的。

运动疗法的效果主要取决于侧凸的柔韧性和患者的依从性。其中运动疗法中以体操训练最为常用，涉及到脊柱减重、侧移、旋转等多个动作。最近新兴的运动疗法是三维运动疗法。

1. 姿势训练　目的是减少腰椎和颈椎前凸程度来伸长脊柱。

（1）骨盆倾斜训练 通过骨盆倾斜运动减少腰椎前凸。通过腹肌收缩，骨盆前壁部上提，同时臀部肌和大腿后肌群收缩使后壁部下降。训练时患者仰卧，髋膝屈曲，下腰部贴紧治疗床面，并维持在此位置；然后平稳而有节奏地从床面提起臀部，同时注意下腰部不离开床面。当患者掌握了上述方法后，继续伸直双下肢，直至双髋和双膝完全伸直。

（2）姿势对称性训练 患者通过意识控制，保持坐立位躯干姿势挺拔和对称；可在直立位做上肢外展、高举前屈、腰背部前屈、后伸、双足交互抬起，进一步在俯卧位锻炼腰背肌、在仰卧位锻炼腹肌及下肢肌。

2. 矫正侧凸 有意识地加强训练凸侧肌肉，减轻凹侧肌肉所产生的拮抗肌收缩反应。训练时可让患者取仰卧位，对胸段侧凸则让患儿凸侧的手提 1~2kg 的重物，在身体的一侧作上举活动。腰段侧凸则让患者凸侧的下肢在踝部负荷 1~2kg 沙袋，作直腿抬高运动。卧位下运动可以消除脊柱的纵向重力负荷，放松脊柱各关节，增加脊柱活动度。进行矫正体操练习时，要求动作平稳缓慢，充分用力，准确到位，并至少保持 5 秒，每次练习 20~30 分钟，每日坚持训练 2~3 组。凸侧椎旁肌将会较凹侧强壮有力，从而使两侧椎旁肌达到新的平衡。

矫正体操应与矫正支具结合应用，以提高疗效。在佩戴矫形器或进行其他治疗期间都不能中断做操（如在佩戴矫形器期间，每天有 1 小时可卸下，此时即可重点进行矫正体操）。

3. 成套体操 通过体操训练，增加背部、腰部、腹部及臀部肌肉的力量，调整脊柱两侧肌肉力量的平衡，增强脊柱支撑能力，对 Cobb 角 25°以内患者有益无害。Cobb 角 30°以内的轻度侧凸，矫正体操可以作为主要的矫正手段单独使用；若脊柱侧凸度数增大，可以配合支具同时进行矫正。

4. 其他运动疗法 其他针对姿势与力量的训练方法推荐如下：①转体动作，两脚开立，扭转躯干，做向脊柱侧凸的同方向的体转运动。完成一次体转后，两臂轻置体侧，再反复上述动作（不要做另一方向的体转动作），在动作过程当中强调双腿伸直，不要移动双脚，以免降低效果。②手扶肋木体侧屈，身体侧面面对肋木站立，用胸椎侧凸面方向的手扶持肋木下档，另一侧的手攀握在头顶上的肋木侧，然后向反肋木方面不停作体侧屈运动，必须抬头、挺胸、收腹，上体不能前倾。③悬垂体侧摆，正面双手握单杠或肋木。两腿合拢，向左右侧摆，以使"S"形的脊柱逐渐伸直。④单杠单臂悬垂运动，凹侧臂手握单杠悬垂 20~30 秒。⑤单臂拉引橡皮筋，身体直立，两足与肩同宽，手握橡皮筋一端（另一端挂在固定物上），凹侧臂侧平举，使劲向身体另一侧拉引。⑥单臂上举哑铃运动，身体直立，两足与肩同宽，凹侧手持哑铃（10~15kg），向上举起时伸直臂，放下时屈肘，哑铃位于肩侧为 1 次，自然呼吸，反复 10~15 次。

患者进行姿势训练、力量训练的时间、频率及强度根据实际情况决定，最好是由医生制定运动处方。

5. 改善呼吸运动 胸椎侧凸达 50°以上且合并椎体旋转时，常会产生呼吸困难。呼吸练习应贯穿在所有运动练习中。

（三）物理因子疗法

常用的物理因子疗法为电刺激法。多选用双通道体表电刺激器，两组电极分别放置在侧凸体表，两通道交替输出的电刺激波，使两组椎旁肌交替收缩与舒展，而使侧弯的脊柱获得持续的矫正力。

电刺激治疗可与矫形器联合应用，即白天戴矫形器，夜晚行电刺激治疗。在治疗过程中应定期复查，在第 1 个月治疗结束后应详细检查，以确定治疗是否有效。以后每 3 个月复查 1 次。电刺激不能用于脊柱骨发育成熟的患者。

（四）牵引治疗

预先逐步牵伸挛缩组织可使侧凸在手术中得到最大矫正，并可预防脊髓神经损伤，为手术做的准备。常用有头颅-股骨牵引、头颅-骨盆牵引。

五、预防

脊柱侧凸是危害青少年和儿童的常见病，如不及时发现、及时治疗，可发展成非常严重的畸形，并可影响心肺功能，严重者甚至导致瘫痪。学龄儿童应注意保持良好的坐姿和站姿，加强肌肉锻炼，防治脊柱侧凸最关键的是早发现、早诊断、早治疗，应在学校内推广脊柱侧凸防治知识，定期进行脊柱侧凸的筛查。

目标检测

1. 什么是脊柱侧凸？
2. Cobb 角测量的意义是什么？
3. 脊柱侧凸怎样进行支具治疗？

（张长杰）

第八节　人工关节置换术的康复

一、概述

关节置换术是指用人工关节替代和置换病伤关节。国内外越来越多的患者已接受关节置换手术。关节置换术康复的目的：一是增加患者的活动能力，二是减少术后合并症。康复还将促使患者回到家庭中过正常人的生活，并最终回归社会，重返工作。关节置换术后的功能障碍主要有以下几项。

1. 疼痛　接受关节置换术的患者术前因长期患有关节疾患，如：骨关节炎、风湿性关节炎、外伤后关节炎等出现关节的反复、进展以及活动后加重性的慢性疼痛，药物和其他保守治疗效果不显。关节置换手术后，由于手术等创伤，患者也会感受较为剧烈的术后急性疼痛。

2. 关节活动障碍　术后短期的关节制动和疼痛使关节活动受到限制，并进一步影响患者的日常生活活动能力，如：转移、行走、上下楼梯等。

3. 肌力下降　长时间制动肌肉废用或周围神经损伤。

4. 神经功能障碍　手术体位、手术过程致神经损伤。

二、全髋关节置换

人工全髋关节置换（total hip replacement，THR）的定义是指应用人工材料制作的全髋关节结构植入人体以替代病损的自体关节，从而获得髋关节功能。

（一）康复评定

1. 临床评定

（1）**体格检查**　术前评定，做髋关节功能的局部检查，脊柱与关节形态、关节活动范围、神经肌肉运动情况。

（2）**髋关节功能评定标准**　Harris 髋关节评分表（1969 年）、Charnley 髋关节功能评分标准（1972 年）。

（3）肌力评定 测试肌肉或肌群、对抗重力或外在阻力完成运动的能力。

（4）神经系统功能 注意肢体有无神经功能障碍。

2. X线诊断 标准的X线片包括含双侧髋关节的骨盆正位片和患髋蛙式位片。要与健侧进行对比。X线片也是评价和诊断骨水泥固定的假体松动主要依据。

3. CT和MRI检查 由于CT能够清楚地显示关节内的骨赘和剥脱骨碎片，也显示骨质改变的情况。MRI轴位像可以在很大程度上补充矢状位、冠状位和三维影像的不足。单侧或双侧对比关节造影联合CT检查可显示透X线的游离体。高分辨率的MRI提高了辨别髋关节内部组织病理改变的可能性。髋关节的关节囊顺应性较差，关节周围软组织丰厚，在MRI图像中显示的关节积液对诊断很有帮助。

4. 髋关节康复功能评定

（1）Harris髋关节评分（Harris hip score，HHS） Harris髋关节评分是髋关节评分中最常用的临床评估手段，用来评估髋关节炎的程度和全髋置换手术的效果。该评分包括了量化疼痛、功能和物理检查发现。患者的功能评估包括了行走能力、支撑能力、上下楼梯的能力、坐的耐力、使用交通工具的能力和穿鞋袜的能力。物理检查包括了跛行和活动度。满分100分。

（2）Harris髋关节等级评分系统 该系统根据分值大小将髋关节功能分为4级：①＜70分，差；②70～79分，一般；③80～89分，好；④90～100分，很好。

（二）康复治疗

1. 术前康复教育 对患者进行疼痛控制教育包括：①术前心理准备，减少对手术的恐惧和精神压力。②指导患者术前、术后康复注意事项、正确转移训练要点，正确使用助行器、拐杖，术后生活活动注意事项。③关节活动度训练，髋部肌肉、股四头肌和腘绳肌的肌力练习。④对特殊患者训练术后早期卧床排便。改变传统的左侧卧位、右侧卧位翻身法，以减少双侧切口受压。可采用3点式和4点式。每次5～10分钟，每日3次。⑤鼓励患者术后深呼吸和咳嗽训练，两上肢做伸展扩胸运动，进行肺功能训练。⑥注意皮肤护理，准备手术。

2. 术后康复治疗目的 通过功能训练防止组织粘连与挛缩，恢复正常关节活动范围，增强关节周围肌群的力量，重建髋关节的稳定性，最终恢复髋关节日常活动的功能。

3. 术后康复 手术后的康复计划设计取决于手术的方式及患者的个体情况。手术后要经历至少12周的指导下康复治疗和家庭指导。髋关节置换术后康复治疗分4个阶段：①早期保护期训练阶段：术后0～2周。②中期保护期阶段：术后3～12周。③肌力强化训练阶段：术后3～6月。④运动功能训练阶段：＞3～6月。普通人群与运动员在各阶段的康复目标和训练进度有很大差别。

4. 术后6周内的康复计划

（1）术后0～1周训练

1）康复目标：控制疼痛和出血、减轻水肿，保护创伤部位，防止下肢深静脉血栓和关节粘连，维持关节活动度。

2）一般治疗：①疼痛控制。待患者清醒后，可进行VAS评估。如果VAS≥5，使用选择性药物镇痛方法缓解疼痛。注意镇痛药物种类的选择或是否使用止痛泵，根据患者具体情况确定。②髋部冰袋冷敷。每次15～20分钟，2～4小时1次，如用冷疗循环装置，15℃低温局部持续冷敷。③体位摆放。术后患者仰卧位，患侧肢体常规置于髋关节外展中立位（外展30°位）；根据人工假体柄和臼置入的角度将患髋置于外展外旋位（外展30°、外旋15°位）、髋关节外展内旋位（外展30°、内旋15°位）。④注意事项。健侧卧位，注意保持患侧肢体上述体位，将特制的梯形软枕放于患者双腿之间。患侧髋膝关节伸屈角度为0°～90°。防止髋内收、屈曲，防止髋脱位。

3）运动训练：术后第1天开始床旁运动练习，包括以下几项。

①呼吸训练：深吸气，深呼气和有效的咳嗽咳痰训练。两上肢做伸展扩胸运动，进行肺功能训练。每个动作重复 10 次，每日 2 ~ 3 次。

②踝泵运动：踝关节主动背屈与跖屈，使下肢肌肉等长收缩，挤压深部血管，促进血液循环，预防下肢深部静脉血栓形成。注意：患者清醒后即应开始踝泵运动，每小时 15 次。每个动作保持 5 ~ 10 秒，再放松，每组 10 ~ 15 次。

③肌力训练：股四头肌、腘绳肌、臀大、臀中肌肉等长收缩练习。

④关节活动度训练：A. 髋关节伸直练习。屈曲对侧髋、膝关节，术侧髋关节做主动伸直动作，充分伸展屈髋肌及关节囊前部。B. 髋关节屈曲。屈膝关节，向臀部滑动足跟练习，髋关节屈曲必须 < 70°。C. 上肢肌力练习。恢复上肢力量，能较好地使用拐杖。以上每个动作保持 10 秒左右，每组 20 次。D. 仰卧位，患侧髋关节轻度外展 20° ~ 30°，髋关节无旋转，每次保持 5 ~ 15 分钟。

⑤负重训练：骨水泥固定型假体术后第 1 天患者即借助步行器或双拐离床负重，练习床边站立、部分负重行走和上下阶梯。由部分负重过渡到完全负重的步行，逐日增加行走距离，每日 3 次，1 周后改用健侧拐杖或手杖。非骨水泥固定型假体术后第 1 天患者即用助行器或双拐离床，但是不负重。负重时间适当推迟，通常持续用拐杖。在术后第 3 周开始患侧足负重为体重 25%，第 4 周负重 50%，第 6 周负重 75%，第 8 周为 100% 负重。大粗隆截骨或结构植骨，用双拐 12 周，逐渐负重。

⑥步行训练：术后 24 小时后，在康复治疗师的指导下持助行器下地行走。患者站稳后健腿先向前迈进，助行器或拐杖随后前移，患腿随后或同时前迈，挺胸，双目平视前方。术后第一天每次步行距离可达 5 ~ 10 米，第 2 天可以加倍，以后逐渐增加，待助步器行走能保持平衡和稳定后，可持双拐行走。

⑦卧坐位、坐站位训练：先将健腿屈曲，臀部向上抬起移动，将健侧下肢移动至床沿，用双肘支撑坐起，屈健腿伸患腿，将患肢移至小腿能自然垂于床边。坐起时膝关节要低于髋关节，上身不要前倾。坐位到站位点地训练：患者健腿点地，患侧上肢挂拐，下肢触地，利用健腿和双手的支撑力挺髋站立。

（2）术后第 2 周训练

1）康复目标：改善关节活动度，减少疼痛和水肿，患肢在不负重情况下的主动运动，增进肌力。

2）一般治疗：①股四头肌练习，要保持髋关节相对稳定，将硬枕放在患侧膝关节下，将膝关节伸直，助力下做下肢抬高，角度小于 30°，15 ~ 20 次为 1 组。每天 3 次。②被动屈髋，角度为 30° ~ 60°，每 10 ~ 15 次为 1 组。每天 3 次。③负荷、步行训练：骨水泥固定型假体仍借助步行器或双拐离床负重，练习床边站立、部分负重行走和上下阶梯。非骨水泥固定型假体患者也用助行器或双拐离床，但是不负重。④其他项目，继续第 1 周治疗项目。

（3）术后第 3 周训练

1）康复目标：增强肌力，保持 ROM，本体感觉训练，步态训练，增加生活活动能力。

2）一般治疗：①平衡杠内做患侧少量负重站立练习，时间为 15 分钟。②髋、膝关节屈伸活动练习，保持和增加关节活动度，每次 20 ~ 30 下。③患侧股四头肌等长收缩、等张收缩以及小腿肌肉的抗阻力练习。每次 20 ~ 30 下，每天 3 次。④扶双拐练习行走，加强髋关节外展肌群外展肌力训练和外旋及内收功能锻炼。

（4）术后第 4 周训练（4 周以后）

1）康复目标：以增强肌力为主，提高患侧负重能力，加强本体感觉训练，髋关节控制训练改善步态，防止摔倒。

2）一般治疗：①肌力训练。梨状肌、臀中肌、臀小肌肌力训练，可以取仰卧位或站立位，患腿分别置于髋关节外展 10° ~ 30°，每个动作运动量为每次保持 3 ~ 10 秒，重复 15 ~ 20 次。髂腰肌、股四头肌收缩训练，将患肢伸直，直腿抬高 15°、60° 保持 5 ~ 10 秒再放下为 1 次，在不同角度各重复 10 ~ 20

次。臀大肌、股二头肌收缩训练，取仰卧位，患腿伸直向下用力压床，保持 5~10 秒为 1 次，重复 20 次。也可取俯卧，使患腿膝关节处于伸展位，将腿抬高，治疗者施加阻力于患腿的大腿和小腿上，保持 5~10 秒为 1 次，重复 10~20 次。②关节活动度。患侧髋关节屈曲、外展、后伸训练。

3）负重训练：增加抗阻力的主动关节运动。如静态自行车、上下楼梯等。在患侧大部分负重站立下主动屈髋，角度小于 90°。功率自行车练习，上车时患肢支撑，健侧先跨上车。坐椅高度以屈髋 < 90°。时间 15~20 分钟。髋关节的抗阻力运动训练，术后 2 个月后可进行抗阻力的髋关节主动训练。

三、全膝关节置换

人工全膝关节置换是指应用人工材料制作的全膝关节结构植入人体以替代病损的自体关节，从而获得膝关节功能。

康复治疗在人工全膝关节置换术后的功能恢复中占有非常重要的作用。人工全膝关节置换术后必须做康复训练，这是膝关节的解剖结构所决定。

（一）康复评定

1. 美国纽约特种外科医院（HSS）方法 1976 年美国纽约特种外科医院（HSS）Insall 和 Ranawat 提出，总分 100 分的膝关节评分量表。其中 6 项为得分项目，1 个减分项目。共分为 7 个项目：①疾病 30 分；②功能 22 分；③活动度 18 分；④肌力 10 分；⑤屈膝畸形 10 分；⑥稳定性 10 分；⑦减分项目：是否需要支具、内外翻畸形和伸直滞缺程度。将临床疗效分成：优（ > 85 分），良（70~85 分），中（60~69 分）和差（ < 59 分）。

2. X 线片评定 X 线片检查包括：①常规膝关节正位、侧位和髌骨轴位相 X 线片；②正位相包括负重位和非负重位；③髋关节和踝关节负重正位 X 线片；④屈膝 30°侧位 X 线片，X 线片重点了解局部骨质情况及假体位置，包括平台假体的倾斜、髌股关节及胫股关节对合情况。

3. 膝关节活动范围 正常膝关节活动范围 0°~145°。术前须对双下肢，如髋、膝、踝及双足的功能进行评定。记录术膝和其他关节是否有畸形，力线是否正确。如有严重踝关节内、外翻畸形和髋关节强直的患者，先行膝关节置换，不仅手术操作困难，术后由于力线不正确，会导致膝关节异常受力，导致手术失败。另外，膝关节屈曲受限和屈曲挛缩畸形，手术中会通过后关节囊松解，甚至腓肠肌、腘绳肌、腘窝筋膜的彻底松解，故须注意术后发生神经、血管牵拉伤，屈膝挛缩的问题，在康复治疗时需要综合考虑这些问题。

4. 下肢肌肉和肌力评定 采用徒手肌力检查法，术前与术后在恢复各阶段应记录下肢周径测量、肌力恢复情况。尤其股四头肌和腘绳肌肌力。

5. 局部软组织情况评定 类风湿关节炎、骨关节炎的患者多伴有皮肤抵抗力低，愈合能力差，皮肤与关节周围组织血管炎。由于术前长期使用非甾体类抗炎药物，可能增加术中、术后出血，应注意这些不利因素。

6. 神经电生理检查 膝关节屈曲受限和屈曲挛缩畸形，手术中会通过后关节囊松解，甚至包括腓肠肌、腘绳肌、腘窝筋膜的彻底松解，故须注意术后发生神经牵拉伤；在康复治疗时需要综合考虑这些问题。

（二）康复治疗

1. 康复原则 康复原则有：①个体化，根据每个患者的全身体质情况、关节病变程度，合并其他病情、心理素质、主观要求、手术操作、假体类型、固定方式等情况，客观地设计 TKR 的康复治疗计划，应因人而异；②全面训练，TKR 术后患者大多数为高龄体弱者，要全面评估患者身体状况，关注心肺功能变化，同时针对双侧膝关节的功能，做出全面的治疗方案；③循序渐进，一般 TKR 患者的膝关节本身及其周围组织都有不同程度的病变，切忌操之过急，避免康复治疗不当发生再损伤。

2. 康复目标　术前康复治疗的目的是缓解疼痛症状、增强关节功能。康复治疗的目标是根据患者个体情况制定，力求客观，最终为了努力恢复患者正常日常生活活动，最大限度地减轻疼痛症状，恢复关节活动度、肌力和减轻疼痛症状。

3. 康复程序

（1）术前康复训练　术前功能训练有助于术后康复。多数全膝关节置换者为高龄患者，其中约35%有不同程度的膝关节运动功能障碍，故康复计划应从术前就开始。①术前详细询问病情，全面查体，特别注意患者心肺功能、感染、对高龄有严重并发症的患者要注意观察。②向患者讲解康复的重要性，制订出适合患者个体术前加强肌力和关节活动度的训练计划，术前尽可能将关节活动度获得最大限度的改善。③指导患者使用步行器或拐杖的方法。④进行深呼吸和咳嗽技巧的训练。⑤指导患者进行患肢肌力训练。⑥指导肥胖患者减肥。

（2）术后康复训练

1）第Ⅰ阶段（术后1天~1周）

①康复目标：控制疼痛、肿胀，预防感染和血栓形成，促进伤口正常愈合。

②一般治疗：深呼吸和咳痰训练。下肢穿弹力袜，抬高肢体，患膝冰敷，防止水肿。第1天控制出血，适量活动。在不引起疼痛的状态下进行膝部主动或被动踝关节活动，踝泵运动：即背屈-跖屈每小时15次，踝关节和足趾关节主动屈伸活动。使用下肢肢体循环治疗仪，从肢体远端至近端循环充气与放气，压力治疗促进下肢循环。预防下肢深静脉血栓形成；采用各种有效的镇痛措施包括镇痛泵或非甾体类药物有利减轻疼痛及炎症反应。给予物理治疗控制疼痛和肿胀。必要时佩戴膝关节支具。

③负重训练：要根据手术医生的要求给予控制性负重，即部分负重。术后第2天开始下地扶助行器站立，部分负重。骨水泥性假体可以术后2~4天下地，非骨水泥性假体的负荷时间不同，要6周后才可负重；需要与手术医生讨论具体下地负荷行走时间。

④关节活动度训练：训练时必须注意，每种假体屈曲限值。术后立即固定在完全伸直位。术后第2天开始缓慢术膝屈曲训练。A. 滑板训练，即膝部屈曲训练的一种方式，患者仰卧位，患侧下肢顺墙面或木板向下滑行，逐渐增加膝部屈曲度训练。B. 膝屈曲训练，仰卧位，患侧足向臀部缓慢滑行屈曲。C. 拔除引流管后，开始加大主动活动髌股关节，膝关节主动屈伸，ROM训练。患者主动伸膝关节，在控制范围内被动屈曲膝关节。D. 使用CPM治疗，以屈曲训练为主。术后2周膝关节活动度达到90°。E. 肌力训练，被动或者鼓励主动做直腿抬高，10~15次，每天2~3次。股四头肌和腘绳肌的等长收缩运动，维持肌纤维之间的活动度及减轻肌肉痉挛和疼痛。

2）第Ⅱ阶段（术后1~2周）

①康复目标：术后早期最主要的目标是增加关节活动度。重点加强患侧肢体关节活动度，膝关节活动范围达到0~90°。鼓励不负重状态下的主动运动，促进全身体能恢复。继续消除疼痛、促进血液循环及减轻炎症反应，防止深静脉血栓。恢复股四头肌和腘绳肌肌力，能独立完成日常生活活动。

②一般治疗：继续上述运动训练项目。采用各种物理治疗控制疼痛和肿胀。保持运动后冷敷。采用电刺激肌肉或生物反馈治疗，减缓肌肉萎缩。

③负重训练：在治疗人员的指导下，扶助行器站立，逐渐增加行走负荷，用双拐或助行器行走。

④关节活动度训练：主动、被动活动髌股关节，膝关节主、被动屈伸ROM训练。膝屈曲挛缩的患者，注意加强关节活动度的训练。术后3~4天开始膝关节连续被动活动（CPM）使用，初次活动范围为0~45°，每次连续活动30分钟或1小时，每天2~3次。每天增加屈曲活动范围10°，1~2周后达到90°膝关节屈曲。CPM可有效地增加膝关节屈曲度，减轻术后疼痛，减少深静脉血栓。

⑤肌力训练：继续股四头肌、腘绳肌等长收缩训练，直腿抬高训练。患者坐于床边，将膝部屈曲，保持 5 秒钟，然后再将小腿伸直抬高，保持 5 秒钟，重复 10~15 次。

⑥本体感觉训练：开始本体感觉训练。盲视下关节角度重复训练，各种平衡训练，双侧关节感知训练。

3）第Ⅲ阶段（术后 2~4 周）

①康复目标：控制肿胀，保持关节活动范围，增加肌力与负重站立行走训练、身体平衡训练、膝关节本体感觉训练。

②基本方法：ROM 和肌力练习后，可给予局部冷敷。继续上述运动训练项目。采用各种物理治疗如磁疗、脉冲短波、激光、低频调制中频电和超声波等，对控制肿胀、减轻疼痛很有效。采用电刺激肌肉或生物反馈治疗，减缓肌肉萎缩。

③负重训练：扶拐或助行器行走，部分或完全负重。增加步行活动及上下楼梯的训练。

④关节活动度训练：膝关节 ROM 训练仍是重点。坐于轮椅内，术侧足触地，将双手轻轻地向前方推动轮椅，使膝关节被动屈曲，保持 10 秒或者患者能够耐受的更长时间，然后恢复原位置，再重复。俯卧位，膝关节主动屈曲训练。屈膝训练：患者坐在床边，主动屈膝，健侧足帮助患肢下压屈曲，保持 5~10 秒，或者更长时间，然后放松，再重复以上动作。

⑤肌力训练：渐进抗阻训练进行终末伸膝训练，15°、60°、90°的直腿抬高训练。主动－辅助和主动的膝关节屈伸运动训练。加强腘绳肌肌力训练。股四头肌伸膝训练：患者坐在床边，主动伸膝，健侧足帮助患肢上抬尽量完全伸直膝部，保持 5~10 秒，或者更长时间，然后放松，再重复以上动作。

⑥本体感觉训练：盲视下关节角度重复训练，各种平衡训练，双侧关节感知训练。

4）第Ⅳ阶段（术后 4~6 周）

①康复目标：恢复正常关节活动度，恢复患肢负重能力，加强行走步态训练，训练患者平衡能力，获得最大的关节活动范围及最大肌力，加强下肢平衡功能、本体感觉训练。

②一般治疗：继续上述运动训练项目。采用各种物理治疗如磁疗、脉冲短波、激光、低频调制中频电和超声波等控制水肿和瘢痕。增加器械训练。采用电刺激肌肉或生物反馈治疗，减缓肌肉萎缩。

③负重训练：术后第 3 周在静态自行车上通过调整座位高度，增加脚踏阻力达到训练目的。术后 3 周在步行器上进行步态训练，纠正异常步态。最初的步态训练及平衡训练，先在平行杠内进行，将重心逐渐完全转移到术膝，逐渐过渡到扶拐练习。3 周后去助行器，使用拐杖行走。

④关节活动度训练：A. 使膝关节的屈曲角度不同（例如 90°、70°、50°、30°、10°），然后分别在不同的角度上进行等长肌力训练。B. 仰卧位直腿抬高练习；C. 低强度的长时间牵张或收缩—放松运动以持续增加膝关节 ROM。固定式自行车练习。开始时坐垫尽可能地抬高，逐渐降低坐垫高度，以增加膝关节屈曲。

⑤肌力训练：股四头肌和腘绳肌的多角度等长运动和轻度的负荷训练，以改善患肢的功能；其他关节及肌群的训练；髋、踝关节肌力训练。

⑥本体感觉训练：盲视下关节角度重复训练、各种平衡训练、双侧关节感知训练、踏板等。

5）第Ⅴ阶段（术后 6~12 周）

①康复目标：继续增强膝关节肌力和关节 ROM 练习，加强肌肉功能，改善膝部稳定性、功能性控制和生活自理能力。

②一般治疗：继续上述练习内容。有针对性地适当选用物理治疗项目。

③负重训练：渐渐增加步行活动及上下楼梯的训练。当允许完全负重时进行膝关节微蹲短弧度训练。患者站立位，背靠墙，缓慢屈曲髋关节和膝关节，双侧膝关节屈曲控制在 30°~45°范围，背部靠墙

下滑，保持 10 秒，然后再向上移动使身体抬高，恢复站立位，重复以上动作。

④关节活动度训练：膝关节小弧度屈曲微蹲训练。患者双足并立，然后术侧足向前小弓箭步，使膝关节微屈，再伸直膝关节，接着术侧足收回置于原开始位。

⑤肌力训练：仰卧位、俯卧位、侧卧位下的直腿抬高练习，以增强髋关节肌力，尤其是髋伸肌和外展肌肌力。骑固定式自行车及水中运动（非冲撞性体能加强运动）。

⑥维持性康复训练：患者出院后继续督促进行康复训练，定期复查，直至获得较满意的效果，患者的肌力及 ROM 均达到正常水平。以后仍然需要长时间终生维持康复锻炼，保持已获得的功能不减退，以延长假体使用年限。

4. 物理治疗

（1）冷疗法　使用冰袋时只用于患膝关节，每次 15~30 分钟，术后每小时 1 次，至关节消肿、疼痛减轻。

（2）电疗法　①毫米波疗法：手术部位，每次 20~30 分钟，每日 1~2 次。②经皮神经电刺激疗法：采用频率为 100Hz，双通路四电极分别置于手术伤口两侧治疗 20 分钟，每日 1~2 次。或者置于下肢肌肉。

（3）光疗法　可用紫外线局部照射，消炎止痛，促进伤口愈合。

（4）蜡疗　可使伤口愈合，无明显水肿者可以进行蜡疗。蜡疗有较好的控制瘢痕增生作用，增加纤维组织的延展性，帮助增加关节活动度。可以应用刷蜡法或者蜡饼法，每次 20~30 分钟，每天 1 次。

目标检测

1. Harris 髋关节评分包括哪些功能？
2. 美国纽约特种外科医院（HSS）方法有哪些项目？
3. 简述全膝关节置换术康复原则。

（张长杰）

第九节　软组织损伤的康复

一、概述

软组织损伤是指由于多种原因导致的皮肤、皮下深浅筋膜、肌肉、肌腱、腱鞘、韧带、滑膜、关节囊、关节软骨、周围神经、血管等软组织结构和功能的损害。损伤原因主要包括力学因素、化学因素、生物病理因素等，而包括急性暴力与慢性静力学的力学因素最为常见，病理因素如局部出血、缺血、渗出、水肿、炎症、增生等反应，也可导致或继发性加重软组织损伤。软组织损伤可作为一种疾病单独存在，也可伴随骨关节疾病与损伤而存在，甚至可以作为骨科并发症在骨科疾病治疗过程中出现。国外流行病学研究表明，因软组织损伤导致的颈腰痛的发病率高达 30%~50%，是一种世界性的高发病症。

软组织损伤可依照皮肤完整性分为开放性与闭合性两类。依照发病缓急可分为以下两种。

1. 急性软组织损伤　是在日常生活、工作或运动中，由于姿势不良或遭受暴力引起的包括单纯的损伤和伴有骨折、脱位的损伤，局部软组织出现挫伤、断裂、撕脱，伴随损伤部位的肿胀、充血、渗出等炎性病理改变。

2. 慢性软组织损伤　是由于急性损伤治疗不当或恢复不彻底，或持久、反复的累积性静态张力，引起局部软组织的疲劳、痉挛、短缩、变性、粘连、退变等长期且复杂的结构与功能改变。由于慢性软组织损伤发病广泛，病程迁延，WHO 已将其列为目前世界上三大类疑难病（癌症、心脑血管病、慢性软组织损伤）之一。

二、常见功能障碍

软组织损伤是一种在日常生活、工作与运动中常见的伤病，常见于四肢与躯干，如踝关节扭伤、韧带损伤、肌腱炎、腱鞘炎等。急性损伤症状与功能障碍较明显，慢性损伤症状隐匿，迁延日久，却可导致局部甚至远隔部位更进一步的结构与功能、甚至患者行为与心理的变化。不同的损伤部位，软组织损伤可以导致不同的功能障碍。按照 ICF 的分类观念，软组织损伤的后果，可以全部或部分从功能障碍、日常生活活动受限及社会参与局限三个维度反映出来。

1. 结构与功能障碍　不同部位与方式的软组织损伤，可以导致不同的结构与功能障碍。

急性软组织损伤后可出现局部疼痛、肿胀、肌肉痉挛，损伤局部出血或淤血，局部压痛，运动或负重时加重、关节活动范围受限等。严重的损伤，可造成软组织完全断裂，会出现关节不稳、畸形及功能障碍等。慢性软组织损伤可表现为局部酸、胀、钝痛，无力、僵硬或沉重感，在休息或变换体位时减轻，但活动过度、劳累、负重过久时加重。某一方向上的重复运动可带来症状的缓解。

此外，软组织损伤还可以导致患者感觉功能、运动功能及平衡功能发生障碍，部分患者由于长期疼痛和功能受限，还可能出现相应的心理改变。

2. 活动受限　软组织损伤可导致与受累结构直接相关的日常生活活动不同程度受限。根据受损部位和程度的不同，可表现为穿衣、吃饭、行走、上下楼梯、做家务及个人护理等活动能力不同程度受限。

3. 参与局限　由于软组织损伤导致的疼痛及功能障碍，患者可出现不同程度的社会参与局限。社会参与受限主要表现为对工作、社会交往、休闲娱乐及社会环境适应等方面的影响。

三、康复评定

通常根据患者的临床症状和体格检查，并借助影像学检查确定病变的具体部位和功能水平，软组织损伤的评定包括：结构与功能评定（包括临床检查）、活动能力及社会参与评定。

（一）结构与功能评定

1. 局部功能评定　包括疼痛评定、感觉功能评定、关节活动范围评定、形态学检查、肌力与肌耐力评定等。

（1）疼痛评定　常用视觉模拟评分法。

（2）感觉功能评定　包括各种深浅感觉检查。

（3）关节活动度评定　对包括上下肢各关节、脊柱躯干的关节活动范围评定。

（4）形态学检查　涉及姿势、肢体长度、围度等指标。

（5）肌力及肌张力评定　包括四肢、躯干各肌肉的肌力和耐力等，常采用徒手肌力检查（MMT）法与改良 Ashworth 法。

2. 整体运动分析　即使是局部的软组织损伤，也常常带来整体的姿势与动作的改变，例如落枕之后颈部旋转受限时，会更多用躯干的旋转来补偿。而慢性软组织损伤，迁延日久，在造成局部功能障碍的同时，常常导致从远隔部位到整体的，从功能到结构的，涉及姿势、动作、运动模式等不易察觉的多重改变，这些改变，进一步"固化"了异常的姿势与动作并形成一种不良循环。因此，在局部功能评定的同时，基于整体姿势动作与运动模式的评定，有助提供软组织损伤影响机体的更完整"视角与图景"。软组织损伤的整体运动分析的常用方法包括以下几种。

（1）步态分析　常常通过观察或利用三维步态分析系统，后者可以提供各个步行阶段全身各关节运动的三维时空数据与支撑期的力学数据。比如长期膝痛患者，步行中左右侧支撑期、双腿受力、髋膝踝的角度、骨盆，甚至包括躯干、脊柱、双肩，均可能发生自己不易察觉的变化，这些变化需要通过步态分析系统记录与评估。

（2）动作分析　通过观察评估人体各种基本动作，了解其异常动作的部位、程度、因果关系等，为功能诊断与康复治疗和训练提供依据。

（3）平衡功能评定　通过在稳定或不稳定支撑面上的运动质量进行评估，可通过量表评分或平衡仪器测试实施，以评估软组织损伤对整体稳定控制能力的影响。如膝、踝损伤患者，软组织损伤伴脊柱核心稳定肌肉功能障碍的患者，均有可能存在重心控制能力下降。

3. 心理评定　软组织损伤患者，若迁延日久或反复发作，可能给患者的生活、工作、学习与娱乐，带来不同程度的影响，并导致相应的心理问题。如反复的踝关节扭伤带给患者的心理阴影，可导致在恢复后仍对伤侧给予过度保护，不仅可能降低损伤侧的功能水平，也增加了健侧的负荷。常用的评价工具是抑郁与焦虑量表。

4. 其他　包括表面肌电分析、足底压力测试等。表面肌电分析，可以在肌肉的静息活动状态、疲劳程度、肌力水平、激活模式等方面获得量化分析与研究的数据，目前，已经在颈椎病、下腰痛等疾病的评估上得到了较广泛应用。通过足底压力测试，可以获得体重在双足压力分布的客观数据，有利于分析评估包括踝足、膝关节损伤，甚至脊柱相关疾病给机体带来的影响。

5. 临床检查　包括临床常规体检与影像学（X线、CT、MRI、肌骨彩超）、电生理检查等。

（二）活动评定

日常生活活动能力评定主要通过直接测试患者的日常生活活动情况。可以采用改良 Barthel 指数评定、FIM 量表等进行日常功能的评估，也可针对特殊部位或问题进行评估。如腰痛的功能受限指数和颈椎功能受限指数。

（三）参与评定

软组织损伤可不同程度地影响患者的职业、社会交往及休闲娱乐，对可能存在的社会参与局限进行评估，是康复评定的重要部分，包括职业评定、生存质量评定等。如 ICF 分类侧重从结构和功能、活动、参与三个维度评估健康水平。生存质量常用世界卫生组织生存质量评定量表（WHOQOL－100）。也可以针对不同部位的损伤，选用相应评价工具，如颈椎功能障碍指数（NDI）、Oswestry 功能障碍指数等，均属于涵盖了功能、活动与参与的多维评估量表。

四、康复治疗

软组织损伤的康复治疗手段很多，除部分需要手术治疗的患者，对大部分软组织损伤，康复治疗是促进恢复的重要措施。即使是需要手术修复的患者，围手术期与术后的康复，仍十分重要。软组织损伤因遵循 PEACE&LOVE 原则，即：P = protection 保护、E = elevation 抬高肢体、A = avoidanti - inflammatories 避免消炎药物、C = compression 压迫、E = education 教育，以及后续的 L = load 负荷管理、O = optimism 乐观、V = vascularisation 血管化、E = exercise 运动。

（一）康复目标与时机选择

1. 康复目标　减少破裂的血管出血，降低组织液的渗出，并促进致痛物质的吸收，降低神经敏感性，从而减轻患者的疼痛。

2. 时机选择　早期规范的功能康复手段治疗与相关临床治疗有机结合，对急性软组织损伤的处理都具有良好的效果。如急性闭合性软组织损伤最好在伤后 24～72 小时内进行冷敷，就能迅速减少局部血管的出血和渗出，降低局部组织的耗氧，从而减轻患者疼痛。

（二）康复手段

1. 物理因子疗法　不同的物理因子具有不同的治疗作用、适应证、使用禁忌等，其治疗作用主要有：减少出血、促进循环、消炎、消肿、止痛等。急性软组织损伤采用冰敷、弹力绷带加压包扎、超短波疗法及超声波疗法以较少出血、消肿止痛。慢性软组织损伤，可选用磁疗、干扰电、间动电、经皮神经电刺激疗法（TENS）、微波疗法、超声波疗法、光疗法及蜡疗等，以消炎止痛、改善循环、防止粘连等。

2. 运动治疗　对疼痛、关节活动受限、肌力下降及平衡功能障碍者常酌情选择运动疗法，如关节活动训练、关节松动术、前伸技术、肌力训练、平衡与协调训练、悬吊治疗、核心稳定训练等。运动治疗应当把握适应证和禁忌证，训练中注意预防运动损伤。

3. 作业治疗　对软组织损伤导致日常生活活动受限的患者，要酌情选择治疗性作业活动与 ADL 训练。

4. 康复辅具　对软组织断裂、关节不稳、关节脱位者，酌情选用矫形支具实施保护。对 ADL 受限的患者酌情使用自助具。

5. 药物治疗　常用外贴止痛膏或涂扶他林（双氯芬酸）乳剂，或口服非甾体抗炎药及局部药物封闭治疗。

6. 中医治疗技术　针对软组织损伤，常用且有效的中医治疗技术有针灸、推拿、刮痧、拔火罐、小针刀等。

7. 健康教育　软组织损伤常源自日常生活、工作与文体活动，源于不良姿势与行为习惯。研究表明，某些部位的软组织损伤史，本身就可以成为再次损伤的最大诱因。健康教育旨在普及知识，倡导健康科学的生活方式，纠正不良习惯，促进恢复，预防再次损伤的发生。

8. 其他

（1）解除患者的思想顾虑，增强治疗的信心。

（2）预防软组织损伤，纠正不良姿势，维持正确体位。

（3）使患者了解软组织损伤后的修复机制，以及不同阶段的治疗目标和方法。

（4）注意劳逸结合，避免疲劳，改善工作环境，经常变换工作姿势，坚持科学的运动方法。

目标检测

踝关节扭伤是一种常见的软组织损伤，请你思考如果这种扭伤反复发生、迁延不愈，可能给个体带来哪些改变？

（张　政）

第十节　异位骨化的康复

一、概述

异位骨化是指在肌肉骨骼系统之外出现的骨形成，按照形成原因可以分为三类：创伤性、神经源性、基因性。创伤性异位骨化和骨科创伤相关，如髋臼、肘关节等部位的脱位或骨折。神经源性的异位骨化和中枢神经系统的创伤相关，包括颅脑损伤及脊髓损伤。基因性的异位骨化较为少见。异位骨化病理生理学过程在很多方面和骨折的愈合过程相类似，这给创伤性骨折患者的骨折治疗和异位骨化预防提出了难题。

肘关节是异位骨化最好发部位，约85%的异位骨化的患者来自肘关节脱位。肘关节创伤发生异位骨化可以高达16%~56%，发生率和创伤的严重程度之间似乎有直接的关联，尤以桡骨小头骨折合并脱位者发病率为最高。

病生理基础：异位骨化的形成原因较复杂，其形成是一群具有骨形成功能的细胞群在某些环境内聚合产生类似骨折愈合的过程。目前已经明确和发生异位骨化病理生理相关的三个因素包括：骨诱导骨祖细胞、诱导刺激、适宜的生长环境。尽管和骨折愈合的环境不同，但这些因素为类似骨形成、诱导、传导的过程奠定了良好的基础。

不仅较大的外伤后可以引起异位骨化，一些外伤患者损伤并不严重，但由于进行不必要的局部按摩或不适当的提拿重物等，导致反复的损伤，也增加了异位骨化的可能性。另外，骨折与脱位损伤后2周内成骨活动最活跃，此期间内的多次反复的手法整复，会促使异位骨化的形成。儿童的骨膜较厚，损伤后骨生长较快，异位骨化的机会也较青壮年增加。

二、常见功能障碍

异位骨化常发生在受伤后1~4个月，表现为受累关节肿胀，逐渐变硬，伴疼痛，关节活动范围下降。约8周后包块停止生长，疼痛消失，但影响关节活动，甚至强直。对于脊髓损伤的患者，异位骨化出现在损伤平面以下，最常出现在下肢。上肢的异位骨化通常是在有肌肉痉挛的一侧，最常出现在肘部屈侧。

三、康复评定

1. 关节活动度评定　详见相关章节。

2. 影像学检查　早期除原始损伤外并无特殊表现，在3~4周，关节周围可发现有云雾状的骨化团块，第4周后X线摄片显示肌腱附着部位或骨折处有骨化现象，通常持续6~8周。骨扫描比一般平片更有助识别关节周围钙化（尺侧副韧带或桡侧副韧带钙化）和真正的异位骨化。CT扫描可以帮助确定异位骨化的内部构造以评价它的成熟度，也可以帮助确定解剖位置。晚期骨化范围小，密度增高，界限清楚。外伤性血肿出现在肿胀肌肉处，可显示出羽毛状钙化。血肿沿肌束夹层分布，可呈现不规则钙化阴影。

有研究认为超声对局限性骨化性肌炎具有较高诊断价值，其定性符合率达82.6%。掌握不同阶段异位骨化超声图像特点，结合病史和症状，可以作出明确诊断的，且在早、中期优于X线检查。

3. 肌力评定　详见相关章节。

4. 神经功能检查等　详见相关章节。

四、康复治疗

（一）康复目标与时机选择

1. 康复目标　通过康复锻炼（训练），改善关节的功能。但在进行关节被动活动时动作宜轻柔，不可采用暴力，以免损伤肌肉和关节。

2. 时机选择　目前关于的异位骨化康复治疗仍无统一原则。但对已形成的异位骨化，特别是导致关节功能障碍甚至强直时，手术切除是关节功能康复和重建的惟一选择。

（二）康复手段

康复治疗应在正确的骨科整复与良好的固定基础上实施。

1. 物理疗法　活动期受累部位的休息是基本原则。静止期适当活动可增加肌力，但应适可而止。同时给予超短波、泥疗、蜡疗等有助于软组织钙化吸收。

2. 功能锻炼　根据患者的功能水平，将前臂的旋前旋后、肘关节的屈伸等动作编成体操，坚持自我锻炼。

3. 手法治疗　包括现代康复的关节松解术以及传统中医手法。正确的治疗手法具有活血化瘀、消肿止痛、舒筋活络、松解粘连、润滑关节等作用，对血肿的吸收，减少局部组织骨化有积极的作用。

4. 中药薰洗治疗　略。

5. 药物　非甾体抗炎药是目前较为广泛应用的预防异位骨化的药物，其作用的主要机制是通过抑制细胞环氧化酶从而限制前列腺素 −2 的表达，达到抑制炎症反应的目的，这也从一个侧面反映了炎症反应在异位骨化形成过程中的重要性。

6. 其他　治疗包括单剂量的放疗与手术治疗。尽管放疗是可以降低异位骨化发生率的有效方法之一，但其治疗成本较高，还可能增加患者罹患放射线诱导肉瘤的可能性，还可能对患者的手术切口部位愈合产生影响。待异位骨化成熟后，可以通过手术切除。术后仍需采取综合康复治疗措施，减少异位骨化的再发生。

目标检测

你对异位骨化的防治难点如何认识？

（张　政）

第六章　心肺疾病的康复

📖 学习目标

　　1. 掌握　冠心病康复分期及冠心病，COPD 常见功能障碍，运动治疗方法；COPD 呼吸训练方法及排痰技术。

　　2. 熟悉　冠心病各期康复治疗的目标及康复治疗方法、运动功能评估方法。

　　3. 了解　冠心病和 COPD 康复评定内容。

　　4. 学会冠心病和 COPD 常见功能障碍的评定；具备冠心病和 COPD 康复治疗方案制定及训练指导的能力。

第一节　冠心病的康复

⇒ 案例引导

　　临床案例　患者，男，55 岁，建筑工程师。患者于 2012 年 10 月 4 日晚饭时，突发胸骨后压榨性疼痛，舌下含服硝酸甘油不缓解，遂被送至医院。查体：150/80mmHg，心电图示Ⅱ、Ⅲ、aVF 导联出现 ST 段弓背向上型抬高 0.3mV，化验血清肌钙蛋白及心肌酶学明显升高。经治疗后次日胸痛症状缓解，心电图上述导联出现 Q 波，血生化检查血清胆固醇和低密度脂蛋白显著增高，甘油三酯增高，高密度脂蛋白降低，空腹血糖正常。住院治疗一周无胸痛发生，心电图无新的心肌缺血变化，出院。

　　出院后 1 个月，患者来康复医学科住院，要求进行康复训练，恢复建筑工程师工作。

　　初步诊断：急性心肌梗死，高脂血症。

　　讨论　1. 患者应进行哪些康复评定？

　　　　　2. 如何制定康复治疗目标及康复治疗方案？

一、概述

（一）定义

　　冠状动脉粥样硬化性心脏病（coronary atherosclerotic heart disease），简称冠心病（coronary heart disease，CHD）是动脉粥样硬化导致器官病变的最常见类型，也是危害人类健康的常见病。

　　冠心病指冠状动脉发生粥样硬化引起管腔狭窄或闭塞，导致心肌缺血缺氧或坏死而引起的心脏病，也称缺血性心脏病（ischemic heart disease）。冠心病病理生理核心是心肌血流的供求失平衡，当冠状动脉的供血与心肌的需血之间发生矛盾，冠状动脉血流量不能满足心肌代谢需要，就可以引起心肌缺血缺氧。暂时的缺血缺氧引发心绞痛，而持续的心肌缺血可引起心肌梗死。

　　冠心病的危险因素中，最重要的是高血压、高脂血症、糖尿病、吸烟；其次是肥胖及精神、心理因素；还有不能改变的因素，如家族遗传史、年龄、性别等。

（二）临床特点

冠心病分为急性冠脉综合征（acute coronary syndrome，ACS）和慢性冠脉病（coronary artery disease，CAD）。前者包括不稳定型心绞痛、非 ST 段抬高型心肌梗死和 ST 段抬高型心肌梗死；后者包括稳定型心绞痛、冠脉正常的心绞痛、隐匿型冠心病和缺血性心肌病。

1. 心绞痛 疼痛部位大部分是心前区、下颌部、左肩部、左背部或左手臂及剑突下。疼痛性质表现为缩窄性、烧灼性、压迫性疼痛；也可表现为胸闷和心前区不适感，常由于劳累或情绪激动诱发。心绞痛亦可发生于瓣膜性心脏病、肥厚性心肌病和控制不良的高血压病患者。

2. 心绞痛的严重程度 按照"加拿大心血管学会（Canadian cardiovascular society classification，CCSC）"心绞痛分级分为以下四级。

Ⅰ级：一般日常活动如走路、上楼梯不引起心绞痛，剧烈、速度快或长时间的体力活动引起心绞痛发作。

Ⅱ级：日常体力活动轻度受限制，在饭后活动、情绪激动、快步行走和上二层或以上楼梯时引发心绞痛。

Ⅲ级：日常体力活动明显受限制，以一般速度在平地步行或上一层楼梯时引发心绞痛。

Ⅳ级：轻微活动即可引起心绞痛，甚至休息时也可发作。

3. 急性心肌梗死 是心肌缺血性坏死。临床表现有持久的胸骨后剧烈疼痛，发热，白细胞计数和血清心肌坏死标记物增高以及心电图进行性改变。可发生心律失常、休克或心力衰竭，是属于急性冠脉综合征的严重类型。

（三）康复治疗的作用

世界卫生组织将运动不足列为冠心病的重要因素之一。适当的有氧运动训练，能增加机体对活动的适应性，减少或消除绝对卧床所带来的不利影响，改善机体的生理功能。

1. 中心效应 是对心脏的直接作用。通过运动锻炼，提高心肌的血液灌注，增加心脏的每搏输出量及左室射血分数。加速冠状动脉侧支循环形成，使心肌氧的摄取与利用增加，改善心肌能量与代谢，降低外周血管的张力，减少心脏的负荷，减少或消除心绞痛发生。

2. 外周效应 心脏之外的组织和器官发生的适应性改变。有氧运动可使运动肌肉中毛细血管大量开放，骨骼肌摄氧能力和氧利用能力提高，动静脉氧差增大，改善糖耐量，促进运动能力提高。运动时交感神经兴奋性降低，血儿茶酚胺含量降低，从而降低外周血管的阻力，降低血压。

3. 改善血流变 有氧运动具有降低血小板聚集，增加血液循环和冠脉血流，改善血流变，预防血栓形成，预防术后冠脉再狭窄的作用。

4. 调整心理状态和行为 运动使患者情绪稳定，改善其精神状态，放松心情，减轻焦虑和抑郁症状，增强信心，利于患者对冠心病的治疗和预防。

（四）康复分期

根据冠心病的病理不同发展阶段和康复治疗的特征，一般将康复治疗分为三期。

Ⅰ期：指急性心肌梗死或急性冠脉综合征住院期康复。冠状动脉搭桥术（coronary artery bypass grafting，CABG）或经皮冠状动脉腔内血管成形术（percutaneous transluminal coronary angioplasty，PTCA）术后早期康复也属于此期。平均时间是患者住院 3～7 天。

Ⅱ期：指患者出院开始至病情稳定，时间 5～6 周。

Ⅲ期：指病情处于较长期稳定状态，或Ⅱ期过程结束的冠心病患者，包括陈旧性心肌梗死、稳定型心绞痛及隐匿型冠心病。PTCA 或 CABG 术后的康复也属于此期。康复治疗的时间一般为 2～3 个月，自我锻炼应持续终生。

（五）适应证和禁忌证

1. 适应证

（1）Ⅰ期　患者生命体征稳定，无明显心绞痛，安静心率50～100次/分，无心衰、严重心律失常和心源性休克，静息血压90～150/60～100mmHg，血氧饱和度>95%，体温正常。

（2）Ⅱ期　患者生命体征稳定，运动能力达到3代谢当量（metabolic equivalent，MET）以上，家庭活动时无显著症状和体征。

（3）Ⅲ期　临床病情稳定者，包括陈旧性心肌梗死、稳定型心绞痛、隐匿型冠心病、冠状动脉分流术和腔内成型术后、心脏移植术后及安装起搏器后患者。

2. 禁忌证　凡是康复训练过程中可能诱发临床病情恶化的情况均为禁忌证，包括原发病临床病情不稳定或合并新的临床病症，如有血压异常、严重心律失常和心源性休克，体温超过38℃以上及心电图出现新的缺血改变。对康复治疗不理解或不合作的患者不宜进行康复治疗。

二、常见功能障碍

冠心病患者的功能障碍除心肌缺血缺氧导致的心功能障碍，还包括一系列继发性生理和心理的功能障碍，从而影响了患者的生活质量。

1. 循环功能障碍　冠心病患者有不同程度的心功能减退，心血管系统的适应性降低。

2. 呼吸功能障碍　心血管功能障碍使肺血管和肺泡气体交换的效率降低，摄氧能力下降，血氧含量低，而血氧含量下降又会诱发或加重缺氧症状。

3. 全身运动耐力减退　冠心病患者运动减少，肌肉血供减少导致机体氧的利用减少，肌肉萎缩和有氧代谢降低，全身运动耐力减低。

4. 心理和行为障碍　由于冠心病会发生心绞痛、呼吸困难和心律失常等症状，给患者带来很大的心理压力，对病情和预后的担心会出现情绪不稳定，甚至焦虑或抑郁症状，常伴有不良的生活习惯与行为。

5. 日常生活活动能力下降　由于运动耐力下降，不同程度地会影响患者的日常生活活动能力，对工作及社交活动也会有一定的影响。

三、康复评定

（一）心功能评定

1. 美国纽约心脏病学会（New York Heart Association，NYHA）心功能分级标准

Ⅰ级：日常活动不受限，一般的体力活动不引起乏力、心悸、气促和心绞痛症状。

Ⅱ级：体力活动轻度受限，一般体力活动会引起心悸、气促症状。

Ⅲ级：体力活动明显受限，休息时无症状，低于一般体力活动就会引起心悸、气促。

Ⅳ级：不能从事任何体力活动，休息时仍有心悸、气促症状。

2. 6分钟步行试验　要求患者在平直的走廊里尽快行走，测定6分钟的步行距离。6分钟步行距离<150m为重度心力衰竭；150～450m为中度心力衰竭；>450m为轻度心力衰竭。通过此试验可评定患者运动的耐力，评价心力衰竭程度和康复治疗的疗效。

3. 心电运动负荷试验　通过运动负荷逐步增加心肌耗氧量来观察冠状动脉的供血情况，以及试验前、中、后心电图上显示的缺血性改变和症状体征来判断心功能状态。常用的检查方法有活动平板法和踏车试验等。试验应在临床专科医生的监督下进行，有心肌梗死、不稳定型心绞痛、严重的主动脉狭窄、心力衰竭、未能控制的心律失常和运动能力障碍等为禁忌证。

4. 其他　超声心动图以及心脏核素显像等检查可用于心功能的评价及冠脉病变程度的评估。肌力、肌耐力、平衡能力、柔韧性徒手评估方法和主观用力分级（rating of perceived exertion，RPE）也可用于心功能评估。

（二）心理评定

冠心病患者可能出现情绪不稳、心理问题影响患者的恢复。参见第二章康复评定相关内容。

（三）日常生活活动能力评定

多采用改良的 Barthel 指数或独立生活能力量表评定，参见第二章康复评定相关内容。

（四）社会参与能力评定

冠心病患者能否恢复社会生活，是评价康复结果的重要指标。参见第二章康复评定相关内容。

（五）康复治疗危险程度分层评定

冠心病患者康复分低危、中危和高危三层，用于制定运动处方（表6-1）。

表6-1　冠心病心脏康复危险分层

低危	中危	高危
●运动或恢复期无症状，包括无心绞痛症状或征象（ST下降）	●中度强度运动（5~7METs）或恢复期出现包括心绞痛的症状/体征	●低水平运动（<5METs）或恢复期出现包括心绞痛的症状/征象
●无休息或运动引起的复杂性心律失常	●休息或运动时未引起复杂室性心律失常	●休息或运动时出现复杂性心律失常
●心肌梗死、冠脉旁路移植术、血管成形术或支架术等无合并症，心肌梗死血管再通 ●运动或恢复期血流动力学正常	●心肌梗死溶栓、冠状旁路移植术、血管成形术或支架术后无心源性休克或心力衰竭	●心肌梗死或心脏手术等合并心源性休克、心力衰竭 ●猝死或心脏停搏的幸存者 ●运动时血流动力学异常（特别运动负荷增加时收缩压不升或下降，或心率不升）
●无心理障碍（焦虑、抑郁等）	●无严重心理障碍	●心理障碍严重
●左室射血分数（LVEF）>50%	●LVEF 40%~49%	●LVEF<40%
●心功能贮备>7METs	●心功能储备5~7METs	●心功能贮备<5METs
●血肌钙蛋白水平正常	●血肌钙蛋白水平正常	●血肌钙蛋白水平升高
每一项都存在时为低危	不符合典型的高危或低危者为中危	存在任何一项为高危

四、康复治疗

（一）康复目标

通过科学的方法，积极主动的身体、心理、行为和社会活动训练，改善心肌缺血及供氧，加速心脏功能恢复和侧支循环形成，改善患者的生理和心理功能，减轻残疾，减少复发危险，降低死亡率，提高患者的生活质量。

⊕ **知识链接**

《冠心病心脏康复基层指南（2020年）》

2021年中华医学会颁布《冠心病心脏康复基层指南（2020年）》，明确指出冠心病心脏康复是心血管疾病全程管理和全生命周期健康服务的重要组成部分。具体内容包括：心血管综合评估、二级预防循证用药、健康生活方式医学干预及管理社会心理因素。目的是提高冠心病患者生命质量，促进回归社会。

（二）康复手段

根据冠心病治疗分期，对于Ⅰ期、Ⅱ期和Ⅲ期进行有氧运动为主的综合康复治疗。

1. Ⅰ期康复

（1）康复目标　保持现有的功能水平和防止"废用综合征"的出现。按正常节奏连续行走100~200m或上下1~2层楼而无症状和体征，其运动能力达到2~3METs，能够适应家庭生活。使患者了解冠心病的危险因素及注意事项，解除焦虑和抑郁症状，在心理上适应疾病的发作和处理生活中的相关问题，为出院后的康复打好基础。

（2）治疗方案　生命体征一旦稳定，无合并症即可开始。康复治疗的基本原则是根据患者的自我感觉，进行可以耐受的日常活动，循序渐进地增加活动量。康复治疗采用团队合作模式，即由心脏科医师、康复科医师、康复治疗师、护士等共同工作。此期康复一般在心脏科进行，具体方案如下。

①床上活动：在床上的活动从肢体远端的小关节活动开始，进行不抗地心引力的活动。强调活动时呼吸自然、平稳，没有任何憋气和用力的现象。然后逐步开始抗阻活动，如捏气球、皮球，或拉弹力带等，一般不需要专用器械。吃饭、洗脸、刷牙、穿衣等日常生活活动可以早期进行。

②呼吸训练：呼吸训练主要指腹式呼吸。要点是在吸气时腹部膨起，让膈肌尽量下降；呼气时腹部收缩，把肺内的气体尽量呼出。呼气与吸气之间要均匀、连贯、缓慢，不要憋气。

③坐位训练：从第一天开始时，就可将床头摇高或后背依托坐位，逐步过渡到独立坐位。

④排便：患者必须保持大便通畅，如出现便秘，应使用通便剂。床边放简易坐便器，让患者坐位大便。坐位排便心脏负荷和能量消耗均小于卧位，也比较容易排便。禁忌蹲位大便或大便时过度用力。

⑤步行训练：从床边站立开始，然后床边步行，最好有心电监护。避免增加心脏负荷的动作，如上肢高于心脏水平的活动。

⑥上下楼：上下楼是保证患者出院后安全的重要活动。下楼运动负荷不大，而上楼的运动负荷主要取决于上楼的速度，必须保证缓慢的上楼速度，每上一级台阶休息片刻，保证呼吸平稳，无任何不适症状。

⑦心理康复与健康宣教：患者在急性发病后，往往会有焦虑和恐惧感。医生、护士及康复治疗师必须对患者进行有关冠心病知识的宣教，使其对医学常识有所了解，掌握活动中的注意事项和预防复发的方法，使患者能够遵从医嘱服药，戒烟，低脂低盐饮食，生活规律及调整个人面对疾病的心态。

⑧康复方案调整与监护：如果患者在训练过程中无不良反应，运动或活动时心率增加<10次/分，次日训练可进入下阶段；如心率增加10~20次/分，则继续同一级别的运动；如心率增加>20次/分，或出现任何不适反应，则退回前一阶段运动或停止运动训练。为安全起见，新开始的活动应在医生或心电监护下进行。

⑨出院前评估及治疗对策：患者达到训练目标后，确定可连续步行200m无不适症状和无心电图异常，可以安排出院。如出现并发症或心电运动试验异常需进一步检查，应适当延长住院时间。

⑩发展趋势：由于医学救治水平的提高，患者住院时间缩短，无并发症的急性心肌梗死患者住院时间缩短为3~5天。对Ⅰ期康复有并发症及病情复杂的患者，治疗方案根据患者的情况进行调整。

2. Ⅱ期康复

（1）康复目标　逐步恢复一般日常生活活动能力，包括轻度家务劳动、休闲娱乐活动等。运动能力达到4~6METs，提高患者生活质量。此期在患者家庭完成。

（2）治疗方案　散步、太极拳、缓慢上下楼梯、家庭卫生、厨房活动、园艺活动或在邻近区域购物等。运动强度为活动时心率达到最大心率的40%~50%，主观用力分级（rating of perceived exertion, RPE）不超过13~15级。一般活动无需医学监测，如要进行较大强度活动时需要医学监测或远程心电图监护系统监测。无并发症的患者可在家属帮助下逐步过渡到独立无监护活动。上肢超过心脏水平的活动均为高强度运动，应该避免或减少使用。教会患者在日常生活和工作中采用能量节约策略，减少不必要的动作和体力消耗，提高工作和体能效率。要及时纠正各种危险因素，每周门诊随访1次，如出现任何不适应立即停止运动，及时就医。注意心理调节，学会自我放松。

3. Ⅲ期康复

（1）康复目标　巩固Ⅱ期康复成果，进一步增强心脏功能和体力，控制危险因素，降低冠心病复发，尽可能恢复至发病前水平，提高生活质量，促进患者回归社会及重返工作岗位。

（2）治疗方案　以有氧运动训练为核心，包括步行、上下楼梯、游泳、太极拳、骑车和交际舞等，避免竞技类运动，可适当做一些力量训练和耐力训练。每次训练必须包括准备活动、训练活动和结束活动，准备活动和结束活动是防止训练意外和运动损伤的重要环节。运动强度不要过量，不要过度憋气，教会患者自测靶心率。每次合适的运动量是运动后轻度呼吸加快而不影响对话，第二天感觉舒服，无疲劳感，原有疾病的症状无加重或复发。运动时如出现任何不适的症状应立即停止运动。同时，不断提高家庭生活自理能力，可进行度假、旅行以及娱乐和体育活动等，鼓励患者回归社会。坚持对患者健康教育和心理辅导，合理的药物治疗，倡导良好的生活方式，使患者达到主动接受长期的防治措施。

（3）性功能康复　判断冠心病患者能否进行性生活的简易试验有：①尽可能快地上二层楼梯，进行心电监测观察；②能否完成5~6METs的活动。恢复性生活之前应进行充分的康复训练并得到经治医生的认可，必要时进行心电监测。

目标检测

1. 简述冠心病的康复分期。
2. 简述冠心病康复治疗的作用。
3. 简述冠心病各期康复的目标及治疗方案。
4. 简述冠心病康复治疗的意义。

（陈　颖）

第二节　慢性阻塞性肺疾病的康复

⇒ 案例引导

临床案例　患者，男，61岁，近10年来每逢受凉等情况出现咳嗽、咳痰，痰为白色黏痰，量不多、无痰中带血及盗汗、无剧烈胸痛，曾多次住院，诊断为COPD，经抗感染、止咳等治疗后症状可缓解。最近因受凉上述症状再发，同时伴喘息、胸闷、气短，尤以活动后明显，不能进行日常生活活动。胸部CT检查提示肺气肿。肺功能检查提示通气功能重度减退（混合型），小气通气功能重度减退。

讨论　该患者住院期间及出院后药物治疗同时可采取哪些康复治疗措施来改善呼吸功能，减缓COPD的发展？

一、概述

慢性阻塞性肺疾病（chronic obstructive pulmonary disease，COPD）是一种以持续的呼吸道症状和气流受限为特征的疾病，其气流受限不可逆，呈进行性发展，与气道和肺组织对烟草、烟雾等有害气体或有害颗粒的慢性炎症反应增强有关。

COPD 是一种严重危害人类健康的常见病、多发病，严重影响患者的生存质量，病死率高，并给患者及其家庭以及社会带来沉重的经济负担。据世界卫生组织（WHO）报告，COPD 在 2020 年的死亡率位列世界前三，疾病负担位列世界前五。中国 2018 年一项肺健康横断面调查显示，全国约有 9900 万慢阻肺患者。

COPD 与慢性支气管炎和肺气肿密切相关。引起 COPD 的危险因素包括个体易感因素和环境因素，两者相互影响。个体易感因素包括遗传因素、气道高反应及衰老等。环境因素包括吸烟、空气污染、职业性粉尘及生物燃料暴露等。气道狭窄、阻塞，肺泡膨胀、失去弹性，肺血管增生、纤维化及肺动脉高压是 COPD 的主要病理改变。

二、常见功能障碍

1. 心肺功能障碍　主要表现为呼吸困难、病理性呼吸模式形成、呼吸肌无力、能耗增加。COPD 标志性症状是慢性和进行性加重的呼吸困难，早期仅在劳力活动时发生，随着病程进展逐渐加重，静息时也出现气促。COPD 后期可并发慢性肺源性心脏病和右心衰竭。

2. 运动功能障碍　由于缺氧导致肌力和肌耐力减退，运动功能受限、运动减少，而运动减少又使心肺功能适应性下降，进一步加重运动障碍。同时，COPD 患者常继发骨质疏松和骨关节退行性变，也是引起或加重运动障碍的原因之一。

3. 心理功能障碍　COPD 患者因呼吸困难、参加活动受限等困扰，对疾病产生恐惧、焦虑，抑郁、沮丧、精神负担加重。由于精神紧张、烦躁不安影响患者的休息和睡眠，反过来又增加了患者体能消耗，造成恶性循环。

4. 日常生活活动受限　COPD 患者因劳力性呼吸困难，体能下降，日常生活活动受到不同程度的限制。

5. 参与能力受限　COPD 患者社会交往、社区活动及休闲活动受到不同程度的限制，大多数患者职业能力受限，许多患者甚至完全不能参加工作。

⊕ **知识链接**

COPD 的诊断要点

慢性阻塞性肺疾病全球倡议（global initiative for chronic obstructive lung disease，GOLD）是 COPD 诊治的指导文件，其依据全世界范围内 COPD 研究的进展不断进行更新。GOLD 2021 年版基本诊断要点：①既往诊断 COPD；②长期大量吸烟史，即每天 >20 支香烟，持续 >15 年；③长期密闭环境化学燃料暴露史，或长时间职业粉尘接触史；④40 岁以后发病；⑤症状缓慢进行性加重；⑥长期咳嗽、咳痰，逐渐出现呼吸困难；⑦症状持续存在，日间变异小。如符合上述条件，需考虑 COPD 诊断可能。可进一步完善呼气峰流速测定：吸入短效 β_2 受体激动剂沙丁胺醇 2 喷 15 分钟后重复测定，如果呼气峰流速改善 <20%，则考虑 COPD 诊断可能性大。

三、康复评定

（一）身体功能评估

1. 呼吸功能评估

（1）呼吸困难严重程度评估　改良版英国医学研究委员会呼吸问卷将呼吸困难严重程度分为 0～4 共 5 个等级（表 6-2）。

表 6-2　改良版英国医学研究委员会呼吸问卷

呼吸困难评价等级	呼吸困难严重程度
0 级	只有在剧烈活动时感到呼吸困难
1 级	在平地快步行走或步行爬小坡时出现气短
2 级	由于气短，平地行走时比同龄人慢或者需要停下来休息
3 级	在平地行走约 100m 或数分钟后需要停下来喘气
4 级	因为严重呼吸困难而不能离开家，或在穿脱衣服时出现呼吸困难

（2）COPD 患者自我评估　采用慢阻肺患者自我评估测试（COPD assessment test，CAT）问卷来评价 COPD 对患者生活质量的影响程度（表 6-3）。此问卷中共 8 个问题，每个问题的评分范围为 0～5 分，由患者标记最能反映自己当前情况的分数，每个问题只能标记 1 个分数，最后将 8 道问题的分数相加。根据得将 COPD 对患者生活质量影响程度分为 4 个等级：0～10 分者为 COPD "轻微影响"，11～20 分者为 COPD "中度影响"，21～30 分者为 COPD "严重影响"，31～40 分者为 COPD "非常严重影响"。

表 6-3　COPD 患者自我评估测试问卷（分）

身体状况	评分						身体状况
从不咳嗽	0	1	2	3	4	5	总是在咳嗽
一点痰也没有	0	1	2	3	4	5	有很多很多痰
没有任何胸闷的感觉	0	1	2	3	4	5	有很严重的胸闷感觉
爬坡或上 1 层楼梯时没有气喘的感觉	0	1	2	3	4	5	爬坡或上 1 层楼梯时，感觉严重喘不过气来
在家里能够做任何事情	0	1	2	3	4	5	在家里做任何事情都很受影响
尽管有肺部疾病，但对外出很有信心	0	1	2	3	4	5	由于有肺部疾病，对离开家一点信心都没有
睡眠非常好	0	1	2	3	4	5	由于有肺部疾病，睡眠相当差
精力旺盛	0	1	2	3	4	5	一点精力都没有

（3）肺功能测试　第 1 秒用力呼气量/用力肺活量（FEV_1/FVC）是 COPD 的一项敏感指标，可检出轻度气流受限，对 COPD 的诊断、严重程度评价、疾病进展、预后及治疗反应等均有重要意义。患者吸入支气管舒张剂后的 FEV_1/FVC < 70% 及 FEV_1 < 80% 预计值，可以确定为持续存在气流受限。

2. 运动能力评定

（1）心肺运动试验　通过活动平板/功率车试验，获得最大吸氧量、最大心率、最大 MET 值、运动时间等相关量化指标来评定患者的运动能力。

（2）定量行走评定　对于不能进行活动平板运动试验的患者可进行行走测验。目前多推荐使用 6 分钟步行测试（six-minutes walk test，6MWT）评估运动能力。让患者行走 6 分钟，记录其所能行走的最长距离，同时可检测心电图、血氧饱和度，以判断患者的运动能力及运动中发生低氧血症的可能性。

3. 心理状态评估　可以借助焦虑自评量表（SAS）、抑郁自评量表（SDS）等工具，评估患者焦虑、抑郁的心理状态。

4. 睡眠质量评估　可以通过匹兹堡睡眠质量指数（PSQI）等量表来评估患者的睡眠质量。

（二）日常生活活动能力评定

根据患者自我照顾、日常活动、家庭劳动及外出购物等活动，可将 COPD 患者的日常生活活动（ADL）能力分为 6 级（表 6-4）。另外，也可用 Barthel 指数、Katz 指数、修订的 Kenny 自理指数等评定患者的日常生活活动能力。

表 6-4　COPD 患者日常生活活动能力分级

ADL 评级	患者表现
0 级	虽存在不同程度的肺气肿，但是活动如常人，日常生活不受影响、无气短
1 级	一般劳动时出现气短
2 级	平地步行无气短，速度较快或上楼、上坡时，同行的同龄健康人不觉气短而自己感觉气短
3 级	慢走不到百步即感觉气短
4 级	讲话或穿衣等轻微活动时也有气短
5 级	安静时出现气短，无法平卧

（三）社会参与能力评定

主要进行生活质量评定和职业评定。生活质量评定量表有医疗结局研究简表（MOSSF-36）、世界卫生组织生活质量量表-100（简称 WHOQOL-100）等。通过评定可以明确影响患者生活质量的其他相关因素。

（四）环境因素和个人因素（健康行为方式）评定

对于有吸烟史的 COPD 患者，吸烟情况可以通过尼古丁依赖检测量表（FTND）评估。另外，需要对患者进行营养评估，可采用 NRS2002 进行营养风险筛查，计算患者体质指数（BMI）进行营养评价，也可采用主观整体评估（SGA）及微型营养评估（MNA）评估 COPD 患者的营养状况。

四、康复治疗

（一）康复目标及康复时机选择

1. 康复目标　通过康复治疗纠正患者的病理性呼吸模式，改善肺通气功能，改善心肺功能；维持和改善患者的体力及耐力；改善心理状态，减轻焦虑、抑郁、紧张等不良心理情绪；提高日常生活活动能力和社会参与能力。

2. 康复时机　COPD 患者应尽早介入康复治疗。早期综合干预能有效减少 COPD 的肺功能下降率。在 COPD 稳定期，可进行运动训练、呼吸训练，在 COPD 急性加重期，在控制感染、生命体征稳定后即可开始运动训练，或出院后早期开始康复锻炼。

（二）康复手段

COPD 的康复治疗内容主要包括呼吸训练、排痰训练、运动治疗、物理因子治疗、日常生活指导。

1. 呼吸训练　呼吸训练目的在于纠正病理性呼吸模式，减少呼吸做功，以高效的呼吸方式获得最佳的肺泡通气和气体交换。常用的呼吸训练方法有腹式呼吸、缩唇呼吸、缓慢呼吸。

（1）重建腹式呼吸　腹式呼吸即利用膈肌的呼吸方法，吸气时膈肌向腹部方向下降、腹部向外突出，呼气时膈肌松弛向上恢复原位。腹式呼吸是一种高效的呼吸方式。COPD 患者由于肺气肿的病理改变，膈肌明显降低，限制了膈肌的活动；老年驼背的患者，肋骨向胸骨"聚焦"，再加上肋软骨有不同程度的钙化，使胸廓活动更加受限；此外，部分患者吸气时错误地收缩腹肌，更使膈肌活动受限。患者过度用力呼吸，呼吸辅助肌参与，呼吸肌耗氧量由正常时占总摄氧量的2％增高到近50％，加重了患者的缺氧状态。COPD康复治疗的首要目的就是重建生理性腹式呼吸模式。

训练方法：先进行放松练习，指导患者取半卧位，双膝下垫枕，使腹肌松弛，并放松全身肌肉，尤其是胸部的呼吸辅助肌群。呼吸训练时指导患者将两只手分别放于胸前和上腹部（剑突下，脐上方）。指导患者用鼻缓缓吸气，尽量使膈肌下移，上腹部逐渐向外扩张，至不能再吸气时屏息2～3秒，然后用口缓慢呼气（可缩唇呼气），呼气时用手按压增加腹内压，帮助横膈抬高。此过程中让患者体会吸气时腹部扩张，将放于上腹部的手推起，呼气时手随着腹部下陷而下沉，而放于胸部的手基本不动。呼吸功能改善后，吸气时也可用手加压对抗腹部隆起，或在腹部放沙袋等重物进行抗阻练习。每次练习3～5分钟，每日练习数次，逐渐增加次数和每次的时间。在病情允许的情况下，在卧位、坐位或立位以及行走时，随时随地进行练习，力求形成一种习惯性的呼吸方式。

（2）缩唇呼吸　缩唇呼气是一种自我控制的呼气末端正压呼吸方式，通过呼气时缩紧嘴唇的方式增加呼气阻力（又称为吹笛呼吸），延长气体呼出的时间，提高气道内压力，从而防止支气管和小支气管的过早塌陷，使气体充分排出，减少残气量，从而改善通气功能。

方法：经鼻腔自然吸气，呼气时嘴唇缩紧，呈吹口哨样，4～6秒内将气体缓慢呼出，一般吸/呼时间比为1:2～1:3。缩唇呼吸常与腹式呼吸训练同时进行。每天至少练习3次，卧位、坐位、立位各5分钟。

（3）缓慢呼吸　是与COPD患者的呼吸急促相对而言的，减慢呼吸有助于减少解剖无效腔，但是过度缓慢呼吸可增加呼吸功，反而增加氧耗。因此要选择适当的呼吸频率，通常控制在10～15次/分，练习3～4次后休息片刻再进行练习。

2. 排痰训练　气道内分泌物增多是造成COPD患者呼吸不畅的主要原因，一旦出现感染应选用敏感抗生素、合理应用祛痰药，以尽快控制炎症，清除呼吸道内分泌物，并通过有效咳嗽练习、体位引流、胸部叩击等方法促进痰液排出，保持呼吸道通畅。

（1）有效咳嗽训练　患者取坐位或半卧位，屈膝，上身前倾。咳嗽反射主要分为五步：①先进行深吸气，达到必要的吸气容量；②深吸气后短暂屏气，以使气体在肺内得到最大的分布，这是形成有效咳嗽的重要步骤；③紧闭声门，进一步增强气道压力；④通过增加腹压来增加胸内压，以使呼气时产生高速气流；⑤当肺泡内压力明显增加时，突然将声门打开，形成由肺内冲出的高速气流，促使分泌物移动，随咳嗽排出体外。

（2）体位引流　通过一定的体位和重力作用，使患者肺部积聚的分泌物排出。引流体位视病变的肺叶而定，原则是患肺处于高位，其引流的支气管开口向下，便于分泌物顺体位引流而咳出。引流前，根据患者情况摆放体位，可利用枕头、被子等支托身体。引流时，指导患者间歇深呼吸并尽力咳痰，治疗者给予叩击胸壁相应部位，提高引流效果。痰液黏稠不易引流时，可给予超声雾化吸入稀释痰液。体位引流时间宜安排在饭后2小时或饭前1小时，每次引流1个部位，时间5～10分钟，引流多个部位时应分别进行，总时间不超过30～45分钟，以免患者过于疲劳。

（3）主动循环呼吸技术（ACBT）　可有效清除支气管内分泌物，改善肺功能。主要包括三个部分：①呼吸控制（BC），患者按自己的速度和深度进行潮式呼吸，并放松上胸部和肩部；②胸廓扩张运动（TEE），深呼吸，在吸气末屏气3秒钟，然后完成被动呼气动作，这个过程有助于松动、移动支气管分泌物；③用力呼气技术（FET），由1～2次用力呼气（呵气）组成，以清除气道内分泌物。

（4）胸部叩击、震颤　治疗者手指并拢，掌心窝成杯状，运用腕部力量在引流部位胸壁上进行叩击拍打。患者放松做自由呼吸。叩击拍打后治疗者用手按住患者胸壁加压，整个上肢用力，嘱患者做深呼吸，在患者呼气时作颤摩、震动，连续 3~5 次，再进行叩击。这样反复 3~5 次，患者自发咳嗽或要求患者进行主动咳嗽，以排出较多的痰液。如果患者在急性加重期，痰较多时可使用高频胸壁振荡：振动频率 10~15Hz，强度 2~4，每次 15 分钟，每天 3 次。

3. 运动治疗 运动治疗是 COPD 康复的重要内容。运动训练有助于改善呼吸肌和呼吸辅助肌的功能、改善患者心肺功能和整体功能、减轻呼吸困难症状和改善精神状态。运动治疗前和治疗过程中要反复评估患者的情况，制定合理、安全、有效的运动训练处方，对稳定期 COPD 患者，可进行中等强度耐力训练，如地面行走锻炼、功率自行车训练等。可进行抗阻训练，每周两至三次，有助于改善呼吸困难、骨骼肌力量和肺功能。COPD 运动训练种类如下。

（1）下肢训练 主要有快走、上下楼梯、踏板和踏车等。

（2）上肢训练 目的是提高上臂、肩胛、颈肩、胸壁肌群的肌力和耐力，增强其在上肢固定时的辅助吸气效能。如体操棒上举超过肩部水平的练习；上肢高过头部的套圈练习；持重物（开始 0.5kg，以后逐渐增加到 2~3kg）高于肩部水平的各个方向活动。

（3）腹肌训练 患者取仰卧位，双下肢屈髋屈膝，使两膝尽量接近胸部，再慢慢伸膝，然后放下双腿，反复进行。也可腹部放沙袋，作对抗这一压力的挺腹练习等。

以上运动练习，每次 20~30 分钟，每周 2~5 次，持续 8~12 周。对大多数患者而言，最低运动量为每周 3 次，每次 15 分钟。在进行运动训练时应观察患者有无呼吸困难加重、发绀、面色苍白等，有条件还应监测患者的心率、血压、呼吸频率、血氧饱和度等。

（4）耐力训练 可进行功率自行车训练，30~40 分钟/次，运动强度根据症状限制的递增功率运动试验测定的最大运动功率（W_{max}）进行确定，初始强度为 70% 的 W_{max}，当患者连续 2 次完成预设的训练强度时，以 10% W_{max} 的梯度递增。训练过程中监测心率，并根据自感劳累程度调整运动强度，控制最大心率不超过 140 次/分钟，密切观察患者一般状态。

（5）传统体育锻炼方式 包括五禽戏、太极拳、八段锦等，有助于锻炼患者的关节和肌肉，提升运动能力和生活质量。

4. 物理因子治疗 如超短波治疗、超声雾化治疗，有助于消除炎症、利于排痰和保护呼吸道黏膜。超短波治疗应用无热量或微热量，每日 1 次，15~20 天为一个疗程。超声雾化治疗每次 20~30 分钟，每日 1 次，7~10 次为一个疗程。长期卧床或在重症监护室的慢阻肺患者，如不能进行运动训练，可采用神经肌肉电刺激以增强运动能力。电刺激频率 15~75Hz，脉冲电流 10~100mA，强度可逐渐增加，直至看到患者有明显的肌肉收缩或达到患者最大耐受强度；每次 30 分钟，每天 1~2 次。

5. 日常生活指导

（1）营养 不良的营养状态包括营养不良和营养过剩两个方面。约 25% 的 COPD 患者体重指数下降，是患者死亡的独立危险因素。改善营养状态有助于增强呼吸肌力量，改善患者整体健康状态。营养过剩对 COPD 患者也产生不良影响，肥胖者呼吸系统做功增加，加重呼吸困难症状，限制饮食的热量和运动锻炼减轻体重对这类患者尤为重要。

（2）能量节省技术 在实际生活和工作活动中，应用省力的方法，可减少能量消耗，节省体力。能量保存方法有：坐位比站位省力，尽量坐位处理事情；日常生活用品放在随手可及的地方，避免不必要的弯腰、伸手；搬动物品时用双手并靠近身体，搬重物时可使用推车等工具；活动中适当休息，轻重事情交替进行。

（3）氧疗 长期低流量吸氧可提高患者的生活质量，使 COPD 患者生存率提高 2 倍。

（4）其他　包括戒烟、减少与粉尘气体接触、避免感染、预防感冒、适当运动锻炼等，均有助于控制 COPD 的发作和减轻症状。

目标检测

1. COPD 呼吸训练的方法有哪些？
2. COPD 运动康复治疗的方法有哪些？
3. COPD 患者的康复目标是什么？

（郭丽云）

第七章　代谢性疾病的康复

📖 学习目标

1. **掌握**　糖尿病的康复措施；骨质疏松症的康复措施。
2. **熟悉**　糖尿病足的康复；骨质疏松症的康复。
3. **了解**　我国 2 型糖尿病综合控制目标。
4. 学会糖尿病常见功能障碍的评定；具备为糖尿病患者制定康复治疗目标及方案的能力。

第一节　糖尿病的康复

一、概述

糖尿病（diabetes mellitus）是一组以血浆葡萄糖（简称血糖）水平升高为特征的代谢性疾病群。迄今为止尚无法根治，如不能严格和持久控制血糖，会使心、脑、肾、眼、神经和周围血管等发生病变，严重影响患者的日常生活质量，甚至会危及生命。因此糖尿病高危人群，都应及早地进行综合康复治疗。

糖尿病的康复主要包括饮食控制、运动治疗、药物治疗（口服降糖药、注射胰岛素等）、糖尿病健康教育、自我监测血糖及心理治疗。目前外科手术也逐步用于治疗糖尿病。其中起直接作用的是饮食治疗、运动疗法和药物治疗三方面，而糖尿病教育和自我血糖监测则是保证这三种治疗方法正确发挥作用的必要手段，心理治疗贯穿整个康复过程始终，可以提高糖尿病治疗的疗效。综合全面的康复治疗可明显减少慢性并发症，降低致残率和病死率。

二、康复评定

糖尿病患者的康复评定主要包括生理功能评定、心理状况评定、日常生活活动能力评定及社会参与能力评定。

（一）生理功能评定

糖尿病生理功能评定包括生化指标测定、靶器官损害程度评定及糖尿病康复疗效评定三部分。

1. 生化指标测定　包括血糖、糖化血红蛋白、血脂、肝肾功能等。

2. 靶器官损害程度评定　主要包括视网膜、周围神经、心、脑、肾及足等靶器官结构和功能水平的评定。

3. 糖尿病康复疗效评定　糖尿病康复疗效评定参考 2 型糖尿病理想的综合控制目标（表 7-1），视患者的年龄、合并症、并发症等不同而异。治疗未能达标不应视为治疗失败，控制指标的任何改善对患者都将有益，将会降低相关危险因素引发并发症的风险。

（二）心理状况评定

糖尿病患者的心理改变，主要是因缺乏疾病相关知识而产生的焦虑、抑郁等，以及因需长期治疗、长期门诊随访而承受的心理压力和困扰。一般选择相应的量表进行测试评定，如 Hamilton 焦虑量表（HAMA），Hamilton 抑郁量表（HAMD）、简明精神病评定量表（brief psychiatric rating scale，BPRS）、症状自评量表（SCL - 90）等。

（三）日常生活活动能力评定

糖尿病患者日常生活活动（包括基本的 ADL 和工具性 ADL）能力评定可采用 FIM 评定量表评定。

表 7 - 1　中国 2 型糖尿病综合控制目标

指标	目标值
毛细血管血糖＊（mmol/L）	
空腹	4.4～7.0
非空腹	≤10.0
糖化血红蛋白（%）	<7.0
血压（mmHg）	<130/80
总胆固醇（mmol/L）	<4.5
高密度脂蛋白胆固醇（mmol/L）	
男性	>1.0
女性	>1.3
甘油三酯（mmol/L）	<1.7
低密度脂蛋白胆固醇（mmol/L）	
未合并动脉粥样硬化性心血管疾病	<2.6
合并动脉粥样硬化性心血管疾病	<1.8
体质指数（kg/m²）	<24.0

注：引自《中国 2 型糖尿病防治指南（2020 年版）》。

（四）社会参与能力评定

主要进行生活质量评定、劳动力评定和职业评定。

三、康复治疗

治疗原则强调早期治疗、长期治疗、综合治疗、治疗措施个体化。

（一）饮食控制

饮食治疗是糖尿病治疗的基础，可以减轻胰岛负担、纠正已发生的代谢紊乱、降低餐后血糖，有利于预防和治疗并发症，改善整体健康水平，应严格和长期执行。糖尿病饮食的具体要求如下。

1. 制定每日摄入的总热量　以能维持标准体重为宜。可运用公式：标准体重（kg）= 身高（cm）- 105 粗略计算。所需热量见表 7 - 2。超重/肥胖患者减重的目标是 3～6 个月减轻体重的 5%～10%。消瘦者应通过合理的营养计划恢复并长期维持理想体重。

表 7 - 2　糖尿病饮食的热量表

劳动强度	消瘦	正常	肥胖
轻体力劳动	147（35）	126（30）	84 - 105（20 - 25）
中体力劳动	160（38）	147（35）	126（30）
重体力劳动	160 - 210（38 - 50）	160（38）	147（35）

注：单位为 kJ/（kg·d）[kcal/（kg·d）]

2. 合理搭配三大营养　①碳水化合物的摄入量占总热量的 50%～60%。②脂肪量一般按每天每千克体重 0.6~1.0g 计算，热量不超过全天总热量的 30%，所有脂肪以不饱和脂肪酸为宜。③肾功能正常的糖尿病个体，推荐蛋白质的摄入量占供能比的 10%~15%，保证优质蛋白质摄入超过 50%。有显性蛋白尿的患者蛋白质摄入量宜限制在每日每千克体重 0.8g。从肾小球滤过率（GFR）下降起，应实施低蛋白饮食，推荐蛋白质入量每日每千克体重 0.6g，为防止发生蛋白质营养不良，可补充复方 α-酮酸制剂。

3. 充足的食物纤维素 建议糖尿病患者达到膳食纤维每日推荐摄入量，即 14g/1000kcal。

4. 保持有规律的饮食时间 按时、定量吃饭，杜绝零食，生活习惯规律化。同时合理安排进餐，一般早、中、晚三餐热量的分布以 1/5、2/5、2/5 为宜，并可按生活习惯、用药情况及病情控制情况调整。

5. 其他 食盐摄入量控制在每天 6g 以内，合并高血压患者更应严格控制摄入量。糖尿病患者应忌酒，饮酒可干扰血糖控制和饮食治疗计划的执行，大量饮酒可诱发酮症酸中毒，长期饮酒可引起酒精性肝硬化、胰腺炎等。

（二）运动治疗

规律运动可增加胰岛素敏感性，有助于控制血糖，减少心血管危险因素，减轻体重。科学的运动对糖尿病患者的治疗起着重大作用，且对糖尿病高危人群一级预防效果显著。

1. 作用机制

（1）运动可以改善糖脂代谢状态。运动可以减少脂质在骨骼肌细胞、胰腺细胞及肝细胞中的堆积，减少脂质对骨骼肌细胞、胰腺细胞及肝细胞的毒性作用，增加骨骼肌细胞摄取葡萄糖和胰腺细胞分泌胰岛素的能力。

（2）运动可以增强外周组织对胰岛素的敏感性，减轻胰岛素抵抗，还可以提高肌细胞、脂肪细胞和肝细胞膜上胰岛素受体的数量和受体的结合力，通过胰岛素受体水平，改善机体对胰岛素的利用能力。

（3）长期运动还可作为一种生理性刺激，诱导骨骼肌细胞线粒体适应，修复糖尿病对肌肉线粒体造成的损伤。

（4）其他作用。运动能促进机体的新陈代谢，减轻精神紧张及焦虑情绪，改善中枢神经系统的调节机制，增加机体的抵抗力，对预防糖尿病的慢性并发症有一定作用。

2. 适应证和禁忌证

（1）**适应证** 主要适用于糖耐量异常者；无明显高血糖和并发症的轻度和中度 2 型糖尿病患者，尤其是肥胖者。病情稳定的 1 型糖尿病患者也可进行运动锻炼。

（2）**禁忌证** ①急性并发症，如酮症、酮症酸中毒及高渗状态；②空腹血糖 >16.7mmol/L 或有严重的低血糖倾向；③感染；④心力衰竭或心律失常；⑤严重糖尿病肾病；⑥严重糖尿病视网膜病变；⑦严重糖尿病足；⑧新近发生的血栓。

3. 运动处方

（1）**运动方式** 以有氧运动为主，常采用有较多肌群参加的持续性周期性运动。一般选择患者感兴趣、简单、易坚持的项目，如步行、慢跑、登楼、游泳、划船、有氧体操、球类等活动，也可利用功率自行车等器械来进行，运动方式因人而异。

（2）**运动强度** 运动强度根据个体差异、肥胖程度、糖尿病的类型和并发症的不同而不同。运动量是否合适，应以患者运动后的反应作为评判标准。由于在有效的运动锻炼范围内，运动强度的大小与心率的快慢呈线性相关，因此临床上常将运动中的心率作为评定运动强度大小的指标，即靶心率。靶心率的确定最好通过运动试验获得，即取运动试验中最高心率的 60%~80% 作为靶心率，开始时宜采用低强度运动，适应后逐步增加至高限。如果无条件做运动试验，靶心率可通过以下公式获得：靶心率＝［220－年龄（岁）］×（60%～80%），或靶心率＝（最高心率－安静心率）×（60%－80%）＋安静心率。

（3）运动时间　运动时间是准备活动、运动训练和放松活动三部分时间的总和。每次运动一般为40分钟，其中达到靶心率的运动训练时间以20～30分钟为宜。

（4）运动频率　一般每周运动3～4次或每天1次。

如无禁忌证，每周最好进行2次抗阻运动，锻炼肌肉力量；每周可进行3次有氧运动增加耐力。训练时阻力为轻或中度。联合进行抗阻运动和有氧运动可获得更大程度的代谢改善。

4. 运动治疗注意事项　运动前要进行必要的评估，特别是心肺功能和运动功能的医学评估（如运动负荷试验等）。坚持运动治疗期间应监测血糖，因运动有辅助控制血糖的作用，规律运动后若血糖偏低，可适当减少口服降糖药或胰岛素的剂量。避免空腹进行运动治疗，以防发生低血糖。注射胰岛素应避开运动肌群，以免加快该部位胰岛素的吸收，诱发低血糖，一般选择腹部为好。适当预备糖水或甜饮料，预防低血糖的发生。

（三）药物治疗

高血糖的药物治疗多基于纠正导致人类血糖升高的两个主要病理生理改变——胰岛素抵抗和胰岛素分泌受损。根据作用效果的不同，口服降糖药可分为以促进胰岛素分泌为主要作用的药物（磺脲类、格列奈类、DPP－4抑制剂）和通过其他机制降低血糖的药物（双胍类、TZDs、α－糖苷酶抑制剂）。

（四）健康教育

良好的健康教育可充分调动患者的主观能动性，积极配合治疗，有利于疾病控制，防止各种并发症的发生和发展，降低经济耗费和负担。健康教育的对象包括糖尿病防治专业人员、医务人员、患者及其家属和公众卫生保健人员。糖尿病康复教育的具体内容包括疾病知识、饮食指导、运动指导、药物指导、胰岛素使用方法、血糖的自我监测、糖尿病日记、糖尿病足等并发症的预防及应急情况的处理等。通过健康教育使患者自觉地执行康复治疗方案，改变不健康的生活习惯（如吸烟、酗酒、摄盐过多、过于肥胖、体力活动太少等），减少危险因素，控制疾病进一步发展。

（五）自我监测血糖

自我监测血糖可为糖尿病患者和医务人员提供动态数据，为调整药物剂量提供依据，了解患者血糖控制水平，协助控制血糖以延缓或预防并发症的发生。

（六）心理治疗

糖尿病是一种慢性疾病，病程长，患者常会出现各种心理障碍，从而影响患者的情绪，不利于病情的控制。重视心理康复治疗，可减少各种不良心理刺激，并学会正确认识自身疾病，正确对待自身疾病，树立信心，从而更有利于控制糖尿病。

（七）手术治疗

目前临床上逐步将手术治疗作为伴有肥胖的2型糖尿病患者的治疗方法之一，尤其对药物控制不理想的严重肥胖的2型糖尿病患者更有治疗价值。常用的手术方式有"腹腔镜下可调节胃束带术"和"腹腔镜胃旁路术"等。

四、糖尿病足的康复

糖尿病足是指糖尿病患者足部由于神经病变使下肢保护功能减退，大血管和微血管病变使动脉灌注不足致微循环障碍而发生溃疡和坏疽的疾病状态。糖尿病足是糖尿病一种严重的并发症，是糖尿病患者致残，甚至致死的重要原因之一，不但给患者造成痛苦，而且给其增添了巨大的经济负担。

（一）临床表现

患者下肢及足部皮肤干燥、无汗，常有裂隙，毛发脱落，皮温下降，皮色变暗，足部肌肉萎缩，有时伴有水肿和溃疡；因足部屈肌和伸肌间失去张力平衡，骨头下陷造成趾间关节弯曲，可形成弓形足、杵状趾、鸡爪趾等畸形；骨关节及周围组织发生损伤时，可多发骨及韧带断裂；肢端发生坏疽时与其他非糖尿病坏疽有相似表现，但均伴有局部动脉搏动减弱或消失。因局部缺血，患者常有间歇性跛行和休息痛、夜间痛。

（二）临床分级

糖尿病足按其病变程度可分为 0～5 级。

0 级：为皮肤完整，无开放性病灶。

1 级：为皮肤有开放性病灶，但未累及深部组织。

2 级：为感染病灶已侵犯深部肌肉组织，脓性分泌物较多，但无肌腱、韧带破坏。

3 级：为肌腱韧带受损，蜂窝织炎融合形成大脓腔，但无明显骨质破坏。

4 级：为严重感染导致骨质缺损、骨髓炎、骨关节破坏或假关节形成，部分肢端可出现湿性或干性坏疽。

5 级：为足大部或全部感染或缺血，导致严重湿性或干性坏死。

（三）康复治疗

1. 内科治疗　控制血糖、控制感染，用药物改善下肢循环等。

2. 外科治疗　包括动脉重建术、截肢术等。

3. 康复治疗　改善下肢循环及治疗感染溃烂的创口和坏疽。

（1）物理治疗　当糖尿病足处于 0 级时，可指导患者掌握按摩运动手法，鼓励患者进行适宜的运动。1～3 级的糖尿病足则可选用无热量超短波及紫外线控制感染、促进溃疡愈合。所有新鲜创面的溃疡都可运用红外线、He－Ne 激光或高压氧以促进肉芽生长，2～3 级患者还可根据设备条件加用气血循环仪或旋涡浴治疗。

（2）作业治疗　包括 ADL 训练、矫形器具的正确使用和穿戴、拐杖或轮椅的操作技能训练、假肢步行训练、适合患者的职业训练以及适当的环境改造等。作用在于改善患者的步行功能，提高患者日常生活能力。

（3）康复工程　首先是采用特殊鞋袜以减轻足部压力。如足前部损伤可以采用只允许足后部步行的装置来减轻负荷，即"半鞋"或"足跟开放鞋"。步行障碍的患者还可以使用拐杖或轮椅，截肢患者则可根据情况安装假肢，以改善患者的步行功能。

（4）感染溃烂创口和坏痕的处理　①清创术：对感染灶进行切开引流，清创范围应扩展至有出血的健康组织，切除所有的坏死组织，尽量保护有生命活力的肌腱和韧带组织。②创面处理：坚持每天换药，局部可应用浸有抗生素、胰岛素和山莨菪碱的混合液进行清洗和湿敷。白天尽量暴露不包扎，夜间为避免损伤可行包扎；可辅用中药粉去腐生肌、消炎止痛和改善微循环；机械垫衬减轻溃疡部位负重，卧床休息和使用特制鞋等；患肢抬高，有利于减轻局部水肿，必要时辅以利尿剂。

（四）预防

积极控制糖尿病，严格控制高血糖，同时需严格控制高血脂及各种导致动脉粥样硬化的因素。糖尿病患者应定期进行足部检查，至少每年进行一次，对高危患者足部检查应更频繁（3～6 个月一次）。保持足部卫生，每天用温水洗脚，但避免热水烫伤；鞋袜要清洁、宽松、柔软，通气要良好。每天坚持小腿及足部运动，如提脚跟、脚尖运动、下蹲运动、甩腿运动等，可改善下肢血液循环，缓解疼痛和间接性跛行等症状。

目标检测

如何认识糖尿病康复治疗的作用？

（王剑雄）

第二节　骨质疏松症的康复

一、概述

（一）概念

骨质疏松症（osteoporosis，OP），是以骨量低下、骨组织显微结构破坏、骨脆性增加、骨强度下降、骨折危险频度增大为病理特征，以骨痛、骨密度降低、易于发生骨折的退行性、全身性、代谢性骨骼疾病。

我国骨质疏松症的人数约占总人口的 6.97%，骨量减少和骨质疏松的总人数 15435 万人，占总人口的 11.94%。预计 2050 年老年人口将达 2 亿 5 千万，其中 25%～70% 有骨质疏松，已成为一个严峻的医学问题和社会问题。

（二）分型

骨质疏松症分为三大类：①原发性骨质疏松症，包括 I 型（绝经后骨质疏松症）、II 型（老年性骨质疏松症），原发性占总骨质疏松症的 85%～90%。②继发性骨质疏松症，指由任何影响骨代谢的疾病或药物导致的骨质疏松，占总骨质疏松症发病率的 10%～15%。在康复患者中继发性骨质疏松的常见疾病有偏瘫、截瘫、骨折等。③特发性骨质疏松症（包括青少年型和产后骨质疏松症），特发性骨质疏松症多见 8～14 岁的青少年或成年人。

二、常见功能障碍

1. 疼痛　主要因骨的微骨折所致。

2. 运动功能障碍　骨折造成脊柱畸形，脊柱运动功能下降。四肢骨的骨折，尤其是股骨颈的骨折导致下肢运动功能障碍，其危害较大。

3. 心肺功能下降　脊柱弯曲，胸廓畸形，影响胸腔脏器功能，临床上可出现胸闷、气短、呼吸困难及发钳等症状；肺活量和最大换气量均减少，由于胸廓失去弹性、腰椎前凸妨碍心脏正常功能活动，出现气急、慢性咳嗽等症状。

三、康复评定

（一）常规康复评定

包括疼痛评定、脊柱活动度的评定、平衡功能的评定、肌力评定、日常生活活动能力的评定，生活质量的评定。评定详见第二章康复评定相关内容。

（二）体质评定

体重与骨质疏松有相关性，体重重的人群患骨质疏松症的比例较轻体重的少，身高与体重相关。

（三）骨密度的评定

骨密度的评定方法有多种，包括双能 X 线吸收法（dual energy X－ray absorptiometry，DXA）、QCT 骨密度测量法、超声波骨密度测量法、X 线平片评定法等。DXA 测量值是目前国际学术界公认的骨质疏松症诊断的金标准。

WHO 推荐的诊断标准：骨密度值低于同性别、同种族正常成年人骨峰值不足 1 个标准差 SD（t）为正常，降低 1~2.5 个标准差为骨量减少；降低大于等于 2.5 个标准差为骨质疏松，同时伴有一处或多处骨折时为严重骨质疏松。骨密度每下降 1 个标准差，发生骨折的风险将倍增。

（四）骨折评定

1. VDS 指数评定法 主要对 L_4~L_5 椎体评定，分为 0~3 级，以椎体高度减少 15% 以上纳入评级标准。0 级为正常椎体；1 级，终板变形，高度减少 15% 以上；2 级，楔形骨折，高度减少 15% 以上；3 级，平行压缩骨折，高度减少 15% 以上。

2. Genant 方法 为半定量分析（肉眼观察），观察 T_4~L_4 椎体高度、形态。分 0~3 级，0 级，正常椎体；1 级，椎体轻度变形，椎体前、中或后方高度减少 20%~25%；2 级，椎体中度变形，椎体前、中或后方高度减少 25%~40%；3 级，严重变形，椎体前、中或后方高度减少 40%。

（五）风险评定

1. 易患因素的评估 人种因素，白人与黄种人发病率高于黑种人。老龄，绝经女性，低体重者，性激素水平低，有母系家族史，过度饮酒，吸烟，过度饮咖啡，缺乏体力活动者；有影响骨代谢疾病和服用影响骨代谢药物等。

2. 骨质疏松症的风险评估及预测 评估方法有多种，较常用的有：①国际骨质疏松基金会（IOF）骨质疏松症 1 分钟测试；②亚洲人骨质疏松自我筛查工具（osteoporosis slef－assessment tool for Asian，OSTA）；③WHO 骨折风险预测简易工具（fracture risk assessment tool，FRAX），计算其未来 10 年发生髋部骨折及骨质疏松性骨折的风险。

3. 跌倒风险因素的评估

（1）环境因素 环境对骨折的发生产生及其重要的影响。地面问题是最常见的因素，如湿、滑、不平整、有障碍物、地毯过厚、边角卷曲、光线不足、卫生间缺少防滑设施、楼道缺少扶手、家具摆放不合理等。

（2）健康因素 视力差、直立性低血压、高血压、年龄、行动障碍、心律失常、认知能力障碍、焦虑和易冲动、缺乏运动肌肉无力、致眩晕疾病、平衡能力差、感觉障碍，维生素 D 摄入不足及营养不良、药物（如安眠药、抗惊厥药和影响精神类的药物）等。

四、康复治疗

（一）治疗原则及康复时机选择

1. 治疗原则 缓解疼痛，增加骨量，预防及减少骨折，增强运动能力，饮食调节，积极治疗原发病。

2. 康复时机 骨密度 Z 值为 -1 以下（即骨量减少）。

（二）治疗方法

包括药物治疗、运动疗法、物理因子治疗、中医中药、饮食疗法等。

1. 药物治疗

（1）骨质疏松症的基础药物治疗 钙剂加维生素 D 及其衍生物和双磷酸盐类药物。对于老年人和骨质疏松症患者钙的摄入量≥1000mg/日。维生素 D，500 单位/日。

（2）抗骨质疏松药物 主要包括抑制骨吸收和促进骨形成。国内常用的药物有双磷酸盐类、降钙素类、甲状旁腺激素、雌激素类、维生素 K_2、中药、植物雌激素。

（3）骨肽片 该药是唯一的口服骨肽制剂，能直接到达骨质疏松部位，靶向性好，含有多种骨生长因子。

（4）重组人甲状旁腺激素 用于原发性骨质疏松症。皮下注射，可促进体内成骨细胞增殖和分化。

（5）免疫治疗 地舒单抗。

2. 运动疗法 适量、规则运动，尤其是负重运动有助于增加骨峰值和减少或延缓骨量丢失；促进性激素分泌，促进钙吸收和骨形成，因此运动是防治骨质疏松的有效方法。

（1）运动项目 ①根据年龄、病情、身体状况等，因人而异。②项目选择的原则，全身运动与局部运动相结合，注重负重运动，有氧运动与无氧运动相结合。③项目种类，中老年人以全身有氧运动为主，如步行、慢跑、中老年健身操、太极拳或剑、游泳、跳绳、网球、羽毛球、骑自行车等。身体情况允许时，适当采用大负荷、爆发性运动训练和力量训练。

爬楼梯等可预防股骨和髋部骨质疏松造成的骨折，各种体操训练可预防脊柱骨质疏松所造成的骨折，渐进抗阻训练是促进骨质疏松逐渐恢复的重要方法。

（2）运动量 运动应循序渐进，运动量从小到大。①运动强度。以次日不感到疲劳为度。运动强度越大对骨的应力刺激就越大，也越有利于骨密度的维持和提高。②运动时间。运动量大，运动时间短；运动量小，运动时间长。通常运动的每次持续时间应不少于 30 分钟。③运动的频度。常采用 3～5 次/周。运动需要持之以恒、有计划、有规律。

（3）注意事项 有心肺功能障碍者必须在专业人员指导下运动，运动中有不适感需立即停止运动，防止跌倒，这是因为不适当的运动或轻微的损伤易引发骨折。

3. 物理因子治疗

（1）脉冲电磁场疗法 20Hz，5～10mT 的磁场可增加骨密度，减轻因骨质疏松所致的疼痛，降低骨折的发生率，促进骨折愈合。

（2）全身紫外线疗法 应用剂量为无红斑量紫外线进行全身照射，或经常接受阳光照射（注意不能太阳直接照射），可以预防和治疗骨质疏松症。皮肤的发生层内合成的 7－脱氢胆固醇在紫外线的作用下可转化为维生素 D_3。

（3）高频电疗 短波、超短波、微波等用于骨质疏松症的局部治疗，具有止痛、改善循环、加速局部微骨折的愈合的作用。

（4）低能量脉冲超声波疗法 低能量脉冲超声波能加速骨形成和骨愈合。

（5）体外冲击波疗法 应用于治疗骨质疏松的四肢骨折的治疗及髋部骨折的预防。体外冲击波是一种高能量、高压力波，能促进骨痂成骨和局部组织再生，使骨折愈合和软组织修复，促进骨膜细胞增殖、细胞存活及钙沉积有长期促进作用。

4. 中医中药 针灸疗法辨证施治，应用中药进行治疗，如仙灵骨葆胶囊、护骨胶囊等。

5. 饮食疗法 合理的饮食结构有利于从食物中获取人体骨代谢所需的物质，如钙质、维生素 D、植物雌激素等。

（1）含钙质高的食物 牛奶及其制品、鱼虾、芝麻、海带、紫菜、豆制品等。

（2）含维生素 D 高的食物 海鱼、动物的肝脏。各种蔬菜、坚果、各种蘑菇、海产品、蛋黄和瘦肉的含量也比较高。饮食中加入蒜头、洋葱，能强化骨骼。

（3）含植物雌激素丰富的食物　日常饮食中除大豆及其制品外，小麦、黑米、扁豆、洋葱、苹果、石榴、银杏、茴香、葵花子、橙汁等食物中含量相对较多。

（4）不易多吃的食物　芦笋、甜菜及菠菜，含有大量草酸，草酸可抑制人体对钙质的吸收。避免过量饮用咖啡、浓茶及碳酸饮料。

五、预防

目前没有一种有效的方法能够使骨质疏松症患者的骨量恢复到病前的水平，因此预防重于治疗。

（一）基础措施

1. 调整生活方式　①合理配餐，主食应以米、面、杂粮为主，做到品种多样，粗细搭配的配餐。副食应多吃含钙多的食物，如牛奶、奶制品、虾米、虾皮、豆类、海藻类、鸡蛋等。植物性食物中，应以绿叶菜、花菜等为主。②增加户外活动和日照。

2. 增加峰值骨量及改善骨质量　适宜的运动可以使人体在青年时获得较高的峰骨量，并能有效地避免或减缓老年时期的骨量丢失，运动对保持骨一生的生理强度都具有重要意义，是防治骨质疏松症的基本方法之一。

3. 防止跌倒与意外损伤　对不适应的环境进行改善，早发现并监护骨折高危人群。

（二）药物干预

1. 钙剂与维生素 D 的补充　对于没有骨质疏松的人，联合国粮农组织、WHO 推荐成人每天钙摄入量为 $400 \sim 500mg$，妊娠后 3 个月及哺乳期可增加到 $1000 \sim 1200mg$。维生素 D，500 单位/日。

2. 对骨量减少的处理　钙的摄入量 $\geq 1000mg$/日。维生素 D，500 单位/日。同时应增加破骨细胞抑制剂的使用及定期进行脉冲电磁场疗法的干预；适当使用中药加以预防和延缓骨钙丢失。

（三）控制继发性骨质疏松

1. 积极治疗可导致骨质疏松症的疾病　如甲状腺功能低下或亢进、糖尿病等。

2. 控制易致骨质疏松症的药物使用　如糖皮质激素等。

目标检测

1. 骨质疏松症的主要危害是什么？
2. 骨质疏松症如何进行物理治疗？
3. 骨质疏松症的预防措施包括哪些？

（杨少华）

第八章　烧伤的康复

📖 学习目标

1. **掌握**　烧伤面积的评定方法及烧伤的康复治疗。
2. **熟悉**　瘢痕的评定方法。
3. **了解**　烧伤深度的评定方法。
4. 学会烧伤常见功能障碍的评定；具备制定烧伤康复治疗目标及方案的能力。

⇒ 案例引导

　　临床案例　患者，男，32 岁，记者。患者一个月前在工作拍照时，相机爆炸起火导致面部、颈部、双手、前臂深 Ⅱ 度烧伤，经治疗后病情稳定，烧伤创面愈合。但因颈部、双手活动障碍，影响日常生活活动，情绪低落，担心不能工作，要求康复治疗。临床诊断：面部、颈部、双手、双前臂烧伤。

　　讨论　1. 患者应进行哪些评定？
　　　　　　2. 如何进行康复治疗？

一、概述

1. 概念　烧伤是指由于人体接触热力（火焰、沸液、灼热气体、金属等）、电流、强辐射或腐蚀性物质等引起皮肤、黏膜、肌肉，甚至骨骼组织的损伤。

2. 病理生理特点

（1）体液渗出期　烧伤后在病灶周围大量体液渗出，易发生低血容量性休克。

（2）感染期　由于机体免疫功能低下，烧伤创面成为细菌的良好培养基，容易导致感染。

（3）恢复期　创面修复，深度烧伤会形成瘢痕。

二、常见功能障碍

1. 运动功能障碍　关节部位的烧伤，由于正常组织被瘢痕组织替代，关节周围软组织弹性下降，关节活动受限。长期制动可出现肌力减退、平衡协调障碍、手功能障碍及步行障碍等。

2. 感觉障碍　因烧伤后神经末梢损伤、瘢痕增生等原因，患者会出现感觉障碍。详见第二章康复评定相关内容。

3. ADL 能力下降　大面积深度烧伤患者由于部分关节活动受限，导致日常生活活动能力下降。

4. 心理障碍　大面积烧伤，尤其面部及手部的烧伤，患者易产生自卑及忧郁情绪。

5. 社会参与障碍　烧伤后因工作能力受限，家人及社会支持等问题，常会影响患者的社会参与。

三、康复评定

1. 烧伤面积的评定　烧伤面积一般用烧伤面积占身体总面积的% 表示，常用的评估方法分为九分法和手掌法。

（1）九分法　将体表面积划分为 11 个 9%，另外加 1% 构成 100% 的体表面积，主要用于成人。

头颈部 1 个 9%（面部、头部、颈部各占 3%）。

躯干部 3 个 9%（躯干前 13%，躯干后 13%，会阴部 1%）。

双上肢 2 个 9% 加 1%（双上臂 7%，双前臂 6%，双手 5%）。

双下肢 5 个 9% 加 1%（双臀 5%，双大腿 21%，双小腿 13%，双足 7%）。

（2）手掌法：伤者本人手五指并拢，一个手掌面积占体表面积的 1%，常用于小面积烧伤的评估。

2. 烧伤深度的评定　烧伤深度分Ⅰ度、浅Ⅱ度、深Ⅱ度和Ⅲ度。

Ⅰ度烧伤：又称红斑性烧伤，损伤表皮浅层，局部轻度红肿、烧灼痛感、皮温略高，一周内脱屑痊愈，不留瘢痕。

浅Ⅱ度烧伤：又称水疱性烧伤，损伤达真皮浅层，表现为局部红肿，水疱形成，剧痛，一般 1～2 周内愈合，不留瘢痕，但有色素沉着。

深Ⅱ度烧伤：损伤达真皮深层，水疱较小，感觉迟钝。残留部分真皮可再生上皮，通常 3～4 周愈合，有瘢痕形成。

Ⅲ度烧伤：又称焦痂性烧伤，伤及皮下、肌肉，甚至骨骼。创面没有水疱，呈蜡白、焦黄或焦黑色，触之如皮革。感觉消失，遗留有瘢痕或出现畸形。

3. 烧伤严重程度评定　通常分为轻、中、重度及特重烧伤。

（1）轻度　总面积 10% 以下的Ⅱ度烧伤。

（2）中度　总面积 10%～29% 或Ⅲ度烧伤 10% 以下。

（3）重度　总面积 30%～49%，或Ⅲ度烧伤 10%～19%，或伴有休克或复合伤或中、重度吸入性损伤之一。

（4）特重　总面积超过 50%，或Ⅲ度烧伤超过 20%。

4. 瘢痕的评定

（1）量表法　见表 8-1。最高分 15 分，最低分 0 分，分数越高，说明瘢痕越重，通常采用玻璃片压瘢痕 2 秒后观察。

表 8-1　Vancouver 瘢痕评估表

项目	得分	评分标准
色素沉着	0	皮肤颜色正常
	1	色素较浅
	2	混合色素
	3	色素沉着
血供	0	正常
	1	粉红色
	2	红色
	3	紫色
柔顺性	0	正常
	1	柔软，很小外力即变形
	2	较软，压力作用下变形
	3	坚硬，外力作用下不变形，不易被推动或呈块状移动
	4	带状，绳索样，伸展瘢痕时颜色变白
	5	挛缩，瘢痕永久性缩短、畸形
瘢痕厚度	0	正常，平坦
	1	0mm < 瘢痕厚度 ≤1mm
	2	1mm < 瘢痕厚度 ≤2mm
	3	2mm < 瘢痕厚度 ≤4mm
	4	瘢痕厚度 >4mm

（2）超声波测定 高分辨率的超声波可以分辨 0.05mm 厚的瘢痕，可作为瘢痕测定的重要方法。

5. 其他康复评定 包括运动功能评定、心理功能评定、ADL 能力评定及生存质量评定（详见第二章康复评定相关内容）。

四、康复治疗

1. 康复目标 促进烧伤创面愈合，保护关节功能。预防和抑制瘢痕肥厚性增生，最大限度地预防及减少畸形或挛缩形成。恢复患者躯体及心理功能，提高生活自理能力，重返家庭和社会。

2. 康复手段 烧伤的康复应从早期开始，功能锻炼有助于预防肢体挛缩畸形，植皮后 5~7 天后即可进行功能锻炼。

（1）**体位摆放** 根据烧伤的部位，采用合理的体位对预防瘢痕挛缩及关节挛缩非常重要，应从伤后即刻开始，并贯穿整个治疗过程。采用绷带、夹板及矫形器等维持肢体在伸展和外展位，预防肢体挛缩，尤其是大面积烧伤患者，2 小时更换体位。

头部：仰卧位时头颅保持正中位；侧卧位时需吊带悬吊前额，颅、面悬空，半小时交换一次。

颈部：颈前烧伤时，颈部后仰；颈后及颈侧面烧伤时，颈部中立位。

肩部：上肢外展 60°~90°；腋下烧伤时，肩外展 90°~100°，外旋。

肘部：屈侧烧伤取伸展位，伸侧烧伤时保持肘关节屈曲 70°~90°。

腕和手部：背侧烧伤需用夹板使腕关节掌屈 20°~30°，掌指关节屈曲 50°~70°，指间关节伸直，拇指外展；掌侧烧伤夹板使腕关节背伸 30°~50°，掌指关节及指间关节伸直，拇指水平外展；全手烧伤时，腕关节背伸位 25°~30°，掌指关节屈曲 50°~70°，指间关节伸直。

脊柱：呈一条直线。

髋部：大腿内侧烧伤时，髋外展 15°~30°，髋关节中立位。

膝部：伸直位或轻微屈曲。

踝部：踝关节中立位。

（2）**运动疗法**

关节活动度训练：主要是以维持关节全范围活动训练为主，最好是患者主动运动，当患者不能完成主动运动时，采取助力主动运动或被动运动，每天 3~4 次，每个关节活动 3~5 次，如出现关节功能障碍，需要采用关节松动技术。

肌力训练：0~1 级采用神经肌肉电刺激疗法，2~3 级助力运动或主动运动，4~5 级采用抗阻运动。

呼吸训练：预防心肺功能减退及并发症的发生，采用腹式呼吸、咳痰训练、胸部震颤及拍打手法。

（3）**物理因子治疗**

水疗：根据患者的具体情况采用相应的治疗种类，水温不可过高，一般在 37~39℃，每次 30 分钟。如果用于促进焦痂脱落，可采用漩涡浴，水温在 35~36℃。

光疗：紫外线照射疗法是预防伤口感染的重要物理治疗手段，可起到杀菌消毒、促进伤口愈合、预防感染、促进钙磷代谢及维生素 D 的吸收、增加人体免疫功能的作用。大面积烧伤的患者由于瘢痕肥厚增生，缺少正常的皮肤组织，伤口破溃后不易愈合，每日的紫外线照射治疗是常规内容之一。

红外线治疗有利于创面干燥结痂，适用于伤口破溃渗出较多的患者，可起到减少渗出的作用。

压力疗法：预防瘢痕增生，头面部采用压力头套，躯干部压力上衣，上肢采用压力臂套、压力手套，下肢采用压力裤、压力袜等。肥厚性瘢痕通常在烧伤后 3 个月出现，半年至一年最明显，压力治疗对压力的要求是 1.33~3.33kPa，加压时间 23~24 小时，持续 6~18 个月甚至更长时间，但面、颈及会阴难以维持有效的压力。

（4）作业治疗

ADL 训练：日常生活活动训练为主，训练患者基本的日常生活活动技能，如吃饭、洗漱、穿衣等，或借助辅助器具帮助其完成日常生活活动，如学会使用改良的筷子、带插袋的腕带、加大把手的汤匙、穿衣辅助器、改良的刀板等，帮助其提高独立生活能力。

职业康复训练：可采用专业的康复设备，如 BTE Primus 系统、Valpar 职业康复评估及训练系统等，可以模拟 ADL 及职业工作环境，训练目的明确、实用。其中 BTE Primus 系统是临床康复中重要的训练系统，该系统包括不同的配件，根据生产活动中的具体技术特征设计，如工具 103 槽缝螺栓，模拟生产活动中扳手、螺丝刀的使用；151 捏力训练工具，模拟日常生活生产中的各种抓握、侧捏动作，如拿杯子、刷牙等；161 大舵轮工具，模拟驾驶、大的球阀开关等工作；181 模拟绳、梯工具，模拟上肢攀爬梯子、拉绳等动作；202 钥匙模拟工具，模拟开门动作；191 三维缆索工具，模拟提物等，对于患者职业康复训练具有重要的意义。

娱乐：如园艺、剪纸、插花、音乐、舞蹈及体育活动等，不仅训练患者的作业能力，还能帮助患者寻找良好的乐趣。

（5）矫形器使用　适用于患者不能自觉维持正确体位或必须制动情况下，预防瘢痕挛缩引起严重畸形。

（6）硅胶治疗　硅胶可使肥厚性瘢痕变薄、变软，适用于烧伤的早期治疗。使用方法是将硅胶膜贴敷于瘢痕部位，贴敷时间每天至少 12 小时，每日将敷贴取下清洗，同时清洗瘢痕部位，再重新贴敷使用，连续治疗 3 个月。

（7）心理治疗　面部及手部深度烧伤的患者，很难接受现实，采用心理疏导，帮助其重新树立生活的勇气，重新回归家庭和社会。

（8）健康教育　应贯穿康复治疗的全过程。告知患者病情发展、治疗的过程，可能的预后以及针对康复治疗中可能出现问题的自我管理。

3. 康复注意事项

（1）皮肤移植术后 5～7 天内，根据是否涉及关节，慎用关节运动训练。

（2）Ⅱ度以上的手背部烧伤，应立即夹板或支具固定，限制应用运动疗法，必须在康复治疗师的指导下训练。

（3）关节或肌腱暴露时，禁用关节活动训练。

（4）关节深部出现疼痛，在未明确原因之前，应停止关节运动训练。

⊕ **知识链接**

烧伤康复治疗指南（2013 版）

随着医疗水平的提高，治疗手段的进步。对于烧伤的患者，不但要修复创面，挽救生命，还要预防和减少畸形，恢复功能，改善外观，帮助患者重返家庭和社会。同时，烧伤康复的理念和技术不断更新与发展。为规范烧伤外科专业康复治疗的形式和内容，2013 年中华医学会烧伤外科学分会拟定了《烧伤康复治疗指南（2013 版）》，明确烧伤康复的具体内容。包括：烧伤康复治疗目标；烧伤康复治疗应关注的问题；烧伤康复治疗的主要内容；烧伤康复治疗团队的组成及相关职责；烧伤后康复评定；烧伤各阶段的康复治疗手段、实施及延伸。

目标检测

1. 烧伤的面积是如何计算的?
2. 烧伤的严重程度如何判断?
3. 简述压力疗法在烧伤患者康复中的作用。
4. 简述烧伤患者康复时需注意的问题。
5. 简述烧伤患者常见的功能障碍。

（陈　颖）

第九章　产后康复

📖 学习目标

1. **掌握**　盆底功能障碍、腹直肌分离与姿势异常、腰背疼痛、产后抑郁等发生的原因、表现、评定方法及康复方案。

2. **熟悉**　常用产后功能评定和治疗方案。

3. **了解**　盆底的结构与功能、产后常见功能障碍的原因及临床表现。

4. 学会盆底功能障碍评估的手法与训练手法。

一、概述

产后康复目前在学术界尚无统一的定义。产后康复问题包括：产后盆底功能障碍性疾病（压力性尿失禁、急迫性尿失禁、盆腔脏器脱垂、生殖道损伤性疾病、慢性盆腔疼痛、排便障碍、性功能障碍），产后腹直肌分离，骨盆问题（耻骨联合分离、骨盆前倾），产后体态异常致使下肢生物力学改变从而引起腰背和足踝部疼痛的问题，产后抑郁、哺乳期乳腺炎、缺乳、产后恶露不绝等。产后诸多问题中，盆底功能障碍性疾病最为常见，也是产后康复的重点。

二、常见功能障碍

（一）盆底功能障碍

1. 盆底结构与功能　盆底由多层肌肉、韧带、肌腱、筋膜及神经血管组成，其主要功能是承托盆腔器官。盆底的界限：前方为耻骨联合和耻骨弓，后方为尾骨尖，两侧为耻骨降支、坐骨升支和坐骨结节。这些骨性结构是盆底肌肉和韧带的附着点同时也是盆底极为重要的被动支持结构。盆底由外向内分成三层（图9-1），外层主要包括浅层筋膜及其深面的球海绵体肌、坐骨海绵体肌、会阴浅横肌及后方的肛门括约肌；中层为泌尿生殖膈，包括两层筋膜、会阴深横肌、尿道括约肌，其中有尿道和阴道穿过；内层为盆膈，主要包括深层筋膜、肛提肌（包括耻骨阴道肌、耻骨直肠肌、耻尾肌和髂尾肌），自前向后依次有尿道、阴道和直肠穿过。盆底结缔组织主要包括盆底内筋膜、盆底韧带及会阴隔膜，如耻骨尿道韧带、主韧带、盆筋膜腱弓、子宫骶骨韧带及会阴体等。盆底肌与盆底结缔组织相互作用支持盆腔器官，在神经系统调控下完成控尿、控便、性交及分娩等生理功能。

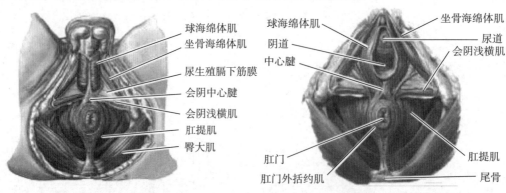

图9-1　男女两性盆底浅层肌肉分布示意图

2. 盆底功能障碍（pelvic floor dysfunction，PFD）　指盆底支持结构缺陷、损伤、衰老等导致相应的功能障碍。临床表现为慢性盆腔疼痛、下尿路症状、盆腔脏器脱垂、下消化道症状、性功能障碍等。盆底功能障碍的发生与年龄、肥胖、激素分泌、妊娠、分娩、重体力活动、慢性便秘、慢性咳嗽、神经肌肉损伤等因素密切相关。常见的盆底功能障碍有以下几种。

（1）下尿路功能障碍（lower urinary tract dysfunction，LUTD）　指膀胱尿道在储尿、排尿、排尿后等不同时期出现的功能障碍及相应的症状。储尿期症状包括尿频、尿急、尿失禁等；排尿期症状包括排尿踌躇、尿流弱、排尿困难等；排尿后症状指排尿后出现尿失禁和尿不尽等。

（2）慢性盆腔疼痛（chronic pelvic pain，CPP）　是指源自盆腔器官/结构的疼痛，且持续时间超过6个月以上，通常与负面的认知、行为、性生活和情感后果有关，同时与下尿路、下消化道、盆底肌及筋膜等功能障碍有关。

（3）盆腔脏器脱垂（pelvic organ prolapse，POP）　是指由于盆底支撑组织薄弱，造成盆腔脏器下移，从而引发的盆腔器官位置和功能的异常，如阴道前壁及膀胱脱垂、子宫及阴道穹窿脱垂、阴道后壁及直肠脱垂等。

（4）排便障碍（defecation disorder，DD）　指一系列肛门直肠动力学变化所导致的大便排出受阻或不能随意控制排便，如排便次数改变、排便费力、排便不尽、粪便不自主溢出等。

（5）性功能障碍（sexual dysfunction，SD）　指性反应周期中的任意一个或几个发生障碍，包括性欲障碍、性唤起障碍、性高潮障碍、性交疼痛等。

（二）腹直肌分离与姿势改变

腹直肌分离（diastasis rectus abdominis，DRA）在产后很常见，主要是由于妊娠期间腹壁的巨大拉伸使腹白线变薄和变宽致两条腹直肌异常分离。其表现为：仰卧位头向前抬起时，可在腹中线看到穹顶样突起，严重者可发生脐疝。

姿势改变：腹直肌作为维持腹压的重要肌群，对于姿势的维持起到重要作用。如果腹直肌分离长期存在，会导致腹壁在活动时不能产生足够的力量来维持腹内压，从而影响骨盆与脊柱的稳定性，可能导致骨盆前倾、重心前移、下腹前凸、臀部后翘等，出现膀胱膨出、尿失禁、性冷淡等盆底功能障碍，同时存在后背部、耻骨联合和骶髂关节处的持续性疼痛。

（三）腰背疼痛

妊娠期妇女躯干和盆底肌的运动模式发生改变，可能导致盆底功能失调、腹直肌分离、肌无力等，从而使得脊柱与骨盆失去平衡和协调，易诱发腰背痛；此外，也可能与分娩时过度用力、身体重心和体形的急剧变化使得腰椎关节、肌肉和韧带突然在不正确姿势下工作有关；另外，可能与长时间弯腰哺乳、盆腔器官脱垂、宝宝体重过大以及盆底、腹壁和躯干肌肉功能不良有关。

（四）情绪异常

孕期及产后妇女由于身体内环境变化及身体不适，易诱发焦虑或抑郁。其中产后抑郁症是女性精神障碍中最为常见的类型，其发生原因与神经内分泌因素、遗传因素、躯体疾病因素、社会心理因素等有关。其最突出的症状是持久的情绪低落，表现为表情阴郁、无精打采、困倦、易流泪和哭泣。部分患者也可能表现有认知改变，如对日常活动缺乏兴趣，感到脑子反应迟钝，思考问题困难，常常自卑、自责、内疚，甚至有自杀倾向。典型的产后抑郁症约在产后6周内发生，可在3~6个月自行恢复，但严重的也可持续1~2年。

三、康复评定

(一) 盆底功能障碍评定

1. 病史询问　功能障碍的类型、程度、发生频次、诱发或者缓解因素、对日常生活的影响等。

2. 体格检查　外阴检查（外阴发育、小阴唇分离、阴裂长度等）；阴道检查包括阴道口、阴道、阴道分泌物、宫颈情况、Valsalva 运动评估等；此外，还可行压力试验、膀胱颈抬高试验、肛门括约肌张力评估等。

3. 影像学检查　X 线检查可了解患者脊柱和骨盆是否有力学结构变化；MRI 直接显示盆底各结构的缺陷；盆底超声可以精准评估膀胱颈、尿道、肛提肌及裂孔、盆腔脏器脱垂、肛门括约肌等情况。

4. 盆底功能评定

（1）阴道松弛度评定　阴道松弛分度分级如下。

正常：阴道横径并容 2 指以下。

轻度松弛：阴道横径并容 2 ~ 3 指。

中度松弛：阴道横径并容 3 ~ 4 指。

重度松弛：阴道横径并容 4 指以上，或合并有会阴 II 度陈旧撕裂痕或阴道前后壁中度以上膨出者。

（2）盆腔器官脱垂评定　多采用盆腔脏器脱垂定量分期法（POP‑Q）。分别利用阴道前壁、阴道顶端、阴道后壁上的 2 个解剖指示点与处女膜的关系来界定盆腔器官的脱垂程度。

（3）盆底肌评定　可使用 PERFECT 评定方案制订患者特异性盆底肌训练计划。检查时，患者取仰卧位，头下方垫两个枕头，膝盖弯曲。

Power：将食指放置入阴道内 4 ~ 6cm，置于 4 点钟和 8 点钟方向，分别嘱患者进行阴道最大自主收缩，根据改良牛津肌力分级系统（0 ~ 5 级）评价肌力（表 9 – 1）。

表 9 – 1　改良牛津肌力分级

分级	评估内容
0	感觉不到盆底肌收缩
1	非常弱的收缩
2	弱收缩
3	中等程度收缩
4	良好的收缩
5	强有力的收缩

Endurance：选择上述检查中 4 点或 8 点钟位置肌力较大的位置，将食指放入阴道内 4 ~ 6cm，嘱患者进行阴道最大自主收缩并保持，计数阴道最大自主收缩肌力下降至 50% 之前所保持的时间（以秒计算）。

Repetition：手法同上，嘱患者进行阴道最大自主收缩并保持 5 秒，间隔 4 秒后再做一次，记录一共能进行的次数（0 ~ 10），阴道最大自主收缩肌力下降至 50% 或不能保持 5 秒不再继续，超过 10 次则可以不再继续。

Fast：休息至少 1 分钟以后，手法同上，嘱患者尽可能快和强有力地进行快速收缩 – 放松动作，记录次数（0 ~ 10），超过 10 次可以不再继续。

Elevation：将食指（食指和中指）置于阴道后壁，嘱患者进行阴道最大自主收缩，感受患者的阴道后壁是否向上抬举。正常情况：可以感受到明显的向上抬举感。

Co - contraction：下腹部肌肉协同收缩，在进行盆底肌指检的时候，可以将另一只手放在下腹部，感受患者下腹部肌肉与盆底肌的协同收缩。正常情况：下腹部肌肉参与。

Timing：仰卧位，暴露会阴，嘱患者咳嗽，观察咳嗽的同时，患者的会阴是否向上抬举，肛门是否向内聚拢。

（4）盆底肌张力评定　根据国际尿控协会发布的盆底肌肉张力评定指南进行评定。

正常（normal）：指肌肉能够自主收缩和松弛。

亢进（strong）：指肌肉不能松弛。

减弱（weak）：指肌肉功能低下、不能自主收缩。

缺失（absent）：指没有可触及的肌肉活动。

5. 盆底电生理功能评估　测量盆底肌的肌电位、疲劳度等，从而判断是否有神经损伤以及肌肉的持续收缩能力。

（二）排尿与排便障碍评定

1. 病史询问　询问目前病情与一般状况，同时询问并评估泌尿生殖系统及下消化道症状和其他相症状等。

（1）下尿路症状　如尿频、尿急、尿失禁、排尿困难、尿潴留、尿痛、膀胱有无充盈感和尿意、膀胱感觉是否缺失等。

（2）排便情况　排便次数、排便量、性状，有无排便感觉、排便疼痛、大便失禁、恶心呕吐、腹泻等。

（3）膀胱肠道管理方式调查　是否存在需腹压排尿、叩击排尿、挤压排尿、漏尿；是否需要药物或他人辅助排便；每日进食饮水量等。

（4）性功能障碍症状　是否存在性欲减退、性交困难、性交痛等。

（5）生产时情况　顺产或剖腹产、有无会阴撕裂或侧切等。

2. 体格检查　一般状态检查、泌尿和生殖系统检查、腹部、肛门、会阴部和鞍区感觉运动检查、神经反射检查等。

3. 实验室检查　尿液和大便分析、肝肾功能检查等。

4. 影像学检查　泌尿系超声、X线、CT、MRI、纤维结肠镜等。

5. 尿流动力学检查　通过监测膀胱容积压力变化、尿流率、尿道压力分布测定、膀胱和尿道有关肌肉电生理，评估下尿路功能。

6. 排尿排便日记　通过记录患者每日的饮食、大小便、应用润滑剂及其他药物情况等，对治疗前后进行对比分析，指导合理饮食及用药。

7. 肛门直肠压力测定　通过将气囊或灌注式测压导管置入肛管、直肠内，利用压力转换器将信号传导到生理测压仪或电子计算机，监测肛门对气囊扩张的反应，测定肛门静息压、收缩压和直肠顺应性以及直肠肛门抑制反射等指标，评估肛管、直肠控制排便功能。

8. 结肠传输试验　通过定时X线腹部摄片客观地反映结肠内容物推进的速度，观察标志物在胃肠道内运行速度、分布情况及排出率，以区别和诊断便秘的类型。

9. 康复评估量表　国际尿失禁咨询委员会问卷中国版简表、尿失禁（ICIQ - UI）、尿失禁生活质量问卷（I - QOL）、Cleveland便秘评分系统、便秘患者生活质量量表（PAC - QOL）、大便失禁的严重程度指数评价问卷（FISI）、大便失禁生活质量评价问卷（FIQL - lity）等。

（三）性功能障碍评定

1. 病史询问 除采集患者既往及目前存在的性问题、性满意度外，还需了解婚姻状态、月经史与生育史、避孕方式以及社会文化背景、家庭成员对性问题的态度等。

2. 体格检查 包括患者精神状态、皮肤色泽、血压与心率、外周血管搏动、肌肉骨骼、甲状腺、乳腺以及神经系统的检查等。专科查体包括外生殖器检查及阴道内检。

3. 辅助检查 性激素测定、甲状腺功能测定、阴道分泌物等检测；子宫、附件、阴道及盆底彩超；会阴神经功能检测等。

4. 康复评估量表 如女性性功能指数（female sexual function index，FSFI）、性欲关系困扰量表（sexual desire relationship distress scale，SDRDS）、女性性困扰量表（female sexual distress scale，FSDS）等。

（四）姿势评定

1. 观察 ①骨盆前倾：表现为腹部往前突出、耻骨联合往下、腰椎前凸、胸腰段过度后凸。②骨盆后倾：表现为腰椎曲度变直或后凸。③骨盆侧倾：表现为一侧髂嵴高于另一侧，表明骨盆在额状面侧倾，需排除结构性长短腿导致的骨盆侧倾。④骨盆侧移：表现为骨盆相对躯干向一侧移动。⑤骨盆旋转：表现为一侧髂前上棘位于另一侧髂前上棘的前方，通常伴随髋关节向骨盆旋转。

2. 检查肌肉的对称性、形态、张力 观察肌肉是否出现过度激活、短缩或拉长、肥大或萎缩；触摸骨盆、脊柱及下肢肌肉是否存在紧张或抑制等情况。

3. 腹直肌分离检查

（1）**体格检查** 患者平卧，膝关节屈曲。检查者一手中指放在患者肚脐处，其他手指并拢。嘱患者抬头，肩部离开床面。检查者用手指侧面来感知收紧的腹直肌侧缘，并记录可进入空隙间的距离，≤2cm 认为生理正常，>2cm 被定义为腹直肌分离。剖宫产产妇须术后 6~8 周才能进行此项检查。

（2）**影像检查** 可利用超声、核磁或 CT 评估腹直肌形态及双侧腹直肌内侧缘分开的距离。

4. 躯干及下肢肌力评估 略。

（五）心理评定

产后妇女常见的消极情绪有焦虑和抑郁，常用的评估量表有：汉密尔顿焦虑评估量表、Zung 焦虑自评量表等。

（六）日常生活活动能力评定与生活质量评定

日常生活能力评定有 Barthel 指数评定、Frenchay 活动量表、工具性日常生活活动能力量表等；生活质量评定有医疗结局研究简表（MOS SF-36）、生活质量指数评定量表（Quality of Life-Index）、诺丁汉健康量表（Nottingham health profile，NHP）等。

四、康复治疗

（一）康复目标及康复时机选择

1. 康复目标 以稳定姿势和盆腹动力为核心，纠正整体生物力学异常，重建神经肌肉平衡，实现盆底功能和形体恢复的整体康复；良好的盆底支撑和控制，无尿频尿急、便秘及性交疼痛，性生活满意；获得良好的体态、体力与心态，提高生活质量和幸福指数。

2. 康复时机选择 盆底功能障碍的康复治疗应因人选择恰当时机。有些妇女在生产前就可能有相关的功能障碍，比如姿势不良、腰背痛、漏尿、情绪异常等。对姿势的调整、盆底肌及腰背肌的锻炼、情绪调整和心理支持等，在产前甚至孕前或孕早期就可以逐步开始进行。对于腹直肌分离的手法评估，剖宫产术后 6~8 周才能进行。盆底功能锻炼、膀胱直肠训练、姿势训练等，在产褥后期，恶露基本干净后即可逐步开展。

（二）康复治疗方法

1. 盆底功能训练

（1）盆底肌训练 盆底肌肉锻炼（pelvic floor muscle training，PFMT），又称之为凯格尔（Kegel）训练法，为最经典的非手术治疗方法，是盆底康复基础性内容，目的在于改善盆底肌肉收缩的力量、持续时间、速率、疲劳度及耐力。PFMT 盆底肌训练包括强化盆底肌和放松盆底肌的训练，主要方法是在关闭肛门、尿道和阴道口的同时向内上提升盆底，肌肉收缩和盆底提升坚持 5~10 秒，然后放松 5~10 秒，重复 5~8 次，每天重复这个动作至少 3 组。

（2）盆底定位及运动感知觉训练 训练目的：正确找到盆底肌群位置，感知盆底肌肉的相对运动。训练方法：①利用物体感知，如坐于瑜伽球、按摩球、毛巾等物体上感知盆底肌肉的位置和收缩。女性也可以将手洗干净后，试着将一至两根手指放入阴道，用力收缩，感受用力的方式；②利用体位感知，运用不同姿势，如躺着、坐着、蹲着或者站着练习，找到最容易操作的姿势感知，并持续加以训练；③学会正确收缩盆底肌，感知浅层肌、深层肌的运动、不同盆底脏器的活动及括约肌的开合。

（3）盆底肌肉强度训练 ①想象训练，如想象盆底肌肉在做拔草练习。②爆破音练习，口中发出"p、t、k"的声音，同时尝试将注意力集中在尿道口、阴道口、肛门口使其快速收缩，反复进行 3~4 次后放松，重复多次。③骨盆舞蹈训练，如肚皮舞中的提胯训练，提胯同时快速收缩盆底肌。④吹气球训练，用力吹气时，将盆底肌肉持续收紧。增强盆底肌的耐力、力量训练及快速反应力训练，提升盆底肌满足不同日常活动的需求。

（4）盆腹协调性训练 膈肌、腹肌与盆底肌收缩协调，将在很大程度上避免对盆底的损害。首先纠正错误呼吸模式，教会患者在呼吸过程中膈肌、腹肌及盆底肌协调运动。还可以让患者尝试在发笑、咳嗽、跳跃或跳跃后落下的同时进行收缩，这些练习可以将盆底浅层肌的收缩与日常生活中常见场景下的呼吸行为协调起来。

（5）盆底家庭康复器训练 使用不同重量的球囊样康复器置于阴道进行有规律的收缩训练来增强盆底肌功能。

（6）盆底训练与全身活动的协调 自训练开始，配合呼吸，将盆底的训练融入整个身体活动中。盆底训练与全身活动交替协调进行。盆底肌锻炼受心理因素影响，要充分考虑到患者的具体情况如括约肌、性生活、分娩、情感和社会因素等，并纠正不适当的日常习惯，以获得更好的盆腔器官支持和控制。

（7）生物反馈治疗 采用模拟声音信号或者视觉信号的生物反馈能够有效地控制不良的盆底肌肉收缩，并对这种收缩活动进行改进或纠正，最常用的是肌肉生物反馈、膀胱生物反馈、A3 反射和场景生物反馈。

（8）物理治疗 包括磁刺激、激光、低频电刺激、手法治疗等。

（9）传统康复治疗技术 如中医中药、针灸等。

（10）中重度或保守治疗无效的盆底功能障碍需要手术治疗。

2. 下尿路功能训练

（1）排尿中断训练 在排尿时尝试尽力收缩尿道（尿道括约肌）中断排尿，自己从 1 数到 10，然后再把尿排尽，有助于准确找到尿道收缩的感觉，提高膀胱括约肌控制排尿的能力。但是可能会导致排尿反射失常致膀胱过度活跃，也需要练习尿道放松，放松的时间至少为收缩时间的 2 倍。

（2）忍尿训练　当有尿意时，忍住尿，每次忍尿不超过 30 分钟，每天训练 1～2 次，逐渐使每次排尿量大于 300ml，通过延长排尿间隔时间，使膀胱扩张，增加容量，从而减少排尿的次数。此项训练需在确定膀胱顺应性好，不存在膀胱输尿管返流的前提下方可进行。

（3）定时排尿　在规定的时间间隔内排尿，无论有无尿意，建议每隔 2～3 小时排尿一次。并逐渐延长排尿的时间间隔，以逐步增加膀胱容量，尽量用意识去感知膀胱的感觉刺激，重建大脑皮质对膀胱功能的控制，同时也可辅助盆底肌训练。

3. 肛门直肠的训练

（1）感知便意及排便反射　排便感觉缺失是大便失禁或便秘的原因。教会体验直肠充盈和收缩的感觉，在排便的最后一刻仅用少许腹压完成排便。延迟排便会干扰排便反射，甚至引起排便反射的感觉消失。

（2）强化直肠肌肉　直肠肌肉训练包括纵行收缩和环形收缩。①纵向收缩：首先收缩肛门上方的肌纤维，就像抑制排气或排便一样；之后尝试收缩直肠中段 1/3 部分，略高于尾骨，骶骨前面；最后，收缩直肠顶端 1/3 部分，处于骶骨中部高度。每阶段收缩维持几秒，然后完全放松，并配合呼吸。②环形收缩：环形肌肌纤维的收缩使直肠的整个管状口径缩小。每一次收缩后都应放松，并配合呼吸。

（3）肛门外括约肌的练习　采取蹲、坐或仰卧姿势，膝盖靠近胸口。①用力收缩肛门，而不是盆底肌的收缩。②压缩高度：肛门外括约肌厚度及高度约为 2cm，高度压缩的训练，保持几秒钟，然后完全放松并深呼吸，重复练习 3～4 次。③强化练习：在肌肉收缩后，要让肌肉尽可能地放松，强化肛门区域肌肉收缩，能够缓解便秘和痔疮的相关症状。

（4）养成良好的排便习惯　每日定时排便不憋便，不用膈肌施加推力；使用蹲式大便器（尽量屈曲大腿且躯干尽量向前）；配合呼吸，加强盆底肌及肛门直肠训练。

4. 姿势训练　在核心功能训练中融入盆底肌训练，最终获得健康的、主动性的肌肉激活模式，增强腰椎骨盆稳定性。

（1）姿势控制　在运动中维持最佳的姿势是训练的关键。训练时可采用姿势镜进行自我纠正；也可通过示范和语言提示，保持正确的姿势。

（2）骨盆训练　骨盆位置异常需要做不同的修复训练。如，①骨盆前倾：放松紧张的髂腰肌、竖脊肌、股直肌等，强化薄弱的腹部和臀部肌肉，如腹直肌、臀大肌、腘绳肌、腹横肌等；②骨盆后倾：放松紧张的腹直肌、臀大肌、腘绳肌等，强化薄弱的髂腰肌、竖脊肌、股直肌等；③骨盆侧倾：放松髂嵴高侧紧张的腰方肌和背阔肌，强化对侧腰方肌和背阔肌等；④骨盆侧移：强化薄弱的髋外展肌，放松缩短侧髋内收肌；⑤骨盆旋转：放松骨盆旋转方向一侧的阔筋膜张肌和髂胫束。

（3）改善腹直肌分离　产后使用十字交叉腹带或高腰腹带，严重者可联合应用夹板和康复短裤。加强腹横肌训练及盆底提升训练。避免提举重物，注意正确的抱小孩姿势，下床时先侧身，避免仰卧起坐动作。

（4）加强腹横肌训练　可从仰卧、坐、四点跪、立等不同体位逐渐增加训练难度。

（5）核心肌群的训练的方法　采取垫上训练：①平板支撑；②侧桥训练；③直腿抬高：注意背部尽量贴紧地面，同时最大力量绷紧腹部肌肉、盆底肌肉；④在无明显腹直肌分离时，可进行仰卧卷腹训练。每项活动维持 30～60 秒，保持自然呼吸，训练 2～3 组。

5. 增强体力　以有氧运动为主，循序渐进，从低强度开始逐渐增加到中高强度。

6. 调节情绪　保持充分休息与睡眠；增加家庭支持；必要时可进行专业心理治疗。

目标检测

1. 产后妇女出现用力或咳嗽时漏尿，可能与哪些结构出现问题有关？

2. 产后常见功能障碍有哪些？

3. 盆底功能障碍的评定包括哪些内容？

4. 产后出现腰背痛，应如何从整体考虑进行系统评估与训练？

（兰纯娜）

第十章 症状康复

第一节 疼 痛

📖 **学习目标**

1. **掌握** 疼痛的定义、内涵，慢性疼痛的概念。
2. **熟悉** 疼痛所致的常见功能障碍。
3. **了解** 疼痛评定和常用治疗方法。
4. 学会疼痛性疾病的病史采集，能与患者及家属进行沟通，开展康复教育；具备制定初步康复治疗方案的能力。

➡ **案例引导**

临床案例 患者，男，28岁，职业厨师，因脑干梗死伴右侧偏瘫、偏身感觉障碍2年，右上肢痛6个月入院。查体：一般情况可，神志清，查体合作，吐字欠清晰，吞咽功能障碍，坐位平衡1级，站立不能，Brunnstrom分级为右上肢Ⅱ级，右手Ⅱ级，右下肢Ⅱ级。肌张力低下，右侧肢体深、浅感觉迟钝，ADL评分15分。右肩关节半脱位，右上肢及右手痛觉过敏，惧怕触碰，右手肿胀，抓握困难，手指被动屈曲困难，右手皮肤粗糙，指甲灰硬。

讨论 对患者右上肢疼痛方面应进行哪些评定，如何诊断？有哪些可能的治疗措施（针对疼痛）？

一、概述

（一）定义

2020年国际疼痛学会（IASP）对疼痛的定义是"一种与实际或潜在的组织损伤相关的不愉快的感觉和情绪情感体验，或与此相似的经历。"

疼痛是一种主观感觉，是与机体受到各种伤害相联系的共同表现，同时又是生理条件下不可缺少的机体保护功能。疼痛是受脑高级活动调节的，认知的不同比如意志、信念、动机、目的、行为等对痛觉都有重大影响。

（二）分类

疼痛的分类方法较多，按神经部位分：①中枢神经性痛：是指由中枢神经系统损伤引起的疼痛。②周围神经性痛：是指由周围神经系统损伤引起的疼痛。③自主神经性痛：是指由自主神经系统原发性病变或功能障碍而引起的疼痛。

按疼痛持续的时间分为急性疼痛和慢性疼痛。急性疼痛是指短期存在（少于3个月）、通常发生于伤害性刺激之后的疼痛。如果急性疼痛的初始阶段未得到有效的治疗，可能会发展为慢性疼痛。疼痛持续或者反复发作超过 3 个月就属于慢性疼痛。慢性疼痛通常不会自行消退，需要给予积极干预。慢性疼痛虽然常常不会伴有明显的病理学改变，但它本身是一种疾病，往往是临床上棘手的难题，尤其是中枢神经性痛。

二、常见功能障碍

1. 生活质量下降　因疼痛导致活动能力下降，造成日常生活活动能力降低。

2. 心理功能障碍　长期的慢性疼痛所伴随的不良情绪体验经常影响睡眠和诱发患者的焦虑、抑郁情绪，焦虑和抑郁情绪本身又会放大疼痛的程度。

3. 运动功能障碍　由于疼痛引发制动，可出现肌力下降、肌张力降低；疼痛还可以引起肌痉挛、关节活动障碍、步态改变等。

三、康复评定

疼痛康复评定包括疼痛评定、生活质量评定和心理功能评定。疼痛的内涵包括疼痛感觉、疼痛体验、疼痛认知，疼痛评定也应该包括这三方面的内容。

（一）疼痛评定

评估疼痛感觉时临床上最快捷、应用最广泛的方法是评价疼痛的强度，主要的方法有以下几种。

1. 数字评分法（numerical rating scale，NRS）　把疼痛的强度等距离地用 0~10 共 11 个数字表示，0 代表无痛、10 代表最痛，患者根据自身的疼痛程度选择其中一个数字来表达他的感受。此法简洁高效，用于治疗前后的评价有较高的信度和效度，但最大的不足是无法对不同患者之间进行比较。

2. 视觉模拟评分法（visual analogue scale，VAS）　是用一张画有一条 10cm 长直线的卡，卡上带有游动标尺，直线两端分别标有数字 0 和 10，0 表示无痛，10 表示想象中无法忍受的痛，患者把标尺移动到自己认为的疼痛程度的相应位置上。该法的优缺点与数字评分法相似。

3. 口述分级评分法（verbal rating scales，VRS）　给患者提供一系列形容疼痛强度的词，把这些词按疼痛强度等级排列，如无痛、轻微痛、中度痛、重度痛、无法忍受等。通常将最轻程度的词记录为 0 分，每增加一级即增加 1 分。

4. McGill 疼痛问卷调查表（McGill pain questionnaire，MPQ）　该表把描述疼痛的词分为 4 大类 20 个亚类，4 大类为疼痛感觉、疼痛情绪体验、疼痛整体感受评价、疼痛多因素描述，每个亚类有 2~6 个词，1~10 亚类描述疼痛感觉，11~15 亚类描述疼痛情绪体验，16 描述患者对疼痛的整体感受评价，17~20 亚类描述疼痛的多方面细节。此外，该表还包括疼痛位置和疼痛时间属性、现时疼痛强度。

评价结果有二：①疼痛评定指数（pain rating index，PRI）评分方法。每一个亚类中的第一个词代表的分值是 1 分，第二个词是 2 分，以此类推，把总共 20 个亚类中所选的词所代表的分值相加，所得分值就是疼痛评定指数。②现时疼痛强度（present pain intensity，PPI）的评定，表中全面描述了疼痛的三个成分，可对患者的疼痛病情有一个比较全面和准确的了解。对各种疼痛综合征的鉴别诊断也有重要的帮助。

（二）心理功能评定

采用焦虑自评量表、Zung 抑郁自评量表等。（参见第二章康复评定相关内容）

（三）生活质量评定

采用 IADL 和 PADL 评定方法。（参见第二章康复评定相关内容）

（四）运动功能评定

包括肌力、肌张力、关节活动度、人体形态、步态的评定。（参见第二章康复评定相关内容）

四、康复治疗

（一）康复目标

缓解疼痛，改善功能，提高日常生活活动能力，减少镇痛药物的应用，提高患者的心理适应能力，增强患者的自信心，使患者重新适应家庭、职业和社会活动，提高生活质量。

（二）康复手段

疼痛的康复治疗手段多种多样，可归纳为除去疼痛的原因、阻断痛觉的神经传导、提高痛阈以改善疼痛反应三大类。每一种治疗都有相应的适应证，目前对慢性疼痛的治疗强调长期的管理，强调身心治疗兼顾。治疗人员需要全面了解患者的病情，认真体格检查、借助辅助检查、进行鉴别诊断，尽量做到精准诊断，全盘考虑制定治疗方案，并在治疗的过程中细心观察患者的反应，及时调整治疗方案，在治疗手段的选择上尽量针对引起疼痛的多个环节进行多手段的综合治疗，只有这样才能获得较好的治疗效果。

1. 物理因子治疗　物理因子治疗是临床上治疗慢性疼痛常用的手段之一。①冷疗，可用冰块、冰水或低温气体为冷媒，在炎症的早期应用有较好的止痛、减少炎性渗出的效果，对风湿性和类风湿性关节炎的治疗效果比较好。②热疗，通过光（激光、偏振光、超激光、红外线、远红外线）、水、蜡、泥、盐、中药为热媒直接作用在局部，有较好的止痛作用，同时可以改善局部血液循环、促进炎症吸收、改善关节僵硬和肌肉痉挛的作用。对一些顽固性疼痛，冷疗和热疗交替使用效果更好。③高频电疗，如短波、超短波、微波透热疗法。④中、低频电疗，如低频调制中频电疗、动态干扰电疗、各种离子导入疗法、经皮神经电刺激、经皮穴位神经电刺激等。⑤冲击波、超声波治疗。

应用物理因子治疗时，为减少使机体产生适应性，应避免长期使用单一种类而降低止痛效果。

2. 运动疗法　运动疗法对慢性疼痛可起到良好的疗效。经过恰当的运动，可以缓解患者紧张的情绪，使紧张或痉挛的肌肉放松而减轻疼痛，获得身心愉悦；使失衡肌肉的张力和肌力分布得到调整，重新获得平衡，减轻和避免劳损的发生和发展；帮助患者重新建立对自身机体能力的信心。运动处方要因人、因症而异，关节活动要在无痛范围内进行，循序渐进，避免发生运动伤害，造成新的损伤。常用治疗方法有有氧运动（医疗步行训练、医疗体操等）、牵伸治疗、悬吊治疗，关节松动术、整脊治疗、放松训练等。

3. 心理治疗　心理疗法尤其适用于慢性疼痛的患者，通常采用行为疗法、心理动力学疗法（精神分析法）、支持疗法、催眠暗示疗法等。指导患者对疼痛的认知重建，通过主动控制，纠正沮丧情绪、建立治疗信心和乐观积极情绪、改变疼痛心理感受和不良行为。认知行为疗法不能治愈慢性疼痛，但可以通过有效改善患者对疼痛的不良心理体验减轻疼痛，通过患者自觉地改变不良行为，更好地发挥运动疗法等其他疗法的效果，提高和巩固止痛效果。

4. 药物疗法　使用药物是慢性疼痛治疗中基本和常用的治疗手段之一。选择合理的药物，可以有效地阻止因疼痛引起的身、心两方面的不良影响，减轻炎症反应，为其他疗法的使用提供良好的平台。

常用药物包括：①非甾体抗炎药，具有消炎、止痛作用，无论对急性炎症期、慢性炎症期均有较好的效果。②阿片类药物，有强的止痛效果，该类药物依据止痛效果分为弱阿片类药和强阿片类药，弱阿片类药包括可待因、曲马多，强阿片类药包括吗啡、美沙酮、芬太尼。曲马多止痛作用强，很少见呼吸抑制和成瘾性，但成瘾性依然是曲马多的主要副作用。强阿片类药有强大的止痛作用，最主要的副作用是呼吸抑制和成瘾性。③抗癫痫药，加巴喷丁、卡马西平、奥卡西平、丙戊酸、苯妥因等。④抗抑郁药，止痛效果明显，止痛的机制尚在研究中，可以肯定的是抗抑郁药有独立于抗抑郁作用的止痛作用。抗抑郁药用于慢性疼痛治疗，一方面通过药物自身的止痛机制，另一方面也通过治疗抑郁情绪减轻疼痛的感受达到治疗作用。

5. 局部封闭和神经阻滞治疗　①在压痛点和其附近注射麻醉药等药物镇痛的方法称为局部封闭疗

法。往往在有意义的明显的局限性压痛点采用痛点注射，常用药物有丁哌卡因、利多卡因、丙胺卡因、普鲁卡因等麻醉药物和激素、蛋白酶、维生素等。②直接在脊神经根、交感神经节、神经丛、颅神经或脊神经干等神经组织内或附近给予封闭药物而阻断神经传导称为神经阻滞疗法。

局部封闭和神经阻滞疗法有起效快、止痛效果明显的特点。它的作用机制是通过阻断痛觉神经传导通路、改善局部血液循环、减轻炎症反应、打断疼痛的恶性循环等，达到消炎止痛的目的。

不可逆性神经阻滞在临床上也有应用。对一些生存期很短的晚期癌性疼痛等顽固性恶性疼痛患者，在上述治疗无效时可以考虑选择。采用的方法有30%～100%乙醇注射、5%～15%苯酚制剂注射，注射的浓度和剂量根据注射的部位不同而异。苯酚交感神经损毁术也被推荐用于治疗进展性血管性疾病、雷诺病。苯酚本身也是止痛剂，在作为神经损毁术用药时几乎无痛，但要注意的是，苯酚可以经椎间孔扩散至硬膜外腔、进入脑脊液引起持久性截瘫。因此注射时要远离椎旁。

6. 中医传统康复治疗 中医传统的推拿、按摩可起到通经疏络的作用，另外针灸治疗、局部中药外敷均有良好的治疗效果。

7. 针刀治疗 常用于软组织损伤引起的疼痛，比如神经卡压等有独特的疗效。

8. 手术及微创手术治疗 用以上治疗方法效果不理想，且疼痛较剧烈者可采用手术治疗。在脑和脊髓等中枢部位通过手术埋入电极或微电极进行电刺激或植入药物泵等进行中枢靶控输入镇痛，或进行中枢传导通路、神经核团毁损。微创手术（如直流电电凝、射频热凝、冷冻法）毁损脊神经后根达到止痛作用。

⊕ **知识链接**

疼痛治疗进入微创精准可视化时代

1995年，美国疼痛学会主席James Campbell提出将疼痛列为继血压、呼吸、脉搏、体温之后的"第五大生命体征"；医学界认为，免除疼痛，是患者的基本权利。

随着社会的进步，人们对健康要求的提高，严重的慢性疼痛对患者生活质量的影响日益引起重视。从医学伦理学和尊重人权的角度出发，每一个医务工作者都应该充分认识到患者有陈述疼痛，得到完善镇痛、受到尊重并得到心理和精神上支持的权利和知情权。临床上应加强对疼痛的重视。

随着现代医学的进步，疼痛治疗由原来的凭借经验进行穿刺治疗逐渐向可视化精准治疗发展。借助影像定位和超声引导，疼痛相关的治疗操作可实现微创、精准、可视，大大提高了治疗的安全性和疗效。

（三）中枢性疼痛

中枢性疼痛（central pain）指中枢神经系统损伤和/或功能障碍所引起的疼痛，原发部位在脑和脊髓。从脊髓后角到大脑皮质之间任何水平的传导束和神经核团的病变都能引起中枢性疼痛。①疼痛性质以烧灼样痛为主，一般为持续性疼痛，阵发性加剧，进行性加重；②疼痛出现时间多为中枢损伤后数月内发生；③疼痛部位多出现在体表感觉缺失、感觉减退、感觉过敏区域；④在治疗方面有药物治疗、物理治疗、心理治疗、手术治疗等。

1. 脊髓损伤后疼痛（spinal cord injury pain，SCIP） 约有60%的脊髓损伤患者会出现SCIP，临床分为伤害感受性疼痛和神经病理性疼痛。

（1）伤害感受性疼痛 分为肌肉骨骼疼痛和内脏痛。肌肉骨骼痛多发生在脊髓损伤急性期，发作通常与肢体活动、体位改变有关；内脏痛多在脊髓损伤数月甚至数年后出现，疼痛强度较肌肉骨骼痛轻。伤害感受性疼痛相对来说非甾体抗炎药物和阿片类药物的效果尚可。

（2）神经病理性疼痛　分为损伤平面上疼痛、平面疼痛、平面下疼痛。损伤平面以上神经病理性痛以复杂局域性神经痛为主，表现以反射性交感神经功能紊乱和肩手综合征为主。损伤平面疼痛分布约为损伤脊髓节段上下 2 个节段，阿片类药疗效不佳而抗抑郁和抗惊厥药部分有效。损伤平面下疼痛分布在受损脊髓节段以下，治疗是以上类型中最为困难的类型，口服各种止痛药效果很差，手术治疗止痛成功率也不高。总之，神经病理性疼痛治疗困难，常常迁延不愈。

2. 脑卒中后中枢性疼痛（central post - stroke pain，CPSP）　在脑卒中的发病率约为 8%，各型脑卒中都可发生。脑损伤的部位累及丘脑腹后部和延髓背外侧时多可发生，常可伴有痛温觉感觉迟钝或过敏。CPSP 多在脑卒中后延迟数天、数月甚至数年出现，大多数在脑卒中后 1 个月内出现。疼痛性质多为烧灼样痛，也可有其他类型疼痛或几种疼痛类型合并出现。疼痛大多持续存在，阵发性加剧。治疗上以药物治疗、物理因子治疗为主，必要时可选择手术治疗。

3. 幻肢痛　截肢患者对已被切除的肢体主观感觉它仍然存在并伴随有不同性质、不同程度疼痛的幻觉现象。幻肢痛一般出现在手术后 1 周以内，也有少数延迟至数月、数年后发生。疼痛性质多种多样，发作形式也多种多样，包括持续疼痛、间断疼痛、发作性疼痛甚至暴发性剧烈疼痛。部分患者 1 年左右可以逐渐缓解甚至自愈，大部分患者持续数年、十数年、数十年。诊断上要十分注意与残肢痛相鉴别，首先要排除残肢痛，若不能排除可先进行残肢痛治疗。幻肢痛的治疗以药物治疗和心理治疗、电刺激治疗为主。

目标检测

1. 临床工作中常用的疼痛评定方法有哪几种？
2. 癌症疼痛与普通疼痛的区别有哪些？
3. 如何对疼痛患者进行心理护理？
4. 慢性疼痛的治疗原则有哪几个方面？

（王俊华）

第二节　痉　挛

学习目标

1. 掌握　痉挛的康复治疗措施。
2. 熟悉　痉挛常见的疾病。
3. 了解　痉挛的诱因。
4. 学会痉挛常用的评定；具备为痉挛常见疾病患者制定康复治疗方案的能力。

痉挛好发于面部、胃肠、躯干、四肢，痉挛发生在胃肠部位称胃肠痉挛，发生在肌肉部位称肌肉痉挛。当上运动神经元损伤后，由于脊髓与脑干反射亢进导致肌张力异常增高产生痉挛，也是脑和脊髓损伤后导致运动功能障碍的重要因素之一。

一、概述

（一）定义

1. 痉挛（spasticity） 是中枢神经系统损伤后出现的肌张力异常增高，以肌肉的不自主收缩反应和速度依赖性的牵张反射亢进为特征的运动功能障碍。临床上痉挛多见于脑卒中、脊髓损伤、脊髓病变、脑瘫和多发性硬化症等。

2. 踝阵挛（ankle clonus） 是一种病理反射，即当患者仰卧位，髋膝关节略屈曲时，检查者一手持患者小腿，另一手持住足的远端并用力使踝关节背屈时，则踝关节呈现节律性屈伸运动，称踝阵挛。一般见于锥体束损伤。

（二）痉挛的诱因

痉挛常见于中枢神经系统的病损：脑卒中、颅脑损伤、脊髓损伤等。而加重痉挛的诱因有：①压疮；②泌尿系感染，尿潴留，便秘；③不适合的支具；④不良体位摆放等。

二、常见功能障碍

痉挛常见的功能障碍有：①疼痛；②肢体运动缺乏灵活性，难以完成精细动作，选择性运动控制的丧失（随意运动减少）；③日常生活活动能力下降；④步行功能障碍；⑤痉挛较重者会增加异位骨化及骨折的发生。

三、康复评定

1. Ashworth 分级 详见第二章康复评定。

2. Penn 分级 0 级，无痉挛；1 级，刺激肢体时，诱发轻、中度痉挛；2 级，偶有痉挛，≤1 次/小时；3 级，痉挛经常发生，>1 次/小时；4 级，痉挛频繁发生，>10 次/小时。

3. Clonus 分级 0 级，无踝阵挛；1 级，踝阵挛持续 1~4 秒；2 级，踝阵挛持续 5~9 秒；3 级，阵挛持续 10~14 秒；4 级，踝阵挛持续 ≥15 秒。

4. 钟摆试验 患者取坐位（双足离开地面），小腿自然下垂，检查者抬起受试者小腿并与地面平行，松开被抬高的肢体，小腿会在重力和惯性作用下摆动，正常时该过程类似钟摆，均匀衰减直至停止，称为钟摆试验。该方法常用于下肢痉挛的评定，如股四头肌及腘绳肌痉挛程度的评定，试验时观察肢体摆动到停止的情况（包括次数与幅度），并与健侧对比，通常痉挛程度与肢体受限程度呈正比。

四、康复治疗

1. 康复目标 ①缓解或减少痉挛的发生；②预防关节挛缩，维持关节活动范围；③改善和纠正异常步态；④提高日常生活活动能力，促进机体运动功能的恢复。

2. 治疗手段

（1）**解除诱因** 治疗前应尽量解除诱发痉挛的因素，如压疮、尿路感染、便秘、疼痛和加重痉挛的药物等。

（2）**正确的体位摆放** 应采取避免引起痉挛的体位，脑损伤及脊髓损伤患者从急性期开始采取良姿位的摆放。如脑卒中患者仰卧位时，上肢肩胛带下降、外展、肩关节外展、外旋，肘关节伸展、伸腕、拇指外展；下肢髋关节略屈曲，足背屈；坐位时，头部和躯干保持直立，双手十指交叉互握（患侧拇指在上）放于身体前部，双腿微微分开，双足尖向前。抑制上肢屈曲、下肢伸展的异常模式，体位摆放时应采取上肢伸展、下肢屈曲的模式。而脊髓损伤的患者采用斜板站立，卧位时下肢略屈曲的体位，避免诱发肌肉痉挛。脑瘫患儿注意正确的抱姿等。

（3）运动疗法

①持续被动牵伸：主动进行关节活动训练时以不引起异常运动模式为原则，而被动活动时，需要缓慢持续被动牵伸技术，关节活动达到全范围，降低肌张力，预防由于肌张力过度增高而导致的关节挛缩和关节活动受限。

②放松疗法：音乐疗法对放松有较好的效果，目前在神经康复中被采用，尤其是在步行功能训练中，对于缓解痉挛具有较好的疗效。

（4）温热疗法　蜡疗、泥疗、红外线、超短波、微波等疗法均具有温热效果，对于缓解痉挛具有较好的疗效。在牵伸治疗前，进行蜡疗或泥疗，使治疗部位软组织的延展性达到最佳状态，缓解疼痛，避免损伤，有效降低肌张力，缓解肌肉痉挛，提高治疗效果。

（5）神经肌肉电刺激疗法　通过刺激拮抗肌，达到抑制痉挛肌肉的作用，每次治疗肌肉收缩次数80～120次，有效的神经肌肉电刺激表现是患者不感觉疼痛、肌肉收缩幅度均匀一致、治疗后肌肉无僵硬感；传统电针刺治疗也应该遵循神经肌肉电刺激治疗原则，以针刺拮抗肌为主，避免刺激痉挛肌。

（6）姿势反射疗法　通过姿势反射控制痉挛，当头部旋转时，颜面侧肢体伸肌张力增强，可抑制屈肌痉挛，称非对称性紧张性颈反射。当头伸展（后仰）时，上肢伸肌张力增高，下肢屈肌张力增高；当头部屈曲时，上肢屈肌张力增高，下肢伸肌张力增高，称对称性紧张性颈反射。如脑梗死后偏瘫，通常为上肢屈肌张力高呈"挎筐"状态，下肢伸肌张力高呈"画圈"步态，在疾病早期采用姿势反射预防异常的痉挛模式。

（7）矫形器的应用　使用夹板或矫形器进行持续的静态肌肉牵张，预防畸形，如分指板预防手指的屈曲挛缩、踝足矫形器预防足内翻及足下垂、膝踝足矫形器预防膝过伸等。

（8）药物治疗

巴氯芬：为肌肉松弛剂，成人每日 5mg，每日 2 次，每 3 日增加 5mg，每日最大剂量可以达到 80mg，直至痉挛缓解，但不可直接停药，需要逐渐减量，巴氯芬有不良反应，如头晕、恶心、呕吐、乏力等。

地西泮：每日 5～40mg，很少单独使用，通常与巴氯芬配合使用，常规剂量每日 10～20mg。

肉毒素：能抑制周围运动神经末梢突触前膜乙酰胆碱的释放，使肌肉松弛，面肌痉挛时一般起始剂量为 2.5U/0.1ml，每条肌肉使用量不得超过 5U，一周后如仍有痉挛存在，可追加剂量 5U/0.1ml，一次注射总量不高于 55U，一个月内使用总量不高于 200U；骨骼肌痉挛每个注射点最大剂量 50U，每次不超过 500U，三个月内不能重复注射。

利多卡因：具有短暂的神经传导阻滞作用，在使用肉毒毒素之前使用，用于判断关节活动度减低是否由于痉挛引起，或判断注射部位是否准确。

3. 注意事项

（1）当肌张力高，需要进行关节活动度训练时，患者须充分放松，消除紧张焦虑心理，并在舒适的体位下进行训练。

（2）康复训练须在无痛或者患者能忍受的范围内进行，避免粗暴训练，避免发生软组织损伤。

（3）脑卒中患者通常肌肉痉挛与肌力下降并存，当肌肉痉挛问题突出时，需要以抗痉挛训练为主，肌力训练为辅，不可一味强调肌力训练，否则，易加重肌肉痉挛，强化异常的运动模式。通常采用闭链训练较好。

（4）步行功能训练需要在无障碍环境下进行，衣着长度不可及地，鞋带系牢，避免跌倒。

目标检测

1. 痉挛的定义及常见功能障碍是什么？

2. 如何评定肌肉痉挛？

3. 肌肉痉挛如何进行康复治疗？

（谢玉宝）

第三节 眩 晕

学习目标

1. 掌握 眩晕的康复治疗措施。
2. 熟悉 眩晕常见的疾病。
3. 了解 眩晕的分类。
4. 学会眩晕常用的评定；具备为眩晕常见疾病患者制定康复治疗方案的能力。

一、概述

眩晕是对自身平衡觉和空间位象觉的自我感知错误，感觉自身或外界物体旋转、升降、倾斜等。正常人体空间位置觉的维持需要前庭系统、视觉系统、本体感觉系统相互协调与配合，并在相关大脑皮质及皮质下结构的参与及整合下实现。前庭系统在维持机体平衡中起主导作用。当前庭系统及其与中枢联系过程中的任何部位发生病变时，在客观上表现为平衡障碍，主观感觉则为眩晕。

眩晕是一种运动错觉症状，而非一种诊断。眩晕的发生是由于是迷路、前庭神经或者脑干或小脑内中枢性前庭结构损伤或功能障碍引起的前庭系统不对称。眩晕是临床上的常见症状之一，有 5%～10% 的人群曾患眩晕症，广泛影响了患者的日常生活活动，因此应及时的进行康复治疗。

临床上通常将眩晕的病因分为外周性病变和中枢性病变（表 10-1）。外周性眩晕通常占 80%，其中良性阵发性位置性眩晕（Benign paroxysmal positional vertigo，BPPV）、前庭神经炎和梅尼埃病最为常见。中枢性眩晕一般占 20%，其中前庭性偏头痛和血管性病因最常见。中枢性眩晕可由累及脑干和小脑的病变引起。因此，眩晕的治疗也应当根据导致眩晕的疾病类型来进行选择。

表 10-1 眩晕分类

周围性眩晕	中枢性眩晕
良性阵发性位置性眩晕	前庭性偏头痛
前庭神经炎	脑干缺血
梅尼埃病	短暂性脑缺血发作
耳带状疱疹	旋转性椎动脉综合征
迷路震荡	Wallenberg 综合征
外淋巴瘘	其他脑卒中综合征
半规管裂综合征	迷路梗死
前庭阵发症	小脑梗死和出血
Cogan 综合征	癫痫性眩晕
复发性前庭病	Chiari 畸形
其他疾病	多发性硬化
前庭神经鞘瘤（听神经瘤）	2 型发作性共济失调
氨基糖苷类药物的毒性	Disembarkment（上岸）综合征
中耳炎	

二、康复评定

眩晕患者的康复评定主要包括眩晕严重程度的评定、平衡功能评定、心理状况评定、眩晕患者生活质量评定、眩晕治疗疗效评定等。此外，根据产生眩晕的临床疾病，可再选择相应的评估内容。

（一）眩晕严重程度的评定

常用的眩晕严重程度的评定包括眩晕症状量表、欧洲眩晕评估量表、眩晕视觉模拟量表。

1. 眩晕症状量表（vertigo syndrome scale，VSS） 该表临床应用较多。适用于患者自评 1 年内的眩晕严重程度和发作频率。量表共有 34 项，每项采用 0～4 分进行五级评分，各项均有评定指导语和评分标准，总分越高眩晕程度越严重。

2. 欧洲眩晕评估量表（European evaluation of vertigo scale，EEV） 属于他评量表，用于评估前庭症状。EEV 的重测效度、评估者一致性、评估者间信度均较好。

3. 视觉模拟量表（visual analogue scale，VAS） 0 分表示无眩晕，10 分表示极度眩晕或因眩晕避免活动。该评定简单易懂，可用于评估眩晕治疗前后的严重程度。

（二）平衡功能评定

眩晕可导致患者出现平衡功能障碍，因此，需要对平衡功能进行评定。平衡评定可采用 3 级平衡分级法，分为坐位 3 级平衡和立位 3 级平衡。也可采用 Berg 平衡量表进行更细致全面的评价。

（三）心理状况评定

由于眩晕症状对日常生活活动影响较大，患者易产生焦虑、抑郁等消极情绪，可采用相应的量表进行评定，如 Hamilton 焦虑量表（HAMA）、Hamilton 抑郁量表（HAMD）、医院焦虑抑郁量表（HADS）、状态 - 特质焦虑问卷（STAI）等。

（四）眩晕患者生活质量的评定

常用的眩晕患者生活治疗的评定方法包括眩晕残障程度评定量表、前庭疾病日常生活量表和眩晕残障问卷。

1. 眩晕残障程度评定量表（dizziness handicap inventory，DHI） DHI 是自评量表，临床研究中常用于评价眩晕症状所致的生活残障。该量表重测可靠性高，内部一致性、可靠性、反应性好，具有良好的心理测量学特性。

2. 前庭疾病日常生活量表（vestibular disorders activities of daily living，VADL） 能准确反应患者的经历，评估前庭功能受损对日常生活的影响，包括功能、步行和使用工具。可用于评估慢性头晕患者康复前后的改变。

3. 眩晕残障问卷（vertigo handicap question，VHQ） 是一项评估眩晕患者感知障碍和治疗干预后的躯体和心理作用的工具，属于自评问卷，用于评估眩晕对生活质量的影响。

（五）疗效的评定

疗效的评定按中华医学会耳鼻咽喉科学会（1996）公布的标准进行。

1. 眩晕的评定 用治疗后 2 年的最后半年每月平均眩晕发作次数与治疗前半年每月平均发作次数进行比较，即分值 =（治疗后每月平均发作次数/治疗前每月平均发作次数）×100。按所得分值可分 5 级：

A 级：0（完全控制，不可理解为"治愈"）

B 级：1～40（基本控制）

C 级：41～80（部分控制）

D 级：81～120（未控制）

E 级：>120（加重）

2. 听力评定　以治疗前 6 个月内最差一次的 0.25kHz、0.5kHz、1kHz、2kHz 和 3kHz 听阈平均值减去治疗后 18～24 个月最差的一次相应频率听阈平均值进行评定。

A 级：改善 >30dB 或各频率听阈 <20dB

B 级：改善 15～30dB

C 级：改善 0～14dB（无效）

D 级：改善 <0（恶化）

三、康复治疗

眩晕是一种临床症状，可由多种疾病引起，康复治疗需根据引起眩晕的疾病制定相应的康复治疗计划。以下三种是康复科最常见的导致眩晕的疾病，因此，重点讨论这三种疾病的康复治疗。

（一）梅尼埃病

1. 治疗概述　梅尼埃病的治疗目标是通过以下方式提高患者的生存质量：降低眩晕发作的频率和严重程度；减少或消除与发作相关的听力损失和耳鸣；减轻慢性耳鸣和不平衡症状；尽量减少梅尼埃病相关失能；阻止听力损失进展。梅尼埃病采用非侵入性治疗（包括饮食调整/生活方式调整、药物治疗和前庭康复），90% 的患者能够维持正常的日常活动。

2. 治疗方法

（1）一般治疗　发作期应卧床休息，嘱患者闭目、头固定不动，避免声光刺激，保持安静，稳定情绪。饮食以富有营养和新鲜清淡为原则，限制咖啡因和酒精的摄入。及时做心理疏导治疗，解除思想顾虑及恐惧心理。病情缓解后宜尽早逐渐下床活动。

（2）发作期治疗　目的是尽快缓解眩晕、恶心、呕吐等症状，可选用脱水剂、抗组胺药、前庭抑制剂、止吐剂、扩血管药、镇静剂及自主神经调节等药物。

（3）外耳道加压或减压治疗　适用于病史短，听力有波动者的疗效较好。其方法简单易行，创伤小。

（4）物理因子治疗　目的是减轻迷路淋巴水肿，调节自主神经功能，改善局部的微循环。如超短波疗法、微波疗法、激光照射等。

（5）针灸治疗　取风池、百会、太溪、合谷、足三里穴等。

（6）前庭适应训练　根据前庭生理病理的基本原理，不论一侧、双侧前庭功能减退或阵发性位置性眩晕，通过反复前庭训练，即反复激发眩晕发作时的体位及动作，使"不适应"感觉输入发展为"正常"感觉输入时，异常空间定位信息转变为平常空间定位信息时，即适应形成，眩晕及平衡障碍消失。前庭适应训练方法很多，在此仅介绍 Cawthorne 前庭体操疗法，其机制在于引起中枢神经系统的代偿，增加对眩晕的耐受力。

1）目的：①反复置于产生眩晕的头位，使患者习惯此体位而逐渐消除症状；②对日常体位的平衡锻炼，特别注意视觉、肌肉深部感觉的运用和发展；③训练不依靠转头的眼球单独活动、松弛颈部和肩部肌肉，防止保护性肌痉挛。

2）训练方法：①眼运动。卧位，眼球向上、下各运动 20 次；再使眼球从一侧到另一侧运动各 20 次，注视手指于一臂的距离，移动手指到距患者眼球 35cm 处，再回到一臂远，20 次，开始慢，以后加快。②头运动。卧位，睁眼，头前屈后伸 20 次；从一侧转头到另一侧 20 次；开始慢，后加快，眩晕消失后，可闭眼做同样动作。③坐位，眼运动和头运动与①、②相同。耸肩 20 次，转肩向右再向左 20次；向前屈，从地上拾起东西，再坐好，20 次。④立位，睁眼从坐至立，再坐回 20 次；闭眼做同样动作 20 次;在两手之间掷橡皮球,于眼平面以上或在膝部以下两手之间掷球。⑤走动,横穿房间走动,先睁眼后闭眼各 10 次;上、下斜坡先睁眼后闭眼各 10 次。弯腰俯首和转动的游戏如滚木球等;单足站立,先睁眼后闭眼;一足在另一足的正前方行走,先睁眼后闭眼。

各节体操开始应非常缓慢,以后逐渐加快速度,从卧位,到坐位,再到立位。2～3 次/天,15～30 分钟/次,锻炼 2 个月无效可停止治疗。

(7)手术治疗 发作频率高且发作症状剧烈,病程长,并对生活、工作有明显影响者可考虑手术治疗。

(二)良性阵发性位置性眩晕

1. 治疗原则 指导患者反复处于引发症状的位置,通过简单的前庭锻炼驱散壶腹嵴终顶上的耳石碎片,或通过复位法使半规管内自由游动的微粒进入椭圆囊以消除症状。抗眩晕药物对眩晕发作非常短暂的良性阵发性位置性眩晕(bppvbenign paroxysmal positional vertigo,BPPV)无效。对于锻炼无效的症状严重者,可通过外科手术方法达到缓解(单孔神经切断术、激光行迷路闭塞术或后半规管堵塞术)。

2. 治疗方法

(1)心理治疗 向患者说明本病为良性疾病,解除患者精神负担。

(2)应避免体位 尽量避免会引起发作的体位或头位。

(3)前庭适应训练 Cawthorne 前庭体操疗法。

(4)体位训练 目的是使沉积物从嵴顶松动脱落。患者闭目正坐床上,然后向一侧侧卧至枕部接触床面,保持此头位直到诱发的眩晕消失后再坐起,30 秒后再向另一侧侧卧。每 3 小时两侧交替进行 1 次,直到眩晕症状消失为止。症状多在 1～2 天内减轻,通常于 7～14 天消失。

(5)管氏解脱法 患者端坐于检查床上,检查者站在其后,双手紧扶患者头部使其仰卧悬头,头转向患侧 45°,患耳向下,2 分钟后将头以每次 15～20° 的角度分次缓慢转向对侧,每转一次停留 30 秒观察眼震,直到头部不能再转动为止。然后转身成健侧卧位,继续转头至与水平面呈 135°,至此相当于头部共转了 180°。最后扶患者坐直,头部恢复到起始位,操作完成眼震消失后保持仰卧,头抬高 48 小时,此后 1 周内避免患耳向下侧卧。

(6)管氏复位法 目的是促使半规管内自由游动的微粒进入椭圆囊。

1)后半规管 BPPV 的治疗:常用改良的 Epley 法。①由坐位快速至仰卧位,头部后仰呈悬头位,并向患侧转 45°,使患耳垂直向下,患者出现典型的眼震。②待眼震消失后保持该头位 2～3 分钟,颈部保持伸展位,头在 1 分钟内被动缓慢向对侧转 90°。③继续将头和躯干向对侧转动,直到头呈俯卧位(此时身体呈侧卧位)。④1～2 分钟后恢复坐位。

治疗结束后嘱患者头部保持近垂直位 48 小时(睡高枕、辅以颈套等),不向患侧侧卧。

2)水平半规管 BPPV 的治疗:常用 Lempert 法。①患者仰卧;②头向健侧转动 90°;③身体向健侧转动 180°(由仰卧变为俯卧,但头位保持不变);④继续转头 90° 至面部向下;⑤继续转头 90° 至患耳向下;⑥恢复直立位。

每次头位变换须迅速在 0.5 秒内完成,每一体位保持 30～60 秒,直至眼震消失,头部共转动 270°。

BPPV 恢复期长短各异,有的可在 1 次位置性锻炼后立即恢复,但通常为 6 周～6 个月。少数患者,尤其年龄较大者,尽管遵医嘱进行前庭锻炼,但症状依然持续存在。

(三)颈源性眩晕

1. 治疗原则 以非手术治疗、综合治疗为主。对症状严重,非手术治疗无效,在手术适应证充分的情况下可考虑手术治疗。

2. 治疗方法

（1）一般治疗 急性发作期可戴颈托，卧床休息，限制颈部活动，减少颈椎负重，减轻对椎动脉的压迫和刺激，有利于创伤炎症的消退，减轻症状。平时要纠正日常生活中不正确姿势或不良习惯，枕头的高矮、硬度要适中。避免头颈部的突发、大幅度旋转运动，避免头颈部挥鞭样损伤。同时需对患者进行心理疏导，消除患者的悲观、恐惧心理，树立其信心，使其积极配合治疗；并进行健康宣教，让患者了解相关的医学知识及注意事项。

（2）药物治疗 多用于急性发作期或症状较严重者。一般可选用前庭抑制剂、镇静剂、调节自主神经药物，非甾体类消炎镇痛药也常选用。必要时可使用激素及脱水剂，也可配合中药治疗。

（3）物理因子治疗 目的是改善组织血液循环、调节交感神经功能、抗炎止痛、解除肌肉痉挛等。常用方法有超短波疗法、微波疗法、直流电药物离子导入、低频调制中频电疗法、温热磁疗、红外线疗法、超声波疗法、石蜡疗法、中药电熨疗法等。

（4）运动疗法

1）颈部徒手体操、增强颈肩背肌力的练习：目的是使颈椎稳定，改善颈椎间各关节功能，增强颈椎活动范围，纠正不良姿势，改善血液循环。急性期以小运动量为宜，慢性期或恢复期可进行较大量的运动。

2）关节松动术：可采用拔伸牵引、松动棘突及横突等方法，缓解肌肉痉挛，改善颈椎关节活动范围，改善血液循环。

3）牵引疗法：牵引能有效地改善各种原因所致的颈椎解剖及生物力学的紊乱，解除或减轻颈部肌肉的痉挛，改变扭曲椎动脉与钩状突之间的关系，减少在椎动脉活动中可能发生的刺激等。常用枕颌布带牵引法，大多采用坐位牵引，以保持头部中立位为宜。间歇牵引的量以自身体重的 10% ~20% 为宜，时间 20~30 分钟；持续牵引量小些，牵引 20 分钟。1 次/天，20 次为一个疗程。

4）软组织牵伸：以增加上位颈椎的旋转活动度为例。患者仰卧位，治疗师通过被动屈曲颈部"锁住"患者上位颈椎，也可同时侧屈颈部。这时治疗师在主动关节活动度受限的方向被动旋转患者头部，旋转到最后的位置，患者尝试轻轻向相反的方向转动头部，但治疗师的手施加少量阻力以阻止这种旋转，10 秒后患者放松，治疗师在动度受限的方向上轻轻旋转患者颈部。

（5）中医传统康复治疗 如推拿、针灸、拔罐、中药外敷等。

（四）其他因素

脑源性、心源性、外伤性及其他耳源性原因等导致的眩晕的治疗可参考上述相关的治疗方法，在对症治疗的同时，要针对病因进行积极治疗。

（五）健康教育

健康教育时，强调眩晕是一种常见又可防治的症状，介绍其致病危险因素、临床表现及防治措施、注意事项，以消除恐惧感。促使人们改变不良的生活习惯，合理膳食，劳逸结合，适当锻炼，保持身心愉快。

目标检测

1. 导致眩晕的临床疾病有哪些呢？
2. 简述眩晕的康复目标及康复治疗手段。

（王剑雄）

第四节 瘝 痕

📖 学习目标

1. **掌握** 瘝痕常见的功能障碍，康复评定，瘝痕的康复治疗手段。
2. **熟悉** 瘝痕的定义，瘝痕的康复目标。
3. **了解** 瘝痕的病理学分类。
4. 学会瘝痕的评定方法和康复治疗的操作。

⇒ 案例引导

　　临床案例　患者，男，28 岁，未婚，记者。半年前在工作中因电器爆炸烧伤面部及双上肢。经当地医院治疗后，现因面部及双上肢瘝痕来我科求治。入院时查体：生命体征稳定，面戴口罩、墨镜，情绪低沉，自行步入门诊。面部疤痕呈粉红色，略高于周围皮肤，与周围皮肤有明显分界，右眼睑闭合不全，口唇及鼻翼变形。双上肢自肘部到双手指节末端均可见瘝痕，明显高于周围正常皮肤，表面呈红色，较硬，双手指掌指及指间关节屈伸活动均明显受限，日常生活不能完全自理。

　　讨论　1. 该患者瘝痕病理分类是哪类？为什么？
　　　　　　2. 给患者进行康复评定的内容有哪些？

一、概述

　　当各种因素引起皮肤损伤后，均可造成皮肤的破坏和缺损从而形成皮肤创面。创面的局部会出现不同程度组织坏死、缺损、血管断裂和出血的现象。机体对皮肤创面具有修复能力，创面的组织修复是机体对损伤部位的一种防御适应反应。但当皮肤损伤达到一定深度时，会引起局部纤维过度增殖而形成异常瘝痕。

　　瘝痕（scar）是真皮或深部组织损伤或病变后，由新生结缔组织增生修复而成，是机体对组织损伤产生的病理性修复反应，是纤维组织过度增生和胶原沉积为主的一种表现。凡能引起皮肤表层深部各层次的损伤、破坏皮肤表层深部各层次结构的因素均可使皮肤形成瘝痕。年龄、体质、人种、家族、肤色、感染、内分泌因素等均是影响瘝痕形成的重要因素。临床上大面积皮肤损伤，尤其是深Ⅱ度和Ⅲ度烧伤愈合后，常发生严重的瘝痕。

二、分类

　　创伤愈合与瘝痕形成是一个系列过程，有不可分离的因果关系。创伤的种类、创伤的严重程度、处理方法及受创者的全身情况等各方面的不同，结果将是不同的瘝痕形成。可以形成程度不同的正常生理性瘝痕，也可以形成不同种类、不同程度的各种异常的病理性瘝痕。生理性瘝痕是在一定时限内经历了各个阶段而终止于细小、平整、颜色接近周围皮肤的瘝痕。目前对于病理性瘝痕比较常用的分类如下。

（一）根据瘝痕病理学特点分类

1. 浅表性瘝痕　皮损仅累及表皮或真皮浅层，仅瘝痕表面皮肤粗糙，一般无功能障碍，不需要特殊处理。

2. 肥厚性瘢痕　损伤累及真皮深层，瘢痕明显高于周围正常皮肤，早期瘢痕表面呈红色、粉红或紫色，伴有疼痛、瘙痒的症状。逐渐表面颜色变浅，瘢痕变软、变平，疼痛、瘙痒症状减轻甚至消失，局部增厚变硬。

3. 瘢痕疙瘩　具有明显的个体差异，一般表现为明显高出周围皮肤，范围超出原损伤部位，形状呈多样性，像蟹足样向周围组织浸润生长，质地坚硬。一般不发生挛缩，除少数关节部位病变引起轻度活动受限外，一般不引起功能障碍。

4. 萎缩性瘢痕　损伤累及皮肤全层和皮下脂肪组织，表现为瘢痕坚硬、平坦或略高于皮肤表面，与深部组织如肌肉、肌腱、神经等紧密粘连，具有很大的收缩性，可牵拉邻近的组织、器官，引起功能障碍。

5. 瘢痕癌　属烧伤瘢痕癌变的恶性肿瘤。长期未愈合的烧伤创面，因其周围瘢痕收缩而缩小，后又逐渐增大；或瘢痕发生慢性、复发性溃疡治疗不愈反而扩大时，应警惕出现恶变。

（二）按照瘢痕形态学特点分类

可分为扁平瘢痕、凹陷性瘢痕、线状瘢痕、蹼状瘢痕、桥状瘢痕、赘状瘢痕等。

三、常见功能障碍

（一）运动功能障碍

发生于关节处的瘢痕可导致关节活动障碍，瘢痕可影响肌肉收缩功能而出现肌力下降等。

（二）人体形态改变

瘢痕可导致人体不同部位的形态发生变化，如肢体围度、长度及身体姿势等改变。

（三）心理障碍

患者经历了创伤及由于瘢痕引起运动功能障碍、人体形态变化影响美观以及疼痛、瘙痒的症状等，可能出现焦虑、抑郁等不良情绪反应。

（四）日常生活活动能力障碍

瘢痕引起患者运动功能障碍，从而使患者在完成日常生活活动能力方面受到限制，对工作及社交活动也有一定的影响。

四、康复评定

（一）瘢痕的评定

可分临床评定及仪器评定两方面。

1. 临床评定　包括肉眼观察和照相比较瘢痕颜色、厚度、质地、弹性、面积，并询问患者有无瘙痒、疼痛症状及程度。可以采用 Vancouver 瘢痕量表评估（表 10 - 2），总分 15 分，分数越低，提示瘢痕增生程度越轻，越趋向成熟；分数越高说明瘢痕增生程度越严重，越趋向活跃。

表 10 - 2　Vancouver 瘢痕量表

项目	评分标准
色泽（M）	0 分：瘢痕颜色与身体正常部位皮肤颜色相似
	1 分：色泽较浅
	2 分：混合色泽
	3 分：色泽较深

续表

项目	评分标准
血管分布（V）	0分：正常，瘢痕颜色与身体正常部位皮肤相似
	1分：粉红色
	2分：红色
	3分：呈紫色
柔软度（P）	0分：正常
	1分：柔软，很小的外力即变形
	2分：较软，压力作用下即变形
	3分：坚硬，外力作用下不变形，不易被推动或呈块状移动
	4分：带状、绳索状，瘢痕伸展时，组织会退缩、变白
	5分：挛缩，瘢痕永久性缩短，导致畸形
瘢痕厚度（H）	0分：正常，平坦
	1分：H≤1mm
	2分：1mm＜H≤2mm
	3分：2mm＜H≤4mm
	4分：H＞4mm

2. 仪器评定

（1）超声波测定瘢痕厚度　高分辨率脉冲超声波的分辨率大于0.05mm，频率在10～15MHz之间，根据两个主要峰之间的距离计算瘢痕的厚度。

（2）经皮氧分压（transcutaneousoxgenpressure，$TCPO_2$）测定　用血氧测量计测定瘢痕的$TCPO_2$，肥厚性瘢痕的$TCPO_2$明显高于正常瘢痕和正常皮肤。

（3）激光多普勒测定　测量组织的血流量反映肥厚性瘢痕的进程，肥厚性瘢痕的血流指数明显高于正常瘢痕和正常皮肤。

（4）血、尿羟脯氨酸含量的测定　瘢痕的面积与血、尿羟脯氨酸含量成正比。

（二）其他康复评定

除上述评定外，还需要进行肌力评定、关节活动范围测定、人体形态评定、ADL能力评定、心理评定、社会参与能力评定（详见第二章康复评定相关内容）。

五、康复治疗

（一）康复目标

减轻症状，改善关节活动度，矫正人体姿势形态的变化，提高日常生活能力，促进就业，提高生活质量及最大限度地促进患者回归社会。

（二）康复手段

主要是采取物理因子治疗、运动疗法、作业治疗、心理治疗及矫形器的应用等综合治疗手段。

1. 物理因子治疗　主要止痛、止痒，缩小并软化瘢痕。

（1）音频电疗法　对瘢痕有止痛、止痒、消炎、消肿以及软化瘢痕和松解粘连的作用。

（2）直流电离子导入疗法　可减轻早期瘢痕的痛、痒、水肿。

（3）超声波疗法　中、小剂量的超声波有软化瘢痕、松解粘连的作用。

（4）激光治疗　激光可使组织中直径小于0.5mm的血管闭塞，气化高出皮肤的瘢痕组织，达到治疗肥厚性瘢痕的目的。

（5）蜡疗法　可减轻疼痛，加速组织的修复生长，松解粘连，软化瘢痕，促进炎症消散、消肿以及润滑皮肤，但不适合用于肥厚性瘢痕增殖期。

（6）压力治疗　软化和消除瘢痕，预防和控制瘢痕增生。常用弹力绷带、穿弹力衣、弹力网套等对愈合创面持续加压治疗，应在瘢痕未隆起之前开始，每天持续加压23小时以上，坚持0.5～3年，甚至更长时间，直到瘢痕成熟，即变白、变薄、变软为止。

（7）磁疗法　具有消炎、消肿、减轻瘢痕粘连、促进骨质生长等作用。

2. 运动疗法　鼓励患者进行最大限度的主动运动，对瘢痕进行缓慢、持久地牵伸，包括关节活动度训练、牵张运动、肌力增强训练、耐力训练及心肺功能训练。可利用特殊的体位进行，如颈前瘢痕采取颈过伸仰卧位，腋下瘢痕上肢外展或前伸上举牵伸，膝关节前瘢痕做下蹲屈膝练习等。

3. 作业治疗　进行日常生活活动训练有助于提高患者的生活自理能力。根据患者的兴趣、能力及潜能，判断患者是否具有返回工作岗位的可能，帮助及指导患者选择适当的职业，针对性地开展职业训练，使患者能够回归社会。

4. 康复工程　对于在关节周围的瘢痕，可应用矫形器保持牵伸后获得功能性的关节活动度，并能够帮助挛缩的关节重新获得活动能力。可根据患者的具体情况设计适宜的矫形器，并适时进行调整。

5. 心理治疗　由于瘢痕可能影响到美观及身体的运动功能，患者易产生悲观等不良情绪，应及时进行心理疏导、安慰，必要时可加用药物治疗，调整患者的心理状态。

6. 放射治疗　浅层X线、β射线能减少肥厚性瘢痕的形成及控制瘢痕的复发，结合手术治疗效果较好。因可能出现全身不良反应，故不适合大面积瘢痕患者。

7. 药物治疗　硅凝胶膜直接粘贴于瘢痕表面，瘢痕局部注射糖皮质激素类药物可使瘢痕变薄、变软。

8. 手术治疗　手术切除瘢痕会对皮肤再次造成创伤，肥厚性瘢痕复发率高，仅适于由于瘢痕严重影响功能的患者。手术后应配合压力治疗或放射治疗，减少复发。

9. 中国传统康复治疗　推拿按摩对瘢痕的治疗具有独到的作用。按摩可改善循环，具有镇痛的作用。推拿牵拉挛缩的瘢痕，使挛缩松解，关节伸展，改善关节的功能障碍。

国内研究新进展：体外冲击波疗法在烧伤创面修复和烧伤后瘢痕治疗中的应用：①通过细胞机械转导、炎症反应调控、促血管生成改善循环及加速细胞增殖上皮化而促进烧伤创面的愈合；②通过机械作用软化瘢痕，对瘢痕组织产生分子生物学调控，改善瘢痕瘙痒疼痛症状和瘢痕处皮肤外观及功能；③体外冲击波对烧伤的治疗作用体现为物理和生物学的双重影响，细胞机械转导途径在冲击波调控烧伤创面愈合以及增生性瘢痕进程两方面均发挥重要作用，冲击波的传导最终可引起蛋白、基因表达的变化并调控细胞生化反应。

目标检测

1. 简述瘢痕的定义。
2. 简述瘢痕的病理学分类。
3. 瘢痕常见的功能障碍有哪些？
4. 简述瘢痕的康复目标及康复治疗手段。

（张丽荣）

第五节　压　疮

学习目标

1. **掌握**　压疮的分期和与危险性评估内容。
2. **熟悉**　压疮的预防措施和各期压疮的处理原则及处理方法。
3. **了解**　压疮的局部危险因素和高危人群。
4. 学会压疮的分期和预防及处理措施。

⇒案例引导

　　临床案例　患者，女，44岁，3个月前因"视物模糊、双下肢瘫伴大小便控制障碍"首次入院，诊断为"视神经脊髓炎"，给予糖皮质激素、免疫抑制剂等治疗，双下肢运动功能无恢复。之后因"骶尾部形成压疮半个月"再次入院，入院查体：生命体征正常，神清语利，心肺听诊无异常。双下肢各肌群肌力0级，左侧脐水平以下、右侧腹股沟以下针刺觉及轻触觉消失。骶尾部可见压疮，创面大小约4cm×5cm，表面覆黑痂，周围皮肤发红。

　　讨论　该患者发生压疮之前应采取哪些措施预防压疮发生？目前已发生压疮，针对该压疮创面情况，如何处理？

一、概述

　　压疮（pressure sore）是指皮肤或/和皮下组织的局部损伤，由压力或者压力联合剪切力引起。压疮常发生骶尾部、足跟、坐骨结节、股骨大粗隆、枕骨隆突等骨突出部位。多见于脊髓损伤、颅脑损伤、术后、年老体弱等长期卧床者。压疮给患者带来极大痛苦，影响功能的改善，严重时可因继发感染而危及生命。

（一）压疮的局部危险因素

　　1. 压力　压力持续作用于局部皮肤是导致压疮发生的最重要的因素。由于各种原因卧床制动，身体局部持续受压6小时以上就可能发生压疮。压力持续时间越长，损伤就越严重，低压长时间的压迫造成的组织损害远大于高压短时间的压迫。

　　2. 摩擦力　患者在床上活动或坐轮椅时，皮肤受床单、轮椅垫等表面逆行阻力的摩擦，使表皮的保护性角质层受到损害，在组织受压缺血的情况下增加压疮发生的危险。

　　3. 剪切力　剪切力引起两层相邻组织间的相对移位，组织间血管被拉长、扭曲、撕裂，而引起深部组织坏死。剪切力持续30分钟以上即可造成深部组织不可逆的损害。剪切力由压力和摩擦力相加而成，与体位有密切关系，骶部最易受剪切力影响。产生局部剪切力的常见原因有坐姿及卧姿不良、不正确转移等。

　　4. 潮湿　卧床患者皮肤经常受到汗液、尿液、各种引流物的刺激而变得潮湿，使皮肤抵抗力降低。尿便失禁患者发生压疮的危险性较一般患者高出数倍。

（二）压疮的高危人群

易发生压疮的高危人群包括：①意识不清、大小便失禁、感觉及运动功能丧失者；②危急重症、严重的慢性或终末期疾病患者；③营养失调严重，中度以上贫血、极度瘦弱者；④严重脱水及水肿患者；⑤疼痛、骨折等原因需支架、石膏等固定的患者；⑥心衰、糖尿病及其他疾病所致周围血管疾病患者；⑦腰以下手术，手术时间大于 2 小时的患者；⑧组织创伤、烧伤、烫伤等患者；⑨长期使用镇静剂等药物导致机体抵抗力及活动能力下降患者。

二、康复评定

（一）压疮的分期

根据美国国家压力性损伤咨询小组（NPIAP）和欧洲压疮咨询小组（EPUAP）联合发布的国际压力性损伤指南，将压疮分为 I 至IV期压疮、可疑深部组织损伤和难以分期的压疮。

I 期压疮：局部皮肤完整，有指压不变白的红肿。与周围组织相比，可能有疼痛、硬结、松软、热或凉等表现。肤色较深者不易判断，可归为高危人群。

II 期压疮：真皮层部分缺损，表现为有光泽或干的浅表、开放的溃疡，创口呈粉红色，没有腐肉或淤肿。也可表现为一个完整或破溃的血清性水疱。

III 期压疮：全皮层缺损，可见皮下脂肪暴露，但没有骨骼、肌腱或肌肉暴露，有腐肉，但未涉及深部组织，可有潜行和窦道。

IV 期压疮：全皮层缺损，伴有骨骼、肌腱和肌肉的暴露，伤口可能会部分覆盖腐肉或焦痂，常有潜行和窦道，深及肌肉和（或）支撑组织（如筋膜、肌腱或关节囊），可以直接看见或触及骨或肌腱。

可疑深部组织损伤：局部皮肤完整，但皮肤颜色改变呈紫色或褐红色或出现充血的水疱。局部可有疼痛、硬块、发热或变冷。厚壁水疱覆盖下的组织损伤可能更重，可进一步发展，形成薄的结痂覆盖。这一期由于表面有厚壁水疱或结痂覆盖，可掩盖损伤程度，容易被误认是创面愈合现象。

难以分期的压疮：全皮层缺损，伤口常被腐肉（黄色、棕褐色、灰色或褐色）和（或）焦痂（棕褐色、褐色或黑色）覆盖。只有彻底清创后才能测量伤口真正的深度，否则无法分期。

（二）压疮危险性评估

目前多使用 Braden Scale 压疮危险性评估简表（表10-3）评估压疮发生的危险性。此表分数 6～23 分，评分越低压疮发生的危险性越高。轻度危险，15～18 分；中度危险，13～14 分；高度危险，10～12 分；极度危险，9 分以下。

表 10-3 Braden Scale 压疮危险性评估简表

项目	1 分	2 分	3 分	4 分
感觉	完全受限	非常受限	轻度受限	未受限
潮湿	持续潮湿	潮湿	有时潮湿	很少潮湿
活动力	限制卧床	可以坐椅子	偶尔行走	经常行走
移动力	完全无法行动	严重受限	轻度受限	未受限
营养	非常差	可能不足	足够	非常好
摩擦力和剪切力	有问题	有潜在问题	无明显问题	——

三、康复治疗

（一）压疮的预防

压疮重在预防。根据 Braden Scale 评分，中度以上危险者必须给予有效的减压措施，加强皮肤护理和营养护理；对轻度危险者重点是加强预防教育，教会患者及其家属自理／自护技巧，同时加强预防性监测。对有糖尿病的患者应尤需重视压疮的发生。

减压是预防压疮的关键，卧床患者应 1～2 小时翻身一次，保持正确体位，使压力分布在最大体表面积上，避免骨突处持续受压。尤应注意对足跟的释压。可采用交替式充气床垫缓冲压力。变换体位及转移时应避免摩擦力和剪切力。坐轮椅者要选用适合的轮椅及坐垫，至少每半小时进行 1 次姿势改变或撑起减压，缩短局部持续受压时间。每天至少检查皮肤 2 次，特别要注意骨突部位的皮肤情况，进行预防性皮肤护理，措施包括：大小便失禁后立即清洁局部皮肤，保持局部清洁干燥，避免使用碱性肥皂和清洁剂，可使用隔离产品保护皮肤不受潮，也可使用高吸收性尿失禁产品及硅胶泡沫敷料等。对足跟有压力性损伤高风险的患者可尽早使用预防性敷料并抬高足跟。加强全身营养对预防压疮也十分重要，应摄入高热量、高蛋白和维生素丰富的食物。

（二）压疮的处理

1. 全身治疗　①营养支持疗法，改善和确保营养供给十分重要；有贫血者应纠正贫血。②抗感染，当出现全身感染情况或压疮局部有蜂窝织炎或伴发骨髓炎等情况时需给予抗生素治疗。③运动疗法，在压疮治疗中也是必不可少的，包括呼吸操、肌肉力量练习、臀部减压训练等，需根据患者具体情况，设计运动疗法动作。

⊕ **知识链接**

压疮的湿性敷料选择

基于压疮的湿性愈合理论发展起来的湿性敷料能促进坏死组织软化、溶解，营造有利于愈合的微环境。目前多用密闭性敷料，通过封闭创面，在敷料与创面之间造成一个低氧、微酸、湿润的环境，有利于压疮愈合。密闭性敷料主要有薄膜类、水胶体类、水凝胶类、泡沫类、藻酸盐类、生物膜类。对非感染的Ⅱ期压疮可使用水胶体敷料、水凝胶敷料或聚合物敷料；伴有少量渗出液的Ⅲ期或Ⅵ期压疮可使用水凝胶敷料；伴有中度渗出液的Ⅲ期或Ⅵ期压疮可使用藻酸钙敷料；伴有中/重度渗出液的Ⅱ期或更高分期的压疮可使用泡沫敷料；伴有高渗出液的压疮可使用高吸收性的敷料；在不能使用高级伤口敷料时，仍应遵循湿性愈合原则，使用湿润的纱布保持创面局部湿润环境，并用透明薄膜敷料固定纱布。

2. 局部治疗

（1）常规处理　各期压疮的处理原则及处理方法见表 10－4。

表 10－4　各期压疮的处理原则及处理方法

压疮分期	处理原则	处理方法
Ⅰ期压疮	防护减压，改善循环	应用透明薄膜贴覆在局部发红和容易受到摩擦力的部位
Ⅱ期压疮	保护创面，预防感染	（1）直径小于 5mm 的小水疱：减少和避免摩擦，防止破裂感染，使其自行吸收；局部贴覆透气性薄膜敷料或泡沫敷料，待水泡吸收后去除敷料 （2）直径大于 5mm 的大水疱：消毒后用注射器抽出疱内液体，再贴覆泡沫敷料。如水泡直径较大，渗液多，可完全去除水泡皮，清洁后贴覆泡沫敷料 （3）真皮层破损：用生理盐水清洗伤口后贴覆水胶体敷料或藻酸盐敷料。根据渗液多少确定更换敷料次数

续表

压疮分期	处理原则	处理方法
Ⅲ期、Ⅳ期和难以分期的压疮	进行彻底清创、去除坏死组织；选择合适的敷料促进愈合；增加营养；伤口局部避免所有压力	（1）有焦痂的创面：在清除焦痂后才能正确判断伤口的分期。创面过于干燥或有难以清除的坏死组织时，用水凝胶进行自溶清创，待焦痂开始溶解，再配合采用外科清创的方法将焦痂和坏死组织清除。如有黑痂且创面有红肿热痛的感染症状时，必须切开引流出脓液 （2）伤口有黄色腐肉，创面渗液多：使用高吸收的敷料，如藻酸盐敷料，每天或间隔一天换药 （3）伤口合并感染：可使用银离子敷料或含碘敷料，用1～2次，炎症控制后要停止使用，否则影响创面的愈合 （4）对长期非手术治疗不愈合的创口，可选择手术治疗
可疑深部组织损伤		早期可使用水胶体敷料，使表皮软化，自溶性清创，密切观察伤口变化。严禁强烈和快速的清创

（2）抗感染　压疮创面容易感染。控制感染的主要方法是加强局部换药，去除坏死组织，必要时可考虑全身使用敏感抗生素控制感染。

（3）物理因子治疗　具有改善局部血液循环，促进组织新陈代谢，改善局部营养，预防和控制感染，促进创面愈合的作用。①紫外线疗法：可有效杀灭细菌并促进组织再生，常用于治疗Ⅲ～Ⅳ期压疮。可采用波长253.7nm冷光源紫外线，进行中心重叠照射，隔日1次。②红外线疗法：常用于Ⅰ～Ⅱ期压疮。③激光疗法有消炎、生物刺激作用，可采用He-Ne激光，输出功率2mW/cm^2，创面分点照射；或采用半导体激光治疗。④超声波治疗：可增强炎症反应期，使创面更早进入增生期而加速创面愈合。⑤冲击波疗法：近年开始使用治疗Ⅲ期、Ⅳ期的压疮，获良好的临床效果。⑥磁疗：改善微循环、抗炎、调节局部免疫功能，促进创面愈合。

（4）手术治疗　对大且深的创口、长期非手术治疗不愈合、边缘有瘢痕组织形成或深部窦道形成的创口，可选择手术治疗，如皮肤移植、皮瓣转移等。

3. 其他治疗　包括心理治疗、康复护理、康复辅助器具的使用、患者的自我管理等，对压疮的防治都有重要的有意义。

目标检测

1. 压疮的局部危险因素有哪些？
2. 压疮的分期及各期的表现是什么？
3. 长期卧床患者如何预防压疮？
4. 压疮的局部治疗包括哪些内容？

（郭丽云）

第六节　局部感染

📖 学习目标

1. 掌握　皮肤及软组织急性化脓性感染、炎症后遗症的康复治疗。
2. 熟悉　局部感染的评估方法。
3. 了解　骨关节化脓性感染、内脏器官化脓性感染的康复治疗。
4. 学会肥厚性疤痕的康复方法。

一、概述

局部感染是指病原菌（葡萄球菌、链球菌、大肠埃希菌、铜绿假单胞菌等化脓菌）侵入机体后，在一定部位定居下来，生长繁殖，产生毒性产物，不断侵害机体的感染过程。

常见的局部感染有疖、痈、蜂窝织炎、脓肿、丹毒、睑腺炎（麦粒肿）、乳腺炎、淋巴结炎、脓性指头炎、甲沟炎、化脓性骨髓炎及化脓性关节炎等。内脏器官的化脓性感染有肺脓肿、化脓性胸膜炎、阑尾脓肿、化脓性腹膜炎、肾周围脓肿、化脓性盆腔炎等。

二、常见功能障碍

1. 疼痛　急性炎症局部有红、肿、热、痛的典型表现。
2. 关节活动障碍　化脓性骨关节炎肢体常处于半屈曲位；局部感染可有反应性关节炎，导致关节活动障碍。
3. 器官功能障碍　感染侵及某一器官时，导致器官及其所属的系统出现功能障碍。

三、康复评定

1. 疼痛评定　包括对疼痛的程度和性质的评定，疼痛的程度可用目测视觉模拟评分法评定。（详见第二章康复评定相关内容）
2. 关节活动度评定　详见第二章康复评定相关内容。
3. 人体形态评定　肢体的周径等的评定。
4. 器官功能评定　心电运动试验进行心功能评定，肺容积与肺通气功能测定评定肺功能。

四、康复治疗

（一）康复目标与时机选择

1. 康复目标　促进炎症局限、吸收，预防疤痕，防止关节挛缩、僵硬及内脏器官粘连。
2. 时机选择　在早期应用抗感染药物及手术等治疗的同时开展物理治疗能提高疗效、缩短病程、预防后遗症。

（二）康复治疗原则

1. 急性期采用局部紫外线照射，无热量超短波等治疗。
2. 炎症局限后采用微热量超短波、微波、红外线、氦氖激光等。
3. 后遗症期采用蜡疗、音频电治疗、超声波治疗、运动治疗等物理治疗。

（三）皮肤及软组织急性化脓性感染

1. 早期浸润阶段　物理治疗目的是促使炎症局限、吸收，减轻组织水肿，缓解症状。

（1）超短波或微波治疗　常采用无热量治疗，5～10分钟，可以促进血液循环，减轻炎症反应及组织水肿。剂量过大可加重炎症表现。组织疏松、血管丰富部位的炎症，如睑腺炎、乳腺炎等，尤其应注意控制剂量及照射时间。

（2）紫外线照射　适用于表浅的炎症，有镇痛、促进炎症局限的作用。采用Ⅲ～Ⅳ级红斑剂量局部照射，照射范围应包括病灶周围1～3cm的正常皮肤。对于严重的感染，可考虑采用中心重叠照射法，以加强对感染的控制及增强正常皮肤组织免疫力。

2. 化脓坏死阶段　物理治疗目的是加速脓肿成熟，切开引流后加速脓液排出。

（1）超短波或微波治疗　使用微热量或温热量，10～15分钟。

（2）红外线照射　15～20分钟。

（3）紫外线照射　采用Ⅲ～Ⅳ级红斑量局部照射，促使组织坏死液化；中心部位使用超红斑量照射，以加速坏死组织脱落。

3. 吸收修复阶段　物理治疗目的是促进肉芽组织及上皮组织再生，加速修复愈合。

（1）微热量超短波、亚红斑量紫外线、氦氖激光等，以促进肉芽组织及上皮细胞的再生，缩短创面愈合时间。

（2）红外线、微波等治疗，可加强局部血液循环，促进炎症完全消散，创面干燥愈合。

4. 慢性迁延阶段　物理治疗目的是改善局部血液循环及组织营养，提高免疫力，促进炎症完全吸收。可采用红外线、氦氖激光、微热量的超短波、微波等治疗。

5. 溃疡、窦道、瘘管　物理治疗目的是改善血液循环及组织营养，促进肉芽及上皮组织再生，增强机体的抵抗力。

（1）紫外线照射　对于感染较重，较表浅或创底暴露、分泌物较多的创面，采用中、强红斑量（Ⅲ～Ⅳ级）照射，照射野包括周围1～2cm的正常皮肤；对于感染不明显，愈合缓慢，肉芽水肿的创面，采用红斑量（Ⅱ～Ⅲ）照射；肉芽水肿好转后则采用亚红斑量照射。对于暴露不充分的窦道、瘘管应用石英导子介入。

（2）红外线、氦氖激光、微波　可改善血液循环、增强组织营养，促使肉芽组织及上皮生长。

（3）直流电抗菌药物离子导入　治疗时将浸药的棉花或纱布置于创底进行药物离子导入。

（四）骨关节化脓性感染

物理治疗目的是缓解疼痛，减轻水肿，减少渗出，增加药物在局部的吸收，促进炎症局限消散，防止发生粘连、肥厚、瘘管等并发症。

1. 急性期　首选超短波，采用无热量，5～10分钟，每日1次；炎症静止后采用微热量，10～15分钟，每日1次，20～30次为1个疗程。急性期亦可予以紫外线红斑量局部照射。以减轻疼痛，控制炎症。

2. 慢性期　微热量的超短波或微波、红外线、氦氖激光照射等以改善血液循环、促进炎症消散、防止发生粘连。

（五）内脏器官化脓性感染

肺脓肿、化脓性胸膜炎、阑尾脓肿、化脓性腹膜炎、肾盂肾炎、肾周围脓肿、化脓性盆腔炎等内脏器官炎症感染的部位较深，单用药物治疗不能使之完全吸收而转为慢性。在急性期，全身中毒症状消失后即可采用无热量超短波治疗，炎症局限后改用微热量治疗，疗程可稍长。

（六）炎症后遗症

1. 肥厚性瘢痕

（1）石蜡疗法　有改善血液循环、软化瘢痕的作用。石蜡具有较好的润滑性，冷却时有机械压迫作用，疗效更好。瘢痕组织的血液循环较差，感觉较迟钝，故蜡温不宜过高，以免造成烫伤。注意在肥厚性瘢痕增生期不能使用。

（2）音频、调制中频电、直流电碘离子导入治疗　主要是防止结缔组织增生，消散粘连，软化瘢痕，并且有止痛、止痒的作用。

（3）超声波治疗　具有松解粘连、软化瘢痕的作用。一般采用接触法治疗。表面凹凸不平的瘢痕不能与声头紧密接触，宜采用水下法或水囊法。

（4）运动疗法　进行运动疗法可减轻瘢痕挛缩易导致的关节活动受限，以改善关节活动度。温热疗法后进行活动的效果更好。

（5）按摩　具有改善血液循环、软化瘢痕的作用，常与温热疗法、运动疗法结合进行。

（6）磁疗　具有消肿、消炎、减轻瘢痕粘连的作用。

（7）压力治疗　是目前公认的预防和治疗肥厚性瘢痕最有效的方法。早期、持续使用压力治疗，可以促使瘢痕成熟，且有减轻痒痛的作用。每天必须持续加压包扎23小时，坚持半年到3年，甚至更长时间，直到瘢痕成熟为止。压力治疗的方法主要有弹性包裹、管形加压绷带、紧身服（压力衣）等。

（8）激光治疗　可使组织中的直径小于0.5mm的血管闭塞，产生周围组织局灶性坏死，并有直接和间接增加胶原酶的作用，达到治疗肥厚性瘢痕的目的。

2. 关节挛缩

（1）蜡疗、红外线、微热量微波等温热疗法　可改善血液循环，延缓关节挛缩的发展。

（2）超声波、音频电、直流电碘离子导入等治疗　可防止纤维组织增生、消散粘连等，与温热疗法配合疗效更好。

（3）运动疗法　被动运动、主动运动、牵引疗法、器械训练等具有积极作用，要长期坚持，直到关节功能完全恢复或接近恢复，配合热疗可增加效果。

（4）康复工程　静态夹板、动态夹板、矫形器等。

3. 腹腔内粘连

（1）蜡疗、红外线等温热疗法　改善血液循环，缓解腹痛、腹胀症状。

（2）音频电、调整中频电、干扰电疗法　具有消散粘连、缓解疼痛作用，同时可促进肠蠕动，缓解便秘。

（3）运动疗法　呼吸运动、腹肌锻炼、腹部按摩及下肢活动，有利于预防粘连的形成，改善消化功能。

4. 胸膜粘连　化脓性胸膜炎病情控制后即应开始进行呼吸训练，加大胸廓活动度，防止胸膜粘连。粘连形成后，可进行吹瓶法、有阻力的呼吸训练；胸膜粘连可选择物理因子治疗，但心前区禁止中频电疗法。

目标检测

1. 简述软组织急性化脓性感染物理治疗介入的意义。

2. 溃疡、窦道、瘘管如何进行物理治疗？

3. 简述炎症后遗症瘢痕的物理治疗方法。

（唐智生）

第七节　神经源性膀胱

学习目标

1. **掌握**　神经源性膀胱的概念、康复评定和治疗。

2. **熟悉**　神经源性膀胱的分类和并发症。

3. **了解**　神经源性膀胱的病因和发病机制。

4. 学会神经源性膀胱的诊断、评估、治疗；具备救治神经源性膀胱的能力。

一、概述

控制膀胱和（或）尿道的中枢或周围神经伤病引起的储尿和（或）排尿功能障碍称为神经源性膀胱（neurogenic bladder）。神经源性膀胱可因神经系统疾病、外伤（脊髓损伤常见）、感染、免疫、遗传和药物等原因引起，出现尿频、尿急、膀胱感觉异常、夜尿多、尿潴留或失禁。神经源性膀胱是康复患者的常见问题，及时确诊、治疗和随访非常重要。排尿或储尿功能障碍使患者在各种环境下处于窘迫状态，常常使治疗过程中断，增加发病率，使患者重返社会的困难加大，被迫困于家中和安养院等其他居住场所。

二、分类

（一）Bors 分类和 Lapides 分类

Bors 根据解剖、Lapides 根据膀胱测压结合临床分别提出如表 10 - 5 所示的分类法。但这些分类方法对尿道功能在储尿和排尿过程中所起的作用没有提及。

表 10 - 5　神经源性膀胱的分类（Bors 及 Lapides 分类）

Bors 分类	Lapides 分类
上运动神经元不完全性损伤	无抑制性膀胱
上运动神经元完全性损伤	反射性膀胱
下运动神经元完全性损伤	自主性膀胱
下运动神经元不完全性损伤（感觉为主）	感觉麻痹性膀胱
下运动神经元不完全性损伤（运动为主）	运动麻痹性膀胱

（二）Krane 分类

近年来，随着尿流动力学检查方法的应用，Krane 提出根据尿流动力学的分类法（表 10 - 6）。

表 10 – 6　神经源性膀胱的尿流动力学分类（Krane 分类）

逼尿肌反射亢进	逼尿肌无反射
括约肌协调正常	括约肌协调正常
外括约肌协同失调	外括约肌痉挛
内括约肌协同失调	内括约肌痉挛
	外括约肌去神经

（三）Wein 分类

Wein 提出以尿流动力学为基础的功能分类法，是一种实用的方法，在临床上使用广泛。

1. 失禁　①由膀胱引起。可表现为逼尿肌无抑制性收缩、容量减少、膀胱顺应性低或膀胱功能正常，但有认知、运动等问题。②由流出道引起。原因有两种，分别是膀胱颈部压力降低或尿道固有括约肌功能减低。

2. 潴留　①由膀胱引起。可表现为逼尿肌反射减弱或消失、膀胱容量过大/顺应性高或膀胱功能正常，但有认知、运动等问题。②由流出道引起。原因有高排出压、伴低尿流率，内括约肌协调不良，外括约肌协调不良，括约肌过度活跃（括约肌或假性括约肌协调不良）。

3. 潴留和失禁　由膀胱引起，无抑制性收缩合并逼尿肌活动下降。

（四）ICS 下尿路功能障碍分类

国际尿控协会（ICS）将下尿路功能分为储尿期和排尿期两个阶段。每个阶段都包括膀胱和尿道的功能（表 10 – 7）。

表 10 – 7　ICS 下尿路功能障碍分类

储尿期	排尿期
膀胱功能	膀胱功能
逼尿肌活动	逼尿肌收缩
正常逼尿肌功能	正常
逼尿肌过度活动	减弱
特发性	丧失
神经源性	
膀胱感觉	尿道功能
正常	正常
过敏	梗阻
减退	尿道过度活动
丧失	机械性梗阻
非特异性	
膀胱容量	
正常	
高	
低	
顺应性	
正常	
高	
低	
尿道功能	
正常	
缺陷	

三、康复评定

（一）临床一般评定

询问病史时着重了解患者下列情况，包括排尿类型、尿量、颜色、气味，是否使用辅助用具，是否有神经性疾病、盆腔手术史、家族遗传病、外伤等，使用药物情况，是否使用过镇静药、抗乙酰胆碱药、肾上腺素能阻滞剂等。体格检查包括患者的精神状态、神经系统检查、腹部情况、膀胱充盈状况、肛门括约肌张力、会阴部感觉、球海绵体肌反射。并进行相关的实验室检查。

（二）尿流动力学评定

1. 尿流率测定（uroflowmetry，UF） 测定单位时间内排出的尿量，单位为 ml/s。主要是最大尿流率（maximum flow rate，MFR），正常男性 > 20 ~ 25ml/s，女性 > 25 ~ 30ml/s。尿流率可反映下尿路贮尿/排尿的综合性功能，适用于各种排尿功能障碍患者，但不能做出病因性分析。

2. 膀胱压力容积测定（cystometry） 通过测定膀胱内压力与容积间的关系，反映膀胱功能，包括膀胱压、直肠压（代表腹压）及逼尿肌压（膀胱压减去直肠压）。

3. 尿道压力分布测定（urethral pressure profile，UPP） 尿道压力分布测定用于了解尿道功能、贮尿期尿道控制排尿能力和排尿期尿道压力变化。

4. 尿流动力学和 B 型超声或 X 线同步联合检查 用稀释的 15% 碘溶液代替生理盐水充盈膀胱，可在进行尿流动力学检查时同步获得各项参数及膀胱动态形态变化。

5. 膀胱扫描仪检查（残余尿测定） 准确获取膀胱容量数据。

6. 括约肌肌电图评定（sphincter electromyography） 检测尿道外括约肌功能。正常排尿周期中，膀胱充盈时尿道外括约肌呈现持续性肌电活动，排尿时肌电活动突然停止，排尿完毕肌电活动重新恢复。

四、合并症

（一）尿道感染

菌尿是排尿功能障碍患者的常见问题。传统上一般将中段尿中超过 10 万微生物定义为尿道感染。鉴于许多 SCI 患者膀胱感觉减退或消失，尿道刺激征不明显，主要以观察尿液颜色、气味为主，腹部和下肢痉挛增强，出现尿失禁，有时 T_6 损伤患者会因括约肌 - 逼尿肌协同失调或自主性反射异常而尿潴留。具有感觉功能的患者常主诉肋脊角处触痛。应注意老年患者的症状和体征会更隐蔽，患者可仅表现为意识模糊或嗜睡，如头部外伤患者有认知状况的新变化，鉴别诊断时也应考虑尿道感染。

（二）肾盂积水

支配膀胱的神经出现病变后会导致神经功能紊乱，尿液排出不畅，甚至出现膀胱输尿管反流，进而出现肾盂肾盏积水合并肾萎缩，反反复复后，最终进展为尿毒症。

（三）膀胱输尿管反流

膀胱输尿管反流是 SCI 后肾功能衰竭的相关因素之一。神经源性排尿功能障碍者，高膀胱内压是反流的主要原因。反流和排尿功能障碍患者的治疗重点是降低膀胱内压和消除感染。

（四）肾结石

近 8% 的 SCI 患者发生肾结石。肾结石是肾功能衰竭的重要原因之一。

（五）肾功能衰竭

肾功能衰竭是 SCI 后的主要死亡原因，因肾脏原因导致死亡的发生率为 37% ~ 76%。

五、康复治疗

（一）原则与目标

1. 原则 ①维持或改善上尿路功能；②控制或消除尿路感染；③膀胱在贮尿期保持低压；④膀胱在低压下能适当排空。

2. 目标 ①适当的恢复（或部分恢复）控尿能力；②无留置导尿管或造瘘；③能适应社会生活；④能满足从事职业活动的需要。

（二）潴留型障碍的治疗

Lapides 分类的感觉及运动麻痹性膀胱、自主性膀胱及部分反射性膀胱，Krane 分类的逼尿肌无反射合并内括约肌痉挛、逼尿肌反射亢进合并内外括约肌协同失调或痉挛，治疗原则是增强膀胱排空能力。

1. 增加膀胱内压 其中（1）～（3）的方案在实施前，均需运用尿流动力学检查来确定上尿路是否安全。

（1）Valsalva 屏气法 患者取坐位，腹部放松，身体前倾，屏气增加腹压并向下传到膀胱和骨盆底部，可同时双手抱住膝部或大腿，防止腹部膨出而使腹压下降。心脏病、膀胱输尿管反流、肾积水、肾盂肾炎患者禁用。

（2）Crede 手压法 双手拇指置髂嵴部，其余手指在耻骨上用力挤压下腹部，也可用握拳方式挤压，将膀胱内尿液压出。

（3）促进或引发反射性逼尿肌收缩（扳机点排尿） 可通过牵拉耻骨上、会阴部、大腿内侧毛发，轻扣下腹部、挤压阴茎、刺激肛门部，诱发反射排尿。

（4）药物治疗 乙酰胆碱能制剂能增强膀胱逼尿肌张力，增高膀胱内压，可选用氨基甲酰甲基胆碱，适应于手术后及各种因逼尿肌无张力而引起的尿潴留；另外，α 受体阻断药可以部分降低膀胱出口阻力。

（5）电刺激 将微电极埋入膀胱壁或直接刺激骶髓、骶神经运动支引起逼尿肌收缩，产生排尿。

（6）磁刺激疗法 通过对骶神经的刺激达到排尿的目的。

（7）针灸 可选中极、关元、气海、肾俞等穴位。

2. 缓解尿道外括约肌痉挛 ①药物治疗，巴氯芬等能缓解尿道外括约肌痉挛。②手术治疗，经尿道外括约肌切开术、尿道扩张术、阴部神经阻滞。

3. 间歇性导尿 间歇性导尿（intermittent catheterization，IC）是指在无菌或清洁的条件下，定时将导尿管经尿道插入膀胱内，使膀胱能够有规律地排空尿液的方法。较持续性导尿法有许多优点，两者的优劣见表 10 - 8。膀胱定期充盈和排空，使之接近生理状态，有助于膀胱功能的恢复，防止膀胱过度充盈可避免感染的发生。间歇性导尿被国际尿控协会推荐为治疗神经源性膀胱功能障碍的首选方法。

表 10 - 8 间歇性导尿与持续性导尿的优缺点

	间歇性导尿	持续性导尿
操作环境	清洁	无菌
操作人员	自己	专业人员
导尿管直径	细	较粗
15 天后尿中革兰阳性球菌计数	12	19
15 天后尿中革兰阴性杆菌计数	11	17
30 天后尿中革兰阳性球菌计数	13	24

续表

	间歇性导尿	持续性导尿
30 天后尿中革兰阴性杆菌计数	11	22
降低感染发生率	可以	不可以
减少尿路结石的发生率	可以	不可以
避免膀胱挛缩	可以	不可以
减少阴茎、阴囊的并发症	可以	不可以
提高患者生活质量	可以	不可以
防止尿路梗阻	可以	不可以
防止自主神经反射亢进	可以	不可以

间歇性导尿开始的时机一般在 SCI 后 1 ~ 2 周。患者取仰卧位或侧卧位，插入时手法要轻柔，感知尿道括约肌部位的阻力，当导尿管前端到达括约肌处时要稍做停顿，再继续插入。导尿完毕，拔管到达膀胱颈部时，稍做停顿，嘱患者屏气增加腹压或用手轻压膀胱区，使全部尿液引出，达到真正的膀胱排空。在操作时，用足够长度的最细导尿管，每隔 4 ~ 6 小时 1 次，每日不超过 6 次。每次导尿量以生理性膀胱容量为宜，控制在 300 ~ 500ml。对进行间歇性导尿治疗的患者，每日的液体摄入量需严格控制在 2000ml 以内，一般为 1500 ~ 1800ml，保持尿量在 800 ~ 1000ml。方案可以设计为：早、中、晚液体摄入量各 400ml，上午 9、11 时，下午 3、5 时和晚上 8 时各饮水 100ml，晚上 8 时至次日 6 时不饮水。逐步做到定时、定量喝水，定时排尿，以便合理选择清洁导尿的时机。

在每次导尿前，可配合各种辅助方法进行膀胱训练，诱导反射性排尿。出现反射排尿后，可根据排尿恢复情况及排出尿量多少对导尿次数做出相应地调整。每天导尿次数减为 1 ~ 3 次。残余尿量少于 80 ~ 100ml 时，可停止导尿。

在间歇性导尿开始阶段，需每周检查尿常规、定期尿培养。若出现尿路感染征象，应进行相关处理。残余尿量持续在 100ml 以上的患者，需要长期使用间歇性导尿，应教会家属或患者本人行间歇清洁导尿术，并定期复查。

4. 持续性导尿　留置导尿管。

5. 手术尿流改道　对经非手术方法未能达到治疗效果的患者，可行手术治疗，如耻骨上膀胱造瘘术、回肠代膀胱术等。

6. 经尿道手术　为保护上尿路功能，降低膀胱出口阻力通常是必要的。如肉毒毒素括约肌注射、球囊扩张术、括约肌切断术、膀胱颈切开术、支架置入术。

（三）失禁型障碍的治疗

相当于 Lapides 分类的无抑制性膀胱、部分反射性膀胱和 Krane 分类的逼尿肌反射亢进、括约肌协同失调、逼尿肌无反射、外括约肌去神经。治疗原则是增强膀胱贮尿功能。

1. 抑制膀胱收缩

（1）药物治疗　①平滑肌松弛剂，如抗胆碱药物索利那新、丙哌维林，其药效从轻度抑制逼尿肌过度活动到完全松弛膀胱，这主要取决于药物的剂量和个人耐受性。幽门梗阻、肠梗阻、膀胱颈或尿道梗阻、青光眼、妊娠、小儿患者禁用。②抗逼尿肌痉挛剂，氯化羟丁酸对逼尿肌具有强大的直接抗痉挛作用，能降低膀胱压力，增加膀胱容量和减轻无抑制性收缩。③膀胱腔内药物治疗，为了减少逼尿肌的过度活动，抗胆碱药物可直接应用于膀胱腔内。

（2）神经阻滞　选择性骶神经根切断术。

2. 增加膀胱出口部阻力

（1）Kegel盆底肌肉训练　患者主动收缩耻骨尾骨肌（肛门括约肌环），不收缩腿、臀及腹肌，保持10秒，重复10次，每日3次。可增加尿道阻力及尿道周围、骨盆底肌肉支持。与生物反馈治疗联合应用，可提供可视性的反馈，提高疗效。

（2）药物治疗　硫酸麻黄素，具有肾上腺素能效能，提高尿道压力。

（3）外部集尿器　常用于逼尿肌反射亢进，伴严重尿失禁，可代替留置导尿管。缺点为女性患者不能使用。外部集尿器需要经常更换，使用不当，可引起阴茎皮肤溃疡，泌尿系感染，尿流梗阻，睡眠时可能滑脱，阴茎短小的患者不适用。

（4）间歇性导尿　适用于充溢性尿失禁的患者。

（5）持续性导尿。

（6）尿流改道。

（7）电刺激　通过阴道或体表电刺激改善盆底肌的收缩力，从而改善尿失禁症状。

（四）控制尿路感染的措施

1. 急性期　主要为尿潴留，须及时进行导尿，防止膀胱过度膨胀，引起逼尿肌损伤。①留置导尿管，定期更换导尿管，清洁尿道口的分泌物，保持引流管通畅。②药物治疗，选择敏感的抗生素。

2. 慢性期　参照膀胱功能分类进行。①防止膀胱内压增高，减少残余尿量至80ml以下。保持充分液体入量，鼓励患者起床活动，避免长期卧床。②间歇性导尿。③膀胱训练，促使患者恢复自行排尿，尽量不使用导尿管。④药物治疗，选择敏感的抗生素。⑤及时排除膀胱结石等并发症。⑥反复发作的严重泌尿系感染，应考虑采用耻骨上膀胱造瘘术。

目标检测

1. 常见的神经源性膀胱有哪些类型？

2. 神经源性膀胱评定的内容有哪些方面？

3. 间歇性导尿的治疗作用是什么？与持续性导尿相比，其优缺点都有哪些？

（王俊华）

第八节　失　眠

学习目标

1. **掌握**　失眠的康复治疗。

2. **熟悉**　失眠的评估方法。

3. **了解**　失眠的原因。

4. **学会失眠的康复方法。**

一、概述

人的一生中约 1/3 的时间在睡眠中度过，睡眠对于调节人体功能与环境昼夜变化的关系、维持机体的免疫能力、保证机体各种生理功能的正常与稳定等有着十分重要的意义。作为一项与人体的生长发育、健康与疾病，乃至社会生活，关系十分密切的生理功能的睡眠，涉及医学、心理与文化等多方面。调查显示，很多人都患有或经历过睡眠障碍，成年人出现睡眠障碍的比例甚至高达 30%。

睡眠障碍包括睡眠量不正常和睡眠中出现异常行为表现、睡眠和觉醒节律紊乱等，可由多种因素引起，失眠是最常见的睡眠障碍。数据显示，全球大约四分之一的人不同程度地处于失眠的困扰之中。长期失眠可引起神经－内分泌－免疫网络系统的紊乱，导致如中风、高血压、糖尿病、肿瘤等多种慢性、恶性疾患和精神心理疾病发病率上升，不仅带来社会医疗负担，还带来缺勤与生产、交通事故增多等社会问题。

失眠按其表现形式分为三种：①睡眠维持性失眠，睡眠表浅、易醒、多梦，每晚醒 3～4 次以上，醒后不能再度入睡，每晚觉醒期占 15%～20% 的睡眠时间（正常人一般不超过 5%）。②入睡性失眠，就寝后经 30 分钟，甚至 1～2 小时还难以入睡。③早醒性失眠，表现为时常觉醒、晨醒过早，离晨起时间还有 2 小时或更多时间就觉醒，且再次入睡困难或不能再次入睡。

二、失眠的原因

失眠表现为入眠困难或早醒，常伴有睡眠不深与多梦。失眠可见于下列情况。

1. 精神心理因素　如精神紧张、焦虑、恐惧、兴奋等，或是由于患者过分地关注睡眠问题而引起的一种失眠类型，也称为原发性或习得性失眠，主要为入睡困难及易醒。

2. 躯体因素　各种躯体疾病引起的疼痛、瘙痒、呼吸不畅、喘息、咳嗽、尿频、恶心、呕吐、腹胀、腹泻、心悸等均可引起入睡困难和睡眠不深。

3. 环境因素　由于生活工作环境的改变和初到异乡、不习惯的环境引起的失眠，可呈现阶段性。

4. 饮食药物因素　如饮浓茶、咖啡，或由于服用利血平、苯丙胺、甲状腺素、咖啡碱、氨茶碱等药物，可引起失眠，停药后即可消失。

5. 大脑弥散性病变　如慢性中毒、内分泌疾病、营养代谢障碍、脑动脉硬化等各种因素引起的大脑弥散性病变，失眠常为早期症状，表现为睡眠时间减少、间断易醒、深睡期消失，病情加重时可出现嗜睡及意识障碍。

三、失眠症对个体的影响

1. 对精神心理的影响　失眠使人精神不振，整日昏昏欲睡。失眠常常给个体带来不同程度的心理负担，并反过来加重失眠。失眠还易导致多疑、敏感、承受能力下降、情绪不安、焦虑、沮丧等，引起或加重焦虑症、抑郁症、强迫症、精神分裂症等。

2. 对躯体的影响　易疲劳、乏力，自主神经功能紊乱，出现夜尿增多、纳差心悸等。长期失眠是引起或加重高血压、糖尿病、动脉粥样硬化、冠心病、中风、肿瘤的重要原因，并加速机体的衰老过程。

3. 对智力的影响　长期失眠可以影响大脑思维能力，导致工作效率减低、学习与记忆能力下降。研究表明，失眠可加速老年痴呆的发展。

4. 对家庭、人际关系的影响　失眠导致的精神、心理情绪等问题可影响家庭的和睦与人际关系。

5. 对生活质量的影响　长期失眠可对生活质量带来显著影响。

四、康复评定

可以造成失眠的原因很多，失眠的评估，旨在通过全面收集资料，分析了解造成失眠的各种可能原因，评估失眠的特点、程度等，为失眠的康复提供依据。因此，失眠的评估常常包括以下内容。

1. 病史采集　包括一般情况、临床症状、睡眠史、既往健康史等。

2. 体格检查　全面的体格检查，有助排除或发现躯体因素导致的失眠。

3. 实验室辅助检查　包括脑电图、生化、甲状腺功能等。

4. 专项睡眠评估　包括睡眠日记、睡眠卫生评估量表、视觉类比量表，还有多导睡眠图、多次睡眠潜伏期试验、匹兹堡睡眠质量指数（PSQI）评估、睡眠障碍自评量表（SRSS）等。

5. 心理与认知功能评估　涉及抑郁、焦虑等心理情绪评估和认知功能评估等。

五、康复治疗

失眠的治疗方法很多，除去常规的药物治疗，更应针对失眠的形成原因及影响因素，合理使用包括康复、心理与认知治疗等非药物疗法进行综合干预。另外，行为习惯的调整与健康教育，也十分重要。常用的康复治疗方法如下。

（一）心理与认知障碍治疗

包括认知疗法、催眠疗法、支持疗法、森田疗法等。其治疗重点在于通过寻找失眠与心理活动的关系，通过有效干预，达到预防与治疗失眠的目的。

1. 认知疗法　是根据人的认知过程影响其情绪与行为的理论，通过认知和行为技术，改变不良认知对睡眠的影响，矫正导致失眠的不良认知行为来改善睡眠。

2. 催眠疗法　是用他人或自我暗示方法，促进睡眠的治疗手段。

3. 支持疗法　是通过治疗者的解释、保证、鼓励、指导和促进等方法，帮助失眠者消除悲观、自卑、失望、担心、焦虑、恐惧等心理障碍，树立自信、自强、自立的信念，改善睡眠。

4. 森田疗法　是一种心身自然疗法，即采用对失眠听之任之的态度，将隔离疗法、作业疗法、说理疗法、生活疗法择优组合形成的一种整合性心理疗法。

（二）行为疗法

行为疗法是基于巴普洛夫的条件反射原理，通过行为调整形成有利于睡眠的良好习惯。常用的有睡眠抑制疗法、失眠刺激控制疗法、松弛疗法、时相行为疗法等。

（三）文体艺术疗法

包括书画、舞蹈等有助调解心理、有助睡眠的手段。

（四）物理治疗

物理治疗包括热水浴、光照疗法、脑电生物反馈疗法、电睡眠疗法、磁疗等。

1. 热水浴疗法　作用在于通过浴疗使人精神放松、肌肉放松，同时，热水的浸泡，使全身周围血管扩张，脑部血流相对减少，有助于大脑更快入睡。

2. 光照疗法　是利用强光照射，调整睡眠－觉醒节律紊乱。

3. 脑电生物反馈疗法　是运用脑电生物反馈仪器，同过训练，改善失眠者对自身大脑皮层兴奋的控制能力，从而改善睡眠的治疗方法。

4. 电睡眠疗法　是以弱脉冲电流通过颅骨引起睡眠的治疗方法，其所用电流，是效仿生理睡眠时中枢神经活动的特点，以电流引起单调重复性刺激，引起大脑皮层泛化性抑制，促进睡眠。

5. 磁疗　利用磁场的镇静作用，增强大脑皮层的抑制过程，促进睡眠。

（五）中医传统康复疗法

传统中医有大量治疗失眠的技术方法，如针灸、推拿、气功、拔罐、刮痧等。如气功疗法就是一种对失眠十分有益的自我锻炼方法，其作用表现在去除杂念、通过意念活动制造的选择性注意集中，放松身体，消除紧张焦虑，降低代谢，增强大脑皮层的抑制，从而达到自我助眠并改善睡眠的目的。

（六）其他

包括花卉疗法与色彩疗法等。

目标检测

1. 失眠的危害有哪些？
2. 从你曾经的失眠经历，谈谈你对失眠原因的认识。
3. 基于你曾经的失眠经历，谈谈你对失眠治疗的认识。
4. 失眠的康复方法有哪些？
5. 你觉得哪些治疗方法对失眠效果更好？为什么？

（王俊华）

第九节　亚健康与康复

📖 学习目标

1. **掌握**　亚健康的康复治疗。
2. **熟悉**　亚健康的评估方法。
3. **了解**　亚健康的原因。
4. 学会亚健康的管理和康复方法。

一、概述

亚健康是人体一种功能状态，指无临床特异症状和体征，或出现非特异性主观感觉，而无临床检查证据，但已有潜在发病倾向信息的一种机体结构退化和生理功能减退的低质与心理失衡的状态。这一名词是前苏联学者布赫曼在 20 世纪 80 年代提出的，是指人体除了健康状态和疾病状态以外，还存在着一种非健康非患病的中间状态，又称第三状态。

与现代医学对亚健康的认识不同，祖国传统的中医药对亚健康有着更早与不同的认识。成书于两千多年前的中医经典《黄帝内经》语："圣人不治已病治未病，不治已乱治未乱"，其"治未病"的思想，不仅涵盖了现代预防医学，也包括了对"已病"之前的亚健康的重视。中医学对亚健康的重视，并不是仅停留于理论的阐释，而是形成了从辨证评估到临症思维，直至治疗干预的可操作的完整体系。

虽然，康复的对象是病、伤、残者及伴随各种功能障碍的老年病、慢性病患者，但是，一方面基于一级预防的观念与原则，另一方面，由于大量的康复手段与措施，可以在亚健康的防治过程中发挥积极作用，因此，亚健康的康复才逐渐被认识。

二、健康、亚健康与康复

(一) 健康与亚健康

根据世界卫生组织的定义，健康不仅仅是没有疾病和不虚弱，而是包括在身体、心理和社会适应能力和思想道德上的完美状态。因此，健康的标准绝不是传统生物医学模式下的单纯的没有生理缺陷和疾病，而包括以下三个方面的内容。

(1) 身体上的良好状态　①体质强壮，生长发育达到该年龄应有的标准。②饮食、睡眠等生活起居符合科学要求。

(2) 心理上的良好状态　①智力正常。②善于协调和控制情绪。③较强的意志品质。④人际关系和谐。⑤可以能动地适应和改善现实环境。⑥保持人格的完整和健康。⑦心理行为符合年龄特征。

(3) 社会适应的良好状态　在人际交往和各种社会活动中，能够恰如其分地扮演生活中的各种社会角色，注意以法律和道德规范自己的行为。同时，重视人类与其所生存的自然环境和社会环境的融洽与协调。

依此标准，人群中处于疾病状态的患者，约占20%；完全健康的人，约仅占10%；而人群中更多的则是处于健康与疾病之间的人群，占60%~70%。通常把这部分人群的状态，用亚健康状态来描述。

(二) 亚健康的机制

亚健康的机制可能涉及的范围十分广泛，包括：不良生活方式和行为习惯的影响；不良饮食习惯；缺乏运动；不良嗜好；社会心理因素；环境因素；遗传因素等。

(三) 亚健康的管理与康复干预

亚健康管理不同于疾病的医疗管理，既涉及到个体，也涉及到群体，是指对亚健康人群实施的一系列针对健康水平与危险因素的全面检测、评估、分析、预测、跟踪、干预，促使亚健康状态向健康状态转化的过程，是通过有效利用有限资源来达到提高健康水平与生存质量的过程。亚健康管理与干预的意义在于，使亚健康向健康转化，改善个体健康状况与生活质量，提高国民健康水平，降低社会医疗费用。亚健康管理与干预方案分为三级，其中，二级与三级干预，均涉及康复措施。

一级干预：通过宣传教育，增强自我保健意识。

二级干预：通过心理、运动、饮食等健康指导，纠正不良生活方式。

三级干预：康复、中医药、针灸、推拿等的个体化干预措施。

三、亚健康的评估

亚健康评估是健康评估的重要内容，主要是对人体功能状态、隐潜信息、疾病危险因素、生活质量等进行评估，属于全面地人体功能学评估。亚健康评估，通过各种技术采集、量化、分析人体全身功能状态和隐潜信息，并与正常标准进行比较对照，从而对健康状况做出正确判断，为健康管理和确定干预目标、制订康复计划提供依据。亚健康评估，一般在干预之前、中、后三个阶段各进行一次，以利于评估康复干预效果、制订和修改康复干预方案和健康管理。

(一) 亚健康评估方法

亚健康的评估方法很多，按照评估方式一般可分为仪器评估和非仪器评估两大类。另外，中医学对亚健康状态，也有着自己完整的临症评价方法。

1. 仪器评估　分为一般仪器评估与特殊仪器评估。一般仪器评估包括：①体态检测，包括身高、体重、力量、脂肪厚度、关节角度测量等。②功能检测，包括心肺听诊、血压、脉搏、心电图、运动心肺功能、血氧、平衡功能和综合体能检测等。特殊评估仪器常包括：微循环检测、量子共振检测、热断层成像、细胞成像检测、血液生化试验、血液流变学检测、骨密度测定、基因检测、综合体能评估等。

2. 非仪器的评估　主要包括问卷、量表等评估方法。

3. 中医评估　在现代医学出现之前，四诊是中医对人体健康与疾病信息收集的主要方法。中医四诊包括望、闻、问、切，通过四诊，采集健康信息，分析健康状态，了解发生原因，辨识内在机制，找寻干预路径，预测转化过程。

（二）评估流程

1. 健康问卷　是一项重要的健康资料。包括姓名、年龄、性别、身高、体重、饮食、嗜好、睡眠、工作、精神、性格、遗传、婚姻等与健康管理相关的项目。

2. 细胞成像检测评估　是通过高倍显微镜，对细胞形态进行直接观察，可以获得细胞形态、流动、聚集、斑块、血栓体、结晶体、微生物、寄生虫、乳糜微粒等信息，有助于了解如血脂水平、血流变学状态、微循环等病理生理变化。

3. 量子共振检测　使用一种灵敏度高的微弱磁场能量信息测定装置，检测人体细胞、组织器官的微弱磁场生物磁波变化，以评估细胞与组织器官功能状态。

4. TTM 检测　通过人体红外成像技术，评估细胞新陈代谢、器官功能和人体健康状况。

5. 临床生化检查　实验室生化检查，对了解人体内环境、防治心脑血管病与肿瘤等，具有可靠价值。

6. 血液流变学评估　包括血液流量、流速、流态、血液凝固性、血液有形成分、血管变形性、血管弹性和微循环等反应血液流变学的指标与内容。

7. 骨密度检测评估　通过对骨骼功能状态、骨钙流失、骨质疏松，进行量化评估和预报，对临床、保健与抗衰具有积极意义。

8. 微循环检测评估　采用高倍率微循环显微检测仪，通过观察甲襞血液流经血管的动态变化，通过计算分析，可以早期发现潜在危险因素和病理改变，有助于研究、预测、提示某些类型的心脑血管病变、恶性肿瘤、代谢失调以及脏器功能受损等。

9. 基因检测评估　通过检测，建立基因健康信息档案，如含肿瘤、高血压、糖尿病等疾病易感基因的，应对被检者定期进行跟踪咨询服务，从而达到改善行为习惯、调整环境、预防疾病、提高生活质量的目的。

10. 体质检测评估　是人们了解自己体质的一种客观有效方法。通过科学手段对身体形态、功能、素质测试与分析，是准确评价身体状况，为进行有针对性的运动锻炼和合理补充营养等，提供依据。

四、亚健康的综合管理与康复干预

亚健康的综合管理与干预，手段多样，涉及综合措施。包括心理管理与情绪锻炼、生活方式管理、物理因子、坚持运动、传统康复疗法等。

1. 心理管理与情绪锻炼　通过心理管理与情绪锻炼，有助维持个体良好的心理平衡，提高情绪控制能力。心理管理既涉及自我的心理调摄，也包括专业心理服务人员提供的心理咨询与服务。情绪锻炼则是提高个体在各种情况下，调整与控制不良情绪的方法，包括转移注意、放松、宣泄、自我语言暗示、自我鼓励、对比解忧、回避、改变环境等措施与方法。

2. 生活方式管理　生活方式是人体健康的重要影响因素。

WHO 提出的"生活习惯病"包括：心脏病、脑血管病、高血压、糖尿病、癌症、老年痴呆、痛风等，其导致的死亡人数占发达国家死亡人数的 70% 以上，占发展中国家的 50% 以上。亚健康干预中的生活方式管理包括良好生活方式的保持与不良生活习惯的改进。良好生活方式包括起居有常、饮食有节、合理运动、戒除不良嗜好、注重健康知识的学习等。

3. 坚持科学运动 生命在于运动，生命来自于运动。对亚健康人群来说，适当、积极与科学的运动是战胜亚健康不可替代的途径。亚健康人群科学运动的原则如下。

（1）四因制宜的原则 即因地、因人、因时、因病制宜。因地制宜，强调因地理、环境选择适宜的运动。因人制宜主张运动方案的制定，应考虑不同个体、年龄、体质等因素，区别对待。因时制宜主张运动时间的选择应尊重科学与个体的实际情况。因病制宜强调针对不同疾病的个体，应制定相应的运动方案与计划。

（2）适度运动的原则 强调运动量要适度，既要达到效果，又要避免引起难以恢复的疲劳与损失。

（3）循序渐进的原则 主张运动强度由小到大、运动由易到难等。

（4）动静相宜的原则 即要动静适度，动静兼修，外练形体，内练精神。

（5）贵在坚持的原则 运动锻炼需长期坚持，才能有效。

亚健康人群可采用的运动方法多种多样，无论选用何种形式的运动，通常宜采用有氧运动的方式。作为对人体有益的运动方式，有氧运动须满足三个条件：①运动所需能量主要来自体内糖或脂类的有氧代谢。②属于全身（2/3以上肌肉参与）而非局部的运动。③运动强度在中低之间，持续时间较长（通常不少于15分钟）。有氧运动的方式很多，有步行、慢跑、爬山、游泳、太极拳、健身操、自行车、球类等。

4. 物理因子疗法 用于亚健康干预的物理因子包括天然物理因子与人工物理因子。人类应用日光、温泉等天然物理因子防治疾病的历史很长，无论是天然物理因子还是人工物理因子，合理使用，均可以对人体神经、体液、内分泌、免疫等系统产生良好的生理调节作用，达到保健、预防甚至治疗的目的。物理因子治疗的特点在于，无创伤、无痛苦、见效快、副作用少、简便易行、疗效持久等。

用于亚健康干预的物理因子很多，其中天然物理因子疗法有日光浴、空气浴、森林浴、海水浴、矿泉浴、泥疗等。人工物理因子疗法包括电疗、光疗、声疗、磁疗、热疗、冷疗、水疗等。

物理因子疗法的治疗作用很多，主要包括：①放松身心，消除疲劳。如各种浴疗、热疗等。②镇静，促进睡眠。如电睡眠疗法、静电疗法、药物离子导入、磁疗等。③调节机体，增强免疫。如紫外线、红外线、磁疗等。④镇痛。如低、中频电疗、磁疗等。⑤消炎。如紫外线、离子导入、温热疗法、磁疗、低中频电疗等。⑥抗菌。如紫外线。⑦兴奋神经肌肉。如低、中频电疗法。⑧软化瘢痕，消散粘连。如超声波、中频电疗、蜡疗、药物离子导入等。

5. 传统康复疗法 中医学在近五千年的疾病防治与养生保健历史中，诞生出了大量行之有效、形式各异的防病治病的理论认识与技术方法，如饮食调养、精神颐养、四时起居、气功导引、推拿按摩、针灸拔罐、药物辨证调摄等。

目标检测

作为一名临床工作者，你如何看待亚健康与健康的关系？如何看待健康管理与疾病诊疗的关系？

（张 政）

参考文献

[1] 张长杰. 肌肉骨骼康复学 [M]. 北京：人民卫生出版社，2008.

[2] 李含文. 实用软组织伤病学 [M]. 北京：人民体育出版社，2014.

[3] 蒋鸣福. 软组织损伤临床研究 [M]. 北京：北京科技出版社，2006.

[4] 黄晓琳. 康复医学 [M]. 北京：人民卫生出版社，2014.

[5] 倪朝民. 神经康复学 [M]. 3版. 北京：人民卫生出版社，2021.

[6] 燕铁斌. 骨科康复评定与治疗技术 [M]. 北京：人民军医出版社，2015.

[7] 张绍岚，何小花. 疾病康复 [M]. 北京：人民卫生出版社，2014.

[8] 唐强，张安仁. 临床康复学 [M]. 北京：人民卫生出版社，2012.

[9] 王玉龙. 康复功能评定学 [M]. 3版. 北京：人民卫生出版社，2018.

[10] 黄晓琳，燕铁斌. 康复医学 [M]. 6版. 北京：人民卫生出版社，2018.

[11] 何成奇，吴毅. 内外科疾病康复学 [M]. 3版. 北京：人民卫生出版社，2021.

[12] 黄晓琳. 康复医学 [M]. 北京：人民卫生出版社，2013.

[13] 罗仁. 亚健康评估与干预 [M]. 北京：人民军医出版社，2010.

[14] 乔志恒. 亚健康状态评估与康复 [M]. 北京：化学工业出版社，2007.